Reste tranquille, si soudain
L'Ange à ta table se décide;
Efface doucement les quelques rides
Que fait la nappe sous ton pain

Rilke, *Vergers*

Janet Frame

Ein Engel an meiner Tafel

Eine Autobiografie

Aus dem Englischen übersetzt
und mit einem Nachwort versehen
von Lilian Faschinger

dtv

Von Janet Frame sind bei dtv außerdem erschienen:
Dem neuen Sommer entgegen (14156)
Wenn Eulen schrein (14476)

Ausführliche Informationen über
unsere Autoren und Bücher
www.dtv.de

MIX
Papier aus verantwortungsvollen Quellen
FSC® C019821

2016 dtv Verlagsgesellschaft mbH & Co. KG, München
Titel der Originalausgabe: ‹An Angel at My Table›
Band II der dreibändigen Autobiografie

Die Übersetzung von Lilian Faschinger wurde für diese
Ausgabe von ihr neu bearbeitet.
Umschlaggestaltung: Katharina Netolitzky / dtv unter Verwendung
eines Fotos von plainpicture / Hollandse Hoogte / Judith Dekker
Satz: Fotosatz Amann, Memmingen
Druck und Bindung: Druckerei C.H.Beck, Nördlingen
Gedruckt auf säurefreiem, chlorfrei gebleichtem Papier
Printed in Germany · ISBN 978-3-423-14501-5

Dieser zweite Band der Autobiographie
ist der Familie Scrivener,
Frank Sargeson, Karl und Kay Stead
sowie E. P. Dawson gewidmet.

ERSTER TEIL

Verzweiflungstricks

Prospero: Mein wackrer Geist! –
Wer war so fest, so standhaft, dem der Aufruhr
Nicht die Vernunft verwirrte?

Ariel: Keine Seele,
Die nicht ein Fieber, gleich dem Tollen, fühlte
Und Streiche der Verzweiflung übte.

Shakespeare, *Der Sturm*, 1. Akt, 2. Szene

I
Der Stein

Die Zukunft legt sich wie ein Gewicht auf die Vergangenheit. Das Gewicht auf den frühesten Jahren ist leichter abzutragen, sodass diese Zeit zurückfedern kann wie Gras, das niedergedrückt war. Die Jahre, die auf die Kindheit folgen, werden angeschweißt an ihre Zukunft, schwer wie Stein, und oftmals kann die Zeit darunter nicht zurückfedern und weiterwachsen wie frisches Gras: sie liegt da in neuer Gestalt, ihr Grün ausgeblutet, mit diesen zarten, blutlosen Sprossen einer anderen, unvertrauten Zeit, die eine verwoben mit der anderen unter dem Stein.

2

Garden Terrace Nummer 4, Dunedin

Der sonntags verkehrende Bummelzug, ein Güterzug mit einem Waggon für Reisende an seinem Ende, brauchte sieben Stunden für die einhundertfünfundzwanzig Kilometer von Oamaru nach Dunedin, blieb an jedem Bahnhof stehen, wartete mindestens eine halbe Stunde bei den Gummibäumen in Waianakarua, bis der Mittagsexpress auf seinem Weg nach Norden vorbeigerast war, kroch an den von wilden Wicken umsäumten Bedarfshaltestellen vorüber. In den vielen Sümpfen entlang der Strecke wuchsen dunkelblaue Sumpfschwertlilien mit blass weißblauem, gelb gesprenkeltem Inneren. Wir blieben in Hampden stehen, wohin wir jedes Jahr zum Eisenbahn-Picknick gefahren waren; kurz vor der Viehsperre an der Lagune mit ihrer schattenhaften Masse schwarzer Schwäne waren wir aus dem Zug gestiegen und querfeldein mit Taschen und Decken hinunter zum Picknickplatz am Strand mit seinem «Strandklo» gewandert, einem Plumpsklo, dessen fleckiger Holzsitz in der Mitte geborsten war und dessen Betonboden nach Salz roch und von schmutzigen Pfützen und hier und da von einen Spritzer Möwenkot bedeckt war, so als ob auch die Möwen die Umkleidehütte als Klo benützten. Ich blickte hinaus auf Hampden und die schwarzen Schwäne und die Lagune, voller Erinnerungen, erschaffen aus der Vergangenheit, so wie sich eine Honig sammelnde Biene ihre eigenen süßen Bauten erschafft, und dachte an das Meer und an den Strand mit seinen Muscheln und an das Klo mit seinem nassen Boden; und an die Gratis-Himbeerlimonade in der Bahn.

Dann kreiste der Zug auf seine merkwürdige Weise die Stadt Palmerston ein, wobei das steinerne Denkmal auf dem Hügel auftauchte, verschwand und von Neuem auftauchte und die wenigen Leute im Waggon plötzlich aufstanden und mit interessiertem Blick die Fenster öffneten, denn in Palmerston gab es «Erfrischungen», doch der Mittagsexpress hatte hier gehalten und war wieder weitergefahren, nachdem seine Fahrgäste sich wie die Heuschrecken durch das Angebot an Schinkensandwiches und süßen Brötchen und heißen Pasteten hindurchgefressen und nur die «Stängel» für die des Personenzuges übriggelassen hatten, welche nun, wie alle Reisenden in Palmerston, Hunger und Durst hatten.

Die Hügel um Palmerston waren von der Sonne und vom Feuer verbrannt, mit einzelnen abgestorbenen Bäumen in einer Schlucht oder auf einem Abhang und mitunter einer Ansammlung von Bäumen, manche seit langem verdorrt, andere ganz kahl mit nur einer dünnen Schicht glänzender Blätter. Mehr Bäume tauchten auf, während sich der Zug Seacliff näherte, und wieder kam Bewegung in den Waggon, sobald die Fahrgäste *Seacliff*, den Bahnhof, und *Seacliff*, das Krankenhaus, bemerkten, die Irrenanstalt, die kurz zu sehen war, wie eine Burg aus dunklem Stein zwischen den Hügeln.

Der Zug fuhr in den Bahnhof ein. Ja, die Verrückten waren da; alle blickten hinaus zu den Verrückten, die in Oamaru bekannt waren als die, die «die Strecke runter», und in Dunedin als die, die «die Strecke rauf» geschickt worden waren. Oft war es schwer zu sagen, wer die Verrückten waren. Ein paar Leute stiegen hier aus – das waren wohl die Verwandten, die einen Besuch machten. In unserer Familie gab es keine

Verrückten, obwohl uns Leute bekannt waren, die «die Strecke runter» geschickt worden waren, aber wir wussten nicht, wie sie aussahen, nur dass sie einen komischen Blick hatten und sich womöglich mit einem Brotmesser oder einer Axt auf einen stürzten.

Mich ängstigte die Aussicht auf das Leben in einer großen Stadt wie Dunedin zu sehr, als dass ich dem Bahnhof von Seacliff viel Beachtung geschenkt hätte. Nun wand sich der Zug um die steilen Klippen herum, und man sah hinunter auf die Feriensiedlungen in Waitati, Karitane, wo die «Gruppe» aus der Schule ihre «Häuschen» am Meer hatte und wo die Mummys und Daddys und großen und kleinen Brüder und Schwestern der feinen Welt mit ihrem Strand und ihren Booten und der Sonne und den Ferienvergnügungen ein Leben voll Spaß hatten.

Der Zug quietschte, ächzte, kroch dahin, schaukelte hin und her, und das Meer lag weit unten, ruhig und grau, leicht gekräuselt und glänzend wie ein Robbenfell. Dann der Tunnel, Mihiwaka, und die Fahrgäste husteten, schlossen und öffneten und schlossen die Fenster, der Waggon war von Rauch erfüllt; nach dem Tunnel dann das unvermeidliche Gefühl der Ankunft: Port Chalmers, Ravensbourne, Sawyers Bay; der Hafen und der Bahnhof von Dunedin, ein riesiger, dampfender, lauter Ort, nicht so gedrängt voll bei der Ankunft des Güterzuges am späten Nachmittag wie bei der des Invercargill- oder Lyttleton-Expresszuges, aber dennoch furchteinflößend und ehrfurchtgebietend: Ich war allein in meiner ersten Großstadt. In meinem Kopf tauchten drohend und verschwommen Weltstadtfiktionen auf, und Dunedin war eine von ihnen. Ich dachte an die «dunklen satanischen Mühlen», an Menschen, «eingesperrt wie Eichhörnchen»; an Feuersbrünste und Pestepidemien und Zwangsrekrutierungen; und obwohl ich willens war, dem Beispiel der Schriftsteller zu folgen und die neue Stadt letztendlich zu «lieben», so, wie Charles Dickens, Hazlitt und Lamb ihr London geliebt hatten, konnte ich zunächst nur an die Einsamkeit denken, an die Armut, die ich zweifellos vorfinden würde, und daran, dass das Leben in der Großstadt mich vielleicht zerstören würde –

In unserer Jugend sind wir Dichter voller Frohsinn;
Doch schließlich enden wir verzweifelt und im Wahnsinn.

Ich, die ich kaum den Kinderschuhen entwachsen war und Wordsworths «Ahnungen der Unsterblichkeit» auswendig kannte, hatte die Drohung darin ernst genommen –

Sehr bald wird deine Seele ihre irdische Bürde tragen,
Wird die Gewohnheit auf dir lasten mit einem Gewicht,
So schwer wie Frost, und tief, fast wie das Leben!

– in der Gewissheit, dass diese Drohung sich in einer Großstadt bewahrheiten würde: in Dunedin. Mein einziger Trost an jenem schrecklichen ersten Tag war die Aussicht auf mein neues Zuhause bei Tante Isy und Onkel George – Garden Terrace 4, ein lichterfüllter Ort mit einem terrassenförmig angelegten Garten mit Blick über die Buchten der Halbinsel und einem Zimmer mit dem gleichen Ausblick, mit hellen Kretonnevorhängen, einer dazu passenden Bettdecke und Bettwäsche wie für eine Prinzessin. Und ich würde die Pädagogische Hochschule und in meiner Freizeit die Universität besuchen und die Leute mit meiner Fantasie beeindrucken; alle würden in mir eine echte Dichterin sehen. Die praktischen Details eines Dichterlebens waren mir noch nicht ganz klar, da es selbst für meine Fantasie zu viel war, den Übergang von der Fantasie zur Realität zu vollziehen – alle Dichter, mit denen ich mich beschäftigt hatte, waren beruhigenderweise tot, seit so langer Zeit, in so weit entfernten Ländern; doch auch wenn ich meine eigene Lebensform noch nicht gefunden hatte, waren es die Dichter, die mir auf meiner ersten Reise weg von zu Hause und von meiner Familie Gesellschaft leisteten.

Mein Wissen über Tante Isy und Onkel George war begrenzt. Wie die meisten Verwandten und Erwachsenen betrachtete ich sie als «Respekt einflößend», als Menschen, die in einer völlig anderen Welt lebten, der anzugehören ich mir nicht vorstellen konnte – eine Welt des ständigen Redens über das Tun und Treiben unzähliger Verwandter und Bekannter, über Namen und Orte, alles ausgesprochen mit der Sicherheit der Besitzenden, dem Wissen, dass jeder sich an dem ihm bestimmten, richtigen Platz befand, und wenn nicht, dann gab es Fragen und Gerüchte, ebenso zahlreich wie die vorhergehende Zustimmung. Mir war Tante Isy nur als die ehemalige Tänzerin auf den alten Fotografien der beiden schönen Schwestern Isabella und Polly bekannt, die Schottenröcke trugen und denen das schwarze Haar in seidigen Strähnen bis auf die Hüften fiel; als die Tante, die Myrtle, Dads erstes Kind, auf allen Fotos, auf denen Mutter nicht abgebildet war, auf dem Arm hielt, sodass wir fragten: «Mum, war Myrtle Tante Isys Baby? Warum bist nicht du mit Myrtle fotografiert worden?»; als die nette Tante, die jedes Jahr zu Weihnachten ein Paket schickte und so in der Woche vor Weihnachten Anlass zu der besorgten Äußerung gab: «*Das Paket* ist noch nicht da!»; und neuerdings betrachtete ich Tante Isy als jemanden, der einen

Tantengeruch nach Mottenkugeln und Stoff verströmte und dunkle Farben trug und noch immer dort arbeitete, wo sie ihr Leben lang gearbeitet hatte, in der Roslyn-Fabrik, jetzt als Aufseherin; und die immer noch mit hoher Stimme sagte: «Lottie, Lottie, Middlemarch, Middlemarch.» Und ihren Ehemann, Onkel George, stellte ich mir als einen blassen Mann in einem grauen Mantel vor; ich glaube, er war Handelsreisender.

Dunedin war halb verborgen im Nieselregen. Vom Bahnhof bis zur Carroll Street, einer Straße auf halber Höhe eines Hügels, war es nur eine kurze Fahrt mit dem Taxi, und da war auch schon Garden Terrace, und die Nummer vier, das vierte kleine Ziegelhaus in einer aneinandergebauten Gruppe von sechs Häusern, deren Hinter- und Vordertüren über zwei enge, von der Carroll Street abzweigende Gässchen erreichbar waren. Überall waren Ziegel- und Betongebäude, hohe Schornsteine, die hintereinander in den Himmel ragten, graue Straßen, ein Bild, wie ich es in meiner Vorstellung von einer Großstadt im Geiste schon gesehen hatte. Irgendwo weiter östlich war das Meer, das mich treu vom Königreich Oamaru bis hierher begleitet hatte.

Tante Isy (nach Tante riechend) umarmte mich an der Tür. Sie roch nach ganzen Schränken voller Kleider aus Stoffen wie Voile, Jerseyseide, Serge, Crêpe-de-Chine.

«Ach Jean, wir freuen uns so, dass du bei uns wohnst. Wir sind alle so stolz darauf, dass du Lehrerin wirst. Wenn die Auszeichnungen in der Schule verliehen werden, suchen wir in der Zeitung immer nach deinem Namen; auch nach den anderen Mädchen. Was für eine gescheite Familie!»

Ich stand da und lächelte mein schüchternes Lächeln mit leicht zusammengepressten Lippen, weil meine Vorderzähne sich mittlerweile im letzten Stadium des Verfalls befanden, da die Krankenkasse nach der Grundschule nicht mehr für Zahnbehandlungen aufkam und meine Familie nicht das Geld hatte, einen Zahnarzt zu bezahlen.

Tante Isys Schwägerinnen Molly und Elsie, die nebenan auf Nummer fünf wohnten und mir als Tante Molly (die Radiotante) und Tante Elsie bekannt waren, kamen, um mich zu begrüßen.

«Das ist also Jean, und du willst Lehrerin werden?»

«Ja.»

Das Haus war wie ein großes Puppenhaus, mit einer winzigen Spülküche mit einem Ausgussbecken gleich neben der Hintertür, einem Wohn-Ess-Zimmer daneben, das «Zimmerchen» genannt wurde und von einem schmalen Korridor abging, sowie einem weiteren etwas größeren Zimmer, der «guten Stube» gleich neben der Vordertür. Im ersten Stock gab es zwei Schlafzimmer, beide klein. Das Badezimmer war unten in der Waschküche, in die man von der Spülküche aus gelangte.

«Dein Zimmer ist hier oben», sagte Tante Isy, «am oberen Ende der Treppe.»

Als wir die Treppe hinaufgingen, wandte sie sich nach rechts zu dem Zimmer, in dem sie und Onkel George schliefen.

«Onkel George ist im Bett», erklärte sie. «Möchtest du ihm guten Tag sagen?»

Ich wusste, dass Onkel George Krebs hatte. Ich stellte mich ans Fußende des Bettes.

«George, Jean möchte dir guten Tag sagen.»

«Guten Tag, Onkel George.»

«Du bist also die, die Lehrerin werden will?»

Mir fiel die graue Blässe seines Gesichts mit der weich aussehenden Haut auf, wie tote Haut, und ich fragte mich, was für ein schrecklicher Anblick sich unter der Bettwäsche verbarg. Es roch fettig nach Lanolin, und auf dem Toilettentisch lag eine Reihe blauweißer leerer Lanolintuben, einige davon ausgedrückt und aufgerollt. Da ich auf sexuellem Gebiet ebenso neugierig wie unwissend war, fragte ich mich, ob das Lanolin etwas «damit» zu tun hatte, und ich fragte mich, ob Tante Isy und Onkel George «es miteinander machten».

Vielleicht konnte man nicht, wenn man Krebs hatte?

«Er verbringt jetzt die meiste Zeit im Bett», sagte Tante Isy, während wir hinuntergingen, um Tee zu trinken.

Später saß ich auf meinem Bett in meinem winzigen Zimmer und blickte hinaus über Ziegelwände und Gebäude mit hohen Schornsteinen, so weit das Auge reichte. Wenn ich mich aus dem Fenster beugte, konnte ich innerhalb des Gartentors, das zum Gässchen führte, den kleinen Garten sehen, in dem Geranien blühten, die ich bisher nicht als Großstadtblumen betrachtet hatte; sie waren staubig, und ihr flammend roter Samt war mit Ruß bedeckt. Als mir bewusst wurde, dass ich allein in meiner ersten grauen Großstadt war, empfand ich ein Gefühl der Vorfreude und Erregung; dann wich diese Erregung allmählich der Angst. So war es also, Auge in Auge mit der Zukunft – ich war allein, hatte niemanden, mit dem ich reden konnte, fürchtete mich vor der Stadt und vor der Pädagogischen Hochschule und vor dem Unterrichten und musste so tun, als wäre ich nicht allein, als gäbe es viele Leute, mit denen ich reden konnte, als fühlte ich mich in Dunedin zu Hause und als hätte ich mich mein ganzes Leben nach dem Unterrichten gesehnt.

3

Die Studentin

Meine erste Woche an der Pädagogischen Hochschule in Dunedin war weniger schlimm, als ich es mir vorgestellt hatte, da ich all das Neue mit vielen anderen teilte, alle ängstlich, alle bemüht, sich schnell die selbstsicheren Manieren der Studenten anzueignen, wohingegen die Professoren, die nicht so unnahbar waren wie die Erwachsenen, die ich bisher gekannt hatte, mich mit dem Einfühlungsvermögen erstaunten, mit dem sie unsere Gefühle erklärten und versuchten, uns mit der studentischen Rolle vertraut zu machen. Sie sprachen uns mit *Mister* und *Miss*, gelegentlich auch mit *Mistress* an, aber weil der Krieg noch nicht zu Ende war, gab es nur wenige Männer, die rasch von den schönen blonden Frauen mit Beschlag belegt waren, während die übrigen, darunter auch ich, überlebten, indem sie davon träumten, was sein könnte, und ihre Bewunderung auf die attraktivsten Professoren konzentrierten.

Mein erstes Abenteuer mit der Selbstsicherheit hatte ich, als ich die neue Sprache hörte, die ich bald sprechen würde, der ich mich jedoch noch voll Ehrfurcht und Angst vor allzu vertrauten Bezugnahmen und Abkürzungen näherte. Während die anderen Studenten ganz zwanglos von *PH sprachen, von Uni* und *Party* (für Mr Partridge, den Direktor) und von *Teststunde,* brachte ich die Zauberworte noch nicht über die Lippen. Das allmähliche Erlernen der Ausdrucksweise, der Grundhaltung und der Gepflogenheiten in Benehmen und Kleidung rief in mir ein euphorisches Zugehörigkeitsgefühl hervor, das durch mein tatsächliches Gefühl der Isolation verstärkt wurde und dazu in Widerspruch stand. Während wir bei der Versammlung am Donnerstagmorgen auf das Erscheinen des Lehrkörpers und auf Party warteten, begannen die Studenten des zweiten Jahrgangs, «ihr» Lied zu singen, welches bald «unseres» sein sollte. Angesichts der Tragweite des Anlasses ging mir das Herz auf, als die Studenten des zweiten Jahrgangs sangen:

O, der Pfarrer ging runter
O, der Pfarrer ging runter
in den Keller zum Beten
soff sich sternhagelvoll
blieb den ganzen Tag (blieb den ganzen Tag)
O, der Pfarrer ging runter
in den Keller zum Beten
soff sich sternhagelvoll
blieb den ganzen Tag,
O, ich mach dem Herrgott keinen Kummer mehr …

O, der Teufel, der hat (O, der Teufel, der hat)
einen Pferdefuß …
Und willst du in der Hölle schmoren
Dann verschließ vor Gottes Wünschen deine Ohren …

Ich empfand das fröhliche Singen als genauso ergreifend wie jene Stelle aus dem *Messias*, die jedes Jahr zu Weihnachten von jedem Chor gesungen wird und auch denen sehr vertraut ist, die keinen direkten Bezug zu dieser Art von Musik haben. Die Vorstellung, dass auch ich bald «O, der Pfarrer ging runter» singen würde (inzwischen hatten auch schon einige der Studenten des ersten Studienjahres in den Refrain eingestimmt), erschien mir wie eine Verheißung des Himmels. Alle lachten und redeten und waren ganz aufgeregt, und überall wurde die neue Sprache mit solch machtvoller Überzeugung gesprochen!

Als dann Party und der Lehrkörper erschienen, hörte das Singen auf, und alle, sogar die Lehrer, sahen so selbstzufrieden aus, als teilten sie ein ungeheures Geheimnis miteinander, als wäre das Studentenleben das allerglücklichste.

Später sah ich zwei ehemalige Schülerinnen aus Waitaki, Katherine Bradley und Rona Pinder.

«Die PH macht Spaß», sagten sie.

Ich stimmte zu. «Ja, nicht wahr?»

Ich hatte vor, mit einem Stipendium des Unterrichtsministeriums an der Universität Englisch und Französisch zu studieren, und wurde in der ersten Woche von Mr Partridge dazu befragt, der auch Pädagogik unterrichtete. Ich habe ihn als einen kleinen, adretten, dunklen Mann in einem dunklen Anzug in Erinnerung. Seine Aura der Macht rührte von seiner Rolle als Direktor her, als der er, wie ich gehört hatte, Notizzettel mit der Aufforderung zu einer Unterredung ans schwarze Brett heftete, und niemand wusste – obwohl manche es ahnten –, ob eine «Notiz von Party» Lob oder Tadel zur Folge haben würde.

Mr Partridge erkundigte sich nach meiner Unterkunft.

«Wohnen Sie in einem Studentenheim?»

«Ich wohne bei einer Tante und einem Onkel.»

Er blickte missbilligend.

«Es ist nicht immer günstig, bei Verwandten zu wohnen.»

«Ach, ich komme gut aus mit meiner Tante und meinem Onkel. Und ich zahle nur zehn Shilling für Kost und Logis.»

«Wo wohnen Sie?»

«Garden Terrace 4, Carroll Street.»

Wieder blickte er missbilligend.

«Carroll Street? Das ist keine sehr nette Gegend.»

Ich wusste, dass die Carroll Street nur zwei Straßen von der berüchtigten McLaggan Street entfernt war, wo angeblich Prostituierte wohnten und die Chinesen in ihren «Opiumhöhlen» Opium rauchten, aber die Carroll Street erschien mir harmlos: Ich hatte erfahren, dass man sie «Syrisches Viertel» nannte.

«Ganz und gar keine respektable Gegend», wiederholte Mr Partridge abschätzig, ohne seine Ansicht weiter zu erklären, «Sie wollen also Englisch und Französisch studieren?»

Er blätterte in irgendwelchen Papieren auf seinem Schreibtisch und sagte, erneut mit missbilligendem Blick: «Ich nehme an, es ist Ihnen klar, dass Sie nicht unbedingt eine gute Studentin sein müssen, nur weil Sie in der Schule gut waren. Wissen Sie, hierher kommen Studenten aus dem ganzen Land. Und die Pädagogische Hochschule ist eine Ganztagsbeschäftigung.»

Ich nickte kleinlaut. «Ja.»

Er ließ nicht locker.

«Etliche Studenten, die in der Schule gut waren, sind in den Universitätsfächern sogar durchgefallen.»

Widerwillig erteilte er mir die Erlaubnis, Englisch I und Französisch I zu studieren; seine Missbilligung zerrte am perfekten Rand meiner neu entdeckten Welt, sodass es schmerzte, und ich verließ sein Büro und ging nach Hause, durch die Union Street und das Museumsgelände bis zur Frederick Street und in die George Street, vorbei am Octagon, in die Princes Street und in die Carroll Street bis zu meiner neuen, anstößigen Adresse. Ich verstand jedoch immer noch nicht, weshalb die Carroll Street nicht «nett» war. Die Leute waren ärmer, es gab nur wenige, die die Pädagogische Hochschule oder die Universität besuchten, und abends um sechs, wenn die Kneipen schlossen, sah man vielleicht manchmal ein paar Betrunkene mehr davor …

Ich schaffte es nicht, das Anfangserfordernis der Zugehörigkeit zur Pädagogischen Hochschule zu erfüllen: Das Gebäude war neu, und ich hatte Angst vor dieser Neuheit, dieser Nacktheit. Nie zuvor hatte ich mich an einem so sauberen Ort befunden. Anders als in der Oberschule, wo jede Klasse ihr eigenes Zimmer hatte, das man tagsüber als «Zuhause» betrachtete, waren die Räume in der Hochschule einzelnen Fächern vorbehalten – der Pädagogikraum, der Zeichensaal –, und das einzige «Zuhause» der Studenten waren ihre Schließfächer im Umkleideraum, die Besitztümer und nicht Menschen beherbergten. Das «Zuhause» für die Studenten war der *Gemeinschaftsraum*, der mir keine große Sicherheit bot, weil er so riesig und völlig neu war, wenn ich auch entzückt war, endlich sagen zu können: *Gemeinschaftsraum. Ich gehe in den Gemeinschaftsraum. Sie sind im Gemeinschaftsraum*, da sich mir die alten Träume von der Universität, von Oxford, Cambridge, dem «Gelehrten Zigeuner» und *Herzen im Aufruhr* unauslöschlich eingeprägt hatten. In Wirklichkeit ging ich nur selten in den Gemeinschaftsraum.

Auch von den Toiletten war ich zutiefst beeindruckt. In der Nähe des Waschbeckens war ein Verbrennungsofen, auf dem stand: *Gebrauchte Damenbinden hier einwerfen*. Man musste unter den Blicken aller mit der schmutzigen Binde in der Hand von der Toilette über den hallenden Fliesenboden bis zum Verbrennungsofen am anderen Ende des Raumes gehen.

Während meiner zwei Jahre an der Pädagogischen Hochschule trug ich meine schmutzigen Binden nach Hause in die Garden Terrace Nummer 4 und warf sie in den Abfalleimer in der Waschküche, wenn Tante Isy nicht da war, oder zwischen die Grabsteine auf dem Südfriedhof am oberen Ende der Straße, der zu «meinem» Ort geworden war, wo ich mich aufhalten, nachdenken und Gedichte verfassen konnte und der dem «Hügel» in Oamaru entsprach. Wenn Tante Isy am Wochenende den Ofen im Speisezimmer einheizte und diskret fragte, ob ich «etwas zu verbrennen» hätte, sagte ich immer: «Nein danke.»

«Ja, bitte.» – «Nein danke.»

Die wenigen Kleider, die ich besaß, lagen zusammen mit gebrauchten Damenbinden, die darauf warteten, auf den Friedhof geworfen zu werden, und mit den Papierschleifen der Caramello-Schokoladentafeln, die ich in meinem Zimmer aß, in der Lade der Kommode. Ängstlich darauf bedacht, als ideale Kostgängerin betrachtet zu werden, hatte ich Tante Isy gleich zu Beginn meines Aufenthalts erklärt, dass ich sehr wenig aß, dass ich Vegetarierin war (ich hatte mich mit Buddhismus beschäftigt) und vollauf damit zufrieden sein würde, mein karges Mahl am Ausgussbecken in der Spülküche zu verzehren, und als Tante Isy mir sagte, ich könne natürlich im Speisezimmer essen, gebrauchte ich die Ausrede, dass ich während des Essens gern lernte. Nun, da ich mich weniger vor der Stadt fürchtete und sogar lernte, mit der Straßenbahn zu fahren, sah ich mich außerstande, das Bild des Mädchens mit dem winzigen Appetit zu korrigieren, und so war ich oft hungrig. Gierig griff ich nach köstlichen Resten von gekochtem Corned Beef auf Tante Isys Teller inmitten des Stapels von schmutzigem Geschirr, welche diese übrig gelassen hatte, weil sie zu «faserig» waren. Und ich kaufte die Caramello-Schokolade zu einem Shilling pro Tafel und aß sie auf meinem Zimmer.

Ich nahm wenig Anteil am geselligen Leben der Hochschule. Ich sehnte mich danach, einmal einen zerknitterten Gabardine-Regenmantel (die Uniform der Studenten) kaufen zu können. Völlig ahnungslos, was Liebe und Sexualität betraf, beobachtete ich mit neiderfülltem Staunen das Leben jener Frauen, die, indem sie ihren «Mann» fanden, nicht nur ihre eigenen Erwartungen erfüllten, sondern auch die ihrer Familie und ihrer Freunde und so ihr Wesen mit einer Blüte der Selbstsicherheit ergänzten. Ich hatte meine einzige Liebesaffäre mit der Lyrik und Prosa in den Vorlesungen der Hochschule und in den neu begonnenen an der Universität, wo ich meine Zeit verträumte. An der Universität musste ich mich nicht wie eine Lehrerin benehmen. Ich konnte in der Vorlesung sitzen und zuhören, wurde nicht einmal zum Sprechen aufgefordert und gab mich, unbehindert von Kritik und Kommentaren, dem Träumen über das Thema der Vorlesung und manchmal auch über den Vortragenden hin. Meine Aufmerksamkeit war groß. Ich staunte über all das neue Wissen, über den Enthusiasmus und die Begabung der Lehrenden an der Hochschule wie auch an der Universität, über die neue, jeweils ganz eigene Ausdrucksweise der Hochschul- und der Universitätsstudenten und über die in den Englischvorlesungen von Professor Ramsay und Gregor Cameron neu präsentierte Sprache Shakespeares und Chaucers, wobei Professor Ramsay jedes Wort von Shakespeare analysierte und uns so sein eigenes Staunen über Shakespeares Sprache und ihre Bedeutung vermittelte. Wie das Meer aus Oamaru kamen auch Shakespeare und seine Sprache mit mir nach Dunedin, und ich hütete beide wie einen Schatz, da sie sowohl zu meinem neuen Leben gehörten als auch zum Leben «des Mädchens, das fort war». Wir beschäftigten uns eingehend mit *Maß für Maß*, das ich nie gelesen hatte und das nun zu einem meiner Lieblingsstücke von Shakespeare wurde, denn jede Zeile löste eine Unmenge von Ideen in mir aus, die sich in Traum-Avenuen, Gedichtzeilen, den Arbeiten für die Semesterabschlussprüfungen, doch zu meinem Leidwesen nicht in den literarischen Essays drängten, die ich so gern geschrieben hätte. Damals waren von den Universitätsprofessoren noch keine schriftlichen oder mündlichen Kommentare seitens der Studenten der Stufe I oder II erwünscht. In den Englisch-Klassenarbeiten an der Pädagogischen Hochschule konnte ich ab und zu meinen sehnlichen Wunsch nach dem Prosaschreiben befriedigen.

Viel von meiner Zeit und meinen Erfahrungen als Studentin ist mir heute verschlossen, von jener Substanz, die mit dem Leben jedes Augenblicks beziehungsweise mit dem Erfassen eines jeden Moments unseres Lebens freigesetzt wird. Ich kann mich an meine Gefühle erinnern und sie nachvollziehen, doch habe ich heute ein Bedürfnis nach einer rationalen Begründung für das, was so unvermeidlich schien. Ich hatte keinen Begriff vom Ausmaß meiner Einsamkeit. Ich klammerte mich an die Werke der Literatur, wie ein Kind sich an seine Mutter klammert. Ich entsinne mich noch, wie *Maß für Maß*, dieses zutiefst durchdachte Stück randvoll von Verletzungen der Unschuld, von sexuellem Ringen und Stellungnahmen zur Sexualität, von langen Diskussionen über Leben, Tod und Unsterblichkeit, mein Herz gewann und in meiner Erinnerung bestehen blieb, mich im täglichen Leben *begleitete:*

Was ist in dem, das die Bezeichnung Leben trägt?
Dennoch birgt dieses Leben viele tausend Tode;
Doch fürchten wir den Tod.

Es ist ein schonungsloses Stück in aufrichtiger Sprache über Trost und Abhilfe, über die Analyse von Rache und Abgeltung und über Leben und Tod in der Waagschale. Während ich dies jetzt schreibe, bin ich ungehalten über mein Ich als Studentin, das so ungeformt war, so unerwachsen, so grausam unschuldig. Obgleich ich damals nicht die Möglichkeit hatte zu erfahren, ob andere Studenten auch im Stande einer solchen Unschuld lebten, habe ich inzwischen herausgefunden, dass viele ein ebenso bizarres Leben in Befangenheit und Schüchternheit und Unwissenheit führten wie ich. Ich habe von anderen gehört, die Umwege über den mit Gebüsch bewachsenen Stadtgürtel machten, um ihre Binden loszuwerden; und von einer Frau, die ihre erste Woche in einem Studentenwohnheim im Dunkeln verbrachte, weil sie zu schüchtern war, um zu bitten, man möge die Glühbirne auswechseln, und kein Geld hatte, um eine zu kaufen. Unser Leben war zerbrechlich, voller Qualen der Verlegenheit und Enttäuschung, voll missglückter Kommunikation, doch auch voll intensiver Gefühle des Staunens über die Flut von Ideen, ausgelöst durch Bücher, Musik, bildende Kunst und andere Menschen; es war eine Zeit, in der wir Zuflucht fanden bei den mit riesigen Anfangsbuchstaben versehenen Abstraktionen *Liebe, Leben, Zeit, Alter, Jugend, Fantasie.*

Der Südfriedhof, wo ich meinen peinlichen Abfall wegwarf, war mein Lieblingsort. Ich war zu schüchtern, um mich zu Tante Isy ins kleine Speisezimmer neben den Ofen zu setzen, und wenn der Anblick der Ziegelmauern und trostlosen

Hinterhöfe mit ihren überquellenden Mülleimern allzu bedrückend wurde, stieg ich auf den Hügel, saß im langen Gras oder auf einem der ummauerten Gräber und blickte über meine neue Stadt – auf Caversham und das graue Gebäude aus Stein, das aussah wie ein Armenhaus und das ich anfangs für die *Anstalt für verwahrloste Kinder* hielt, das aber, wie ich später herausfand, *Parkside* war, ein Altersheim; auf das an der Bahnlinie gelegene Ende des Carisbrook-Fußballfeldes, den Sportplatz mit seinen Regenpfützen und Möwen an den Wochentagen; das dicht besiedelte, ärmliche, überschwemmungsgefährdete St. Kilda, wo ich die ersten sechs Wochen meines Lebens verbracht hatte. Ich blickte auch über die Halbinsel und den Hafen und weiter hinaus auf das offene Meer, den Pazifik, *meinen* Pazifik.

Mein Pazifik, *meine* Stadt: Auf meine Weise gewann ich Freunde. Wenn ich unter den alten Toten des alten Dunedin saß (denn die neuen Toten hatten einen eigenen Platz, eine Landzunge mit Blick über das Meer in Anderson's Bay), verdiente – oder stahl – ich mir ein wenig von ihrem Frieden, dort im sich sanft wiegenden langen Gras zwischen dem Bärlauch und den wilden Wicken und dem Huflattich mit den tief reichenden Wurzeln, die Teil der Friedhöfe waren, das Zubehör der Eisenbahnlinien wie der Toten. Manchmal verfasste ich ein Gedicht, das ich später, wenn ich in die Garden Terrace zurückkam, niederschrieb. Und wenn ich an der Telefonzelle am oberen Ende der Straße vorüberging, schien es plötzlich, als wäre die Gesellschaft der Toten nicht genug, und eines Abends rief ich Miss Macaulay von der Schule in Waitaki an, die nun im Ruhestand war und mit ihrer betagten Mutter in St. Clair lebte. Als sie sich meldete, merkte ich, dass ich nichts zu sagen hatte; trotzdem hielt ich den Hörer umklammert und warf in Abständen von drei Minuten einen Penny nach dem anderen ein. Während der ersten Monate meines Aufenthalts in Dunedin rief ich mehrmals an. Diese Gewohnheit fand eines Abends ein abruptes Ende, als Miss Macaulay sagte: «Du hast einen ganzen Shilling ausgegeben, Jean!»

Mir war nicht bewusst gewesen, dass sie es hören konnte, wenn ich die Münzen einwarf. Ich starb beinahe vor Scham. Ich wagte es nicht, mein Gefühl der Einsamkeit zuzugeben. Immer wieder hatte ich gesagt, wie schön es an der Pädagogischen Hochschule und an der Universität sei. Und die Französischvorlesungen? (Miss Macaulay hatte Englisch und Französisch unterrichtet.) O ja, die genoss ich sehr! Das stimmte – sowohl die Englisch- als auch die Französischvorlesungen hielten mich in meinem neuen Leben als werdende Lehrerin aufrecht. Ich rief nicht mehr in St. Clair an.

Einige Wochen später nahmen Katherine Bradley, Rona Pinder und ich, drei von Miss Macaulays «ehemaligen Mädchen», eine Einladung zum Nachmittagstee bei ihr zu Hause an. Wir tranken Tee und aßen Schokoladentorte mit Schokoladenglasur in einem Haus, das ausgepolstert war mit Kissen und dunklen Möbeln: ein ganz normales Haus. Wir redeten über das Studium und tauschten Grußworte mit der alten Mrs Macaulay, stets des «Schattens» gewärtig, der zwischen «Ideal und Wirklichkeit» fiel. Ich hatte gedacht, unsere Lehrerin würde sich auch im Ruhestand noch mit dem Studium der französischen und englischen Literatur beschäftigen, vielleicht sogar Essays darüber schreiben. Unsere Konversation war nicht sehr erhellend. Mir ging der Gedanke nicht aus dem Kopf, dass unser ganzer Schulunterricht nur Schein gewesen war, dass die große Literatur eher *erduldet* als *genossen* worden war und dann prosaischen Angelegenheiten Platz gemacht hatte. War das möglich? Ich fühlte mich verraten. Aber ich wusste, dass meine Lehrer an der Universität ihre Studien fortsetzen würden bis zu ihrem Tod. Professor Ramsay und Gregor Cameron waren undenkbar ohne Shakespeare und Chaucer.

Hätten auch sie sich von ihrer Literatur trennen lassen, wenn sie eine alte Mutter zu versorgen gehabt hätten, wenn sie Frauen gewesen wären? Mich betrübte das Wissen, dass Miss Macaulay durch dieselben häuslichen Pflichten von ihrem Platz abgezogen worden war, die meiner Mutter die Aussicht auf den ihren verwehrt hatten.

«Besuch mich wieder einmal», sagte Miss Macaulay.

Ich besuchte sie nicht wieder.

Ich fuhr nun seltener nach Hause. Üblicherweise kaufte ich eine ermäßigte Karte, fuhr mit dem Zug am Freitagabend, der zwischen ein und zwei Uhr nachts in Oamaru ankam, und mit dem sonntags verkehrenden Bummelzug nach Dunedin zurück. Auf der Fahrt nach Hause stellte ich mir immer vor, dass in der Eden Street 56 alles friedlich sein würde, anders, doch sobald ich eintraf, wünschte ich, ich wäre nicht gekommen. Isabel und June führten ihr eigenes Leben, die Feindseligkeit zwischen meinem Vater und meinem Bruder hatte sich vertieft, während meine Mutter selbstlos ihre Rolle als treusorgende Ernährerin, Friedensstifterin und Dichterin weiterspielte. Zu ihren Träumen von «Publikation» und Christi Wiederkunft hatte sich ein neuer Traum gesellt, ein Traum, der sie mitten unter die Figuren aus den Märchen platzierte: Jede ihrer mittlerweile erwachsenen Töchter sollte an ihrem einundzwanzigsten Geburtstag einen weißen Fuchspelz bekommen. Ihr Traum von Bruddies Gesundheit oder auch Ruhm trotz seiner Krankheit war unverändert.

Meine Unzufriedenheit mit meinem Zuhause und meiner

Familie war groß. Die Unwissenheit meiner Eltern machte mich wütend. Sie wussten nichts über Sigmund Freud, über den *Goldenen Zweig*, über T.S. Eliot. (Praktischerweise übersah ich dabei, dass mein Wissen über Freud, den *Goldenen Zweig* und T.S. Eliot am Anfang des Jahres ebefalls noch recht begrenzt gewesen war.) Überwältigt von der Flut neuen Wissens, platzte ich fast vor Kenntnissen über den *Geist*, die *Seele*, das *Kind*, sowohl das *Normale Kind* als auch den *Jugendlichen Straftäter*, obwohl ich gerade erst gelernt hatte, dass ein solches Wesen wie *Das Kind* überhaupt existiert. Das alles schilderte und erklärte ich meinen verblüfften Eltern ausführlich, bewertete und etikettierte es. Ebenso begeistert war ich von meinem neuen Wissen über Agrikultur und Geomorphologie. Ich redete über Kompost und über Gesteinsformationen. Ich erklärte Theorien, als wären es meine eigenen. Ich hatte die Ansichten über die Klassifizierung von Menschen zum Teil deshalb übernommen, weil ich geblendet war von der neuen Sprache und ihrem überzeugenden Vokabular. Ich konnte jetzt zu den Mitgliedern meiner Familie sagen: «Das ist eine Rationalisierung, das ist eine Sublimierung, in Wirklichkeit bist du sexuell frustriert, dein Über-Ich sagt dir das, aber dein Es ist anderer Meinung.»

Mutter errötete, als ich das Wort «sexuell» aussprach. Dad runzelte die Stirn und sagte nur: «Das ist es also, was du an der Universität und an der Pädagogischen Hochschule lernst.»

Ich erläuterte meinen Schwestern die Bedeutung ihrer Träume und dass «alles phallisch» sei. Ich redete auch mit übertriebener Klugheit über T.S. Eliot und den *Goldenen Zweig* und das «Wüste Land». «Unterrichten macht wirklich Spaß», sagte ich und erklärte, dass wir einen Monat Unterricht an der Hochschule hatten und dann einen Monat in Schulen waren, dass es Teststunden gab, Lehrproben, wo wir die Klasse einen ganzen Tag allein unterrichteten, und am Ende des Monats eine Beurteilung.

«Tante Isy sagt, du bist ein reizendes Mädchen», sagte Mutter stolz. «Sie sagt, du machst überhaupt keine Umstände, sie merkt kaum, dass du im Haus bist.»

«Ach ja», sagte ich, erfreut darüber, dass sie und Dad erfreut waren.

«Und es ist eine Hilfe, dich im Haus zu haben, wo Onkel George doch so krank ist.»

Onkel George. Das war wirklich ein Rätsel. Manchmal stand er auf und ging spazieren, ich wusste nicht, wohin, aber er hatte einen grauen Mantel an und ging hinaus in die graue Nacht, und wenn er zurückkam, war auch sein Gesicht grau, und Tante Isy half ihm aus dem Mantel, nahm ihm den Schal ab und begleitete ihn hinauf ins Bett; eventuell rief sie dann noch herunter: «Jean, sei bitte so lieb und lauf zu Joe dem Syrer um eine Tube Lanolin.»

Und wieder einmal holte ich die blauweiße Tube Lanolin.

«Wie geht es Onkel George denn?», fragte Mutter. (Ich hatte angefangen, Mum «Mutter» zu nennen, zum Zeichen, dass ich erwachsen wurde.)

«Das weiß ich eigentlich gar nicht», sagte ich. «Manchmal geht er spazieren. Keiner erwähnt seine Krankheit.»

Ich wusste, dass sie so taten, als wäre er nicht krank. Ich hasste diese Heuchelei. Ich hasste es, zu Hause zu sein, denn ich hatte das Gefühl, dass ich mein Zuhause für immer verlassen hatte und bis auf gelegentliche Besuche auch nie mehr zurückkehren würde. Ich sah so klar, wie verstrickt meine Familie in ein verhängnisvolles Geschick war, dass es mir Angst machte. Ich hatte den Eindruck, dass meine Mutter in einer

Welt lebte, die in keiner Weise mit der «wirklichen» Welt übereinstimmte, und jedes ihrer Worte schien mir eine Verheimlichung, eine Lüge, eine verzweifelte Weigerung zu sein, die «Wirklichkeit» anzuerkennen. Ich war mir nicht einmal bewusst, dass ich selbst in die Welt der Heuchelei eingetreten war, was ich bei anderen so verurteilte.

Ich konnte in meinem Vater einen hilflosen Menschen sehen, der versuchte, sich den stürmischen Winden einer grausamen Welt entgegenzustemmen. Im Geiste konnte ich sehen, wie er mit dem Fahrrad die steile Eden Street hinauffuhr, den Körper nach vornübergebeugt, entschlossen, nicht vor dem Hügel zu kapitulieren und auch nicht vor dem Gegenwind, der geradewegs aus dem Schnee kam, aus dem Landesinneren, «von Hakataramea her», und hin zu den Südalpen wehte. Ich sah meinen Bruder mit seinem frischen Aussehen und den braunen Haaren, die in die Höhe standen wie Onkel Bobs Haare, und dem Mund, der zitterte wegen all der Tränen, die er geweint hatte in seiner Hilflosigkeit gegenüber seinem Angreifer. Und meine Schwestern – Isabel, die in ihrem Wesen Myrtle immer ähnlicher wurde, trotzig, wagemutig, eine Rebellin und der Liebling aller; und June mit dem blauen Gürtel von Wilson House, der irgendwie zu ihrem stillen Charakter passte, voll vager Dichtung und Musik. Sie teilte am ehesten meinen literarischen Geschmack und verstand mein Grübeln über die großen Abstraktionen – die ganze Familie war Teil des gemeinsamen und, wie ich erkannte, unwiederbringlich verlorenen «Wir». Ich versuchte das Wort «wir» zu verwenden, wenn ich über mein Leben als Studentin sprach, aber ich wusste, dass es zwecklos war, wenn ich beschrieb, was «sie», die Studenten, taten, wo sie hingingen, was sie empfanden, was sie sagten; und um zu überleben, musste ich mein «Ich» verbergen, das, was ich wirklich fühlte, dachte und träumte. Ich hatte mich von der ersten Person Plural hin zu einem schemenhaften «Ich» bewegt – fast ein Nichts, wie ein Niemandsland.

Ich wurde «Studentin» genannt, «eine von denen», über die sich die Öffentlichkeit von Dunedin beschwerte und die von den Professoren liebevoll oder tadelnd mit «Ach, ihr Studenten!» angesprochen oder von den Verwandten stolz als «eine Studentin, wissen Sie» erwähnt wurden. Da ich die Begeisterung und das Vergnügen meiner Kommilitonen bei all ihren Aktivitäten spürte – Theaterspielen, Sport, Debattieren, Tanzen, «Ausgehen» mit dem anderen Geschlecht –, schnappte ich fast über vor Aufregung, wenn ich das Studentenleben betrachtete. Ich muss ein Vermögen an überwältigtem Staunen durchgebracht haben, einfach in dem Wissen, dass ich *dabei* war; und nur wenige Erlebnisse reichten an meine Freude heran, die Universität zu besuchen, die ich hauptsächlich aus der Perspektive der englischen Literatur wahrnahm – Gregor Cameron war doch sicherlich der Grammatiker aus dem Gedicht «Begräbnis eines Grammatikers»?

> Hier – hier ist sein Ort, wo Meteore rasen, wo sich Wolken formen,
> Wo Blitze sich vom Himmel lösen
> Und Sterne entstehen und vergehen! Freude soll
> ausbrechen mit dem Sturm,
> Der Tau soll Frieden senden!
> Erhabene Entwürfe müssen näher rücken wie Wirkungen;
> Erhaben hingestreckt,
> Verlasst ihr ihn – erhabener noch, als die Welt ahnt,
> Im Leben und im Sterben.

Gregor Cameron ahnte nicht, dass er, vertieft in «Beowulf» und «Peter der Pflüger», als Brownings «Grammatiker» auf dem Podium in Lower Oliver, dem Englisch-Hörsaal, stand – als «unser Meister, ruhmreich, gelassen und tot».

Alles war ungeheuer schnell, schonungslos; selbst in den ehrwürdigen Steinmauern der Universität wirbelte verborgenes Leben; aber dorthin, wo das menschliche Leben in aller Öffentlichkeit stattfand, wie zum Beispiel im Gemeinschaftsraum und in der Mensa, wagte ich mich kaum. Die studentische Wochenzeitung *Critic* lag vor der Tür des Gebäudes der Studentenvertretung aus, mit der einladenden Aufforderung «greif zu». Nur drei oder vier Mal während meiner ganzen Studentenzeit war ich kühn genug, mir ein Exemplar des *Critic* zu nehmen. Wie konnte ich mich bei so viel Freiheit selbst derart einengen? Ich wünschte mir sehnlichst, den Mut aufzubringen, ein Gedicht an den *Critic* zu senden. Wenn ich ein paar zerlesene Seiten erwischte, die auf einem Tisch oder Stuhl im Korridor zurückgelassen worden waren, las ich genauestens alle Erzählungen und Gedichte und träumte davon, meine Gedichte gedruckt zu sehen, selbst kühn und geistvoll *meine Stimme zu erheben* und damit meiner Schüchternheit, Isolation und Angst vor der *Welt* entgegenzutreten. Ich wusste, dass es im Gebäude der Studentenvertretung einen Briefkasten für Beiträge gab: Ich hatte nicht den Mut, das Gebäude der Studentenvertretung zu betreten. Obwohl ich davon träumte, Gedichte zu schreiben, die aufgrund ihrer hervorragenden Qualität Aufsehen erregen würden, wusste ich, dass ich weder die Begabung noch das Selbstvertrauen und die wunderbare Reife besaß, die so deutlich aus den Gedichtseiten des *Critic* sprachen. Alle schrieben im freien Vers und verwarfen Großbuchstaben und Zeichensetzung; oft sprangen sie nur mit dem Objekt mitten ins Gedicht hinein: «Träumte ... hoher Himmel, düster ...» etc.

Es gab auch beliebte Wörter, die mit Überzeugung benutzt wurden – Füllhorn, Schenkel, phallisch, Nutten, todlos, wortlos, atemlos, das Auge, das Herz, der Geist, der Schoß; knallharte Gedichte voller Erfahrung, einmal lakonisch, dann wieder überschwänglich. Stark unter dem Einfluss von John Donne, schrieben die Männer Gedichte über Frauen – ein verwickelter metaphorischer Austausch von Herzen, Betten, Seelen, Leibern –, wogegen die Frauen über Blumen, Wälder und das Meer schrieben. Beeinflusst von Hopkins' «Akzentverschiebung» und dem Wortschatz von Dylan Thomas, schrieb ich rätselhafte Gedichte voller Bilder, die ich aus meiner Vergangenheit und ihren Nebenvergangenheiten sowie aus meiner Gegenwart bezog, alles gebündelt durch meine neu erworbene freudianische Linse mit ihrer Tönung von T. S. Eliot'schen Geranien aus dem wüsten Land und der Garden Terrace Nummer 4 – verwelkt, geschüttelt von einem Wahnsinnigen.

Stets verbündete ich mich mit den Dichtern, so, wie meine Mutter es getan hatte. Ich legte mir exzentrische Ansichten zu. Nachdem ich Shelley gelesen hatte –

Die wahre Liebe unterscheidet sich von Gold und Lehm,
Indem sie, so geteilt, doch nicht geschmälert wird.
Die Liebe ist wie die Erkenntnis, welche klarer wird,
Wenn sie auf viele Wahrheiten blickt, ist wie dein Licht,
O *Phantasie!*, das aus der Erde und dem Himmel
Und aus den Tiefen menschlicher Einbildung ...

– gab ich mir selbst und allen, die es vielleicht interessierte, bekannt, dass ich an «freie Liebe» und «Polygamie» «glaubte» – ich griff nach der Taube auf dem Dach, wo der Spatz nicht einmal in Sichtweite war!

Das magischste aller Wörter für mich war immer noch *Fantasie*, ein schimmerndes, edles Wort, das unfehlbar sein eigenes inneres Licht erzeugte. Durch die Pflichtlektüre von Coleridges *Biographia Literaria* für die Universität lernte ich viel über ihre Beschaffenheit. Folgende Stelle lernte ich auswendig:

«Was die kreative Phantasie betrifft, so unterscheide ich dabei die primäre und die sekundäre. Die primäre Phantasie halte ich für die lebendige Kraft und erste Ursache aller menschlichen Wahrnehmung und für eine Wiederholung des ewigen Schöpfungsaktes im unbegrenzten Ich Bin im begrenzten Geist. Die sekundäre Phantasie betrachte ich als einen Widerhall ersterer, bestehend neben dem bewussten Willen und dennoch als identisch mit der primären, was die *Art* ihrer Wirkung betrifft, lediglich unterschieden nach *Grad* und *Modus* ihrer Funktion. Um neu zu erschaffen, löst sie sich auf, zerfällt, zerstreut sich; und wo dieser Prozess unmöglich ist, bemüht sie sich auf alle Fälle, zu idealisieren und zu vereinheitlichen. Sie ist im Kern *lebendig*, genau wie jedes Objekt (*als* Objekt) seinem Wesen nach starr und tot ist ... Die bloße Einbildung jedoch hat keine anderen Gegenspieler als festgesetzte und klar umrissene Größen. Sie ist tatsächlich nichts anderes als eine Form des Gedächtnisses, befreit von den Ordnungen von Zeit und Raum; gleichzeitig ist sie von jenem empirischen Phänomen des Willens durchdrungen und näher bestimmt, das wir mit dem Wort *Wahl* bezeichnen. Doch ebenso wie das normale Gedächtnis muss auch die Einbildung all ihr Material bereits fertig vom Gesetz der Assoziation beziehen. Die Vernunft ist der Körper dichterischer Begabung, die Einbildung ihr Gewand, die Bewegung ihr Leben und die kreative Phantasie die Seele, die allgegenwärtig und in ihnen allen enthalten ist und aus allem ein anmutiges und intelligentes Ganzes macht.»

Ich war fasziniert von der angedeuteten Kluft, dem Dunkel, dem wüsten Land zwischen Einbildung und Fantasie und von der einsamen Reise, sobald die Grenze der Einbildung überschritten war und nur noch die Fantasie vor einem lag. Sie wurde zu meinem Ziel, zu einer Art Religion. Keiner hatte je die Beschäftigung mit der Fantasie verboten oder sie missbilligt, und obgleich ich mir über meinen eigenen Beitrag dazu kaum Illusionen machte, bewahrte ich sie in meinem verborgenen poetischen Leben, sie floss zwischen der Dichtung und der Prosa, die ich las, und mir selbst hin und her, und selbst der voraussichtliche Spott anderer oder eher noch meine eigene Selbstironie mit «Frustration» und «Sublimation» konnte ihr nichts anhaben und sie nicht zerstören, denn sie war, wie Coleridge und all die Dichter behauptet hatten, «das Höchste», und zu dieser Zeit in meinem Leben, als ich gerade herausfand, dass das Leben mit vielen Festmählern aufwartet und man oft Angst hat, von der Tafel gewiesen zu werden, sah ich die Festtafel der Fantasie fast liebevoll vor mir gedeckt, in großem Überfluss und Wohlwollen.

Der Krieg ging weiter. Ich machte mir Sorgen über meine schlechten Zähne, meine Kleidung, das Geld, den Lehrberuf. Wenn Zahltag war und ich meinen Scheck über neun Pfund und neun Pence bei Arthur Barnetts eingelöst hatte, ging ich mit anderen Studenten zum *Silbernen Grill* auf einen «gemischten Grillteller, bitte». Einige Studenten tranken sogar *Kaffee*.

Sie – wir – die Stilleren – redeten über die tollen Erfolge gewisser anderer Studentinnen, stellten neidisch fest, wer mit einem Medizinstudenten «ging», denn die Medizinstudenten standen in dem Ruf, «alles» über Sex zu wissen. «Komm, ich zeig dir deine Spareribs», sagten sie.

Und der Krieg ging weiter und brachte eine Atmosphäre der Unwirklichkeit mit sich, die sich auf die alltägliche Atmosphäre der Unwirklichkeit legte und so eine Stimmung der Traurigkeit, des Mitleids und der Hilflosigkeit erzeugte. Die ewig Frage lautete: Warum?

In der Garden Terrace Nummer 4 verwandelte sich Onkel Georges Blässe ins Grau des nahenden Todes. Er ging nicht mehr spazieren und kam auch nicht mehr zu Tante Isy ins Wohnzimmer herunter, um sich mit ihr und Billy, dem Wellensittich, zu unterhalten, der sagen konnte: Hübscher Junge, hübscher Junge, Billy, Rauf mit dir ins Bett, rauf mit dir ins Bett. Immer mehr Tuben Lanolin wurden ausgedrückt und weggeworfen. Bevor ich in mein Zimmer ging, sagte ich Onkel George guten Tag, stand am Fußende seines Bettes und versuchte an seiner verhüllten Gestalt Anzeichen des Krebses zu entdecken, den er und Tante Isy so sorgfältig überwachten und so verschwenderisch mit Sharlands Lanolin fütterten.

Dann, eines Sonntags, als ich von meinem Spaziergang auf dem Friedhof zurückkehrte, kam mir Tante Isy an der Türschwelle entgegen.

«Onkel George ist heimgegangen, Jean.»

Ich hatte ihn nicht gekannt. Onkel George, der Handelsreisende, der früher in Middlemarch gelebt hatte. Middlemarch. Middlemarch. So, wie Tante Isy das sagte, kam es mir vor, als gehörten ihr Middlemarch und die Welt, aber es war Onkel George, der ihr gehörte. Und obwohl ich ihn gar nicht liebte, empfand ich bei der Nachricht von seinem Tod heftigen Schmerz, brach in Tränen aus und lief hinauf in mein Zimmer. Am nächsten Tag ging ich nicht zur Hochschule, und als Mr. Partridge eine Erklärung für meine Abwesenheit verlangte, sagte ich mit bewusst trauriger, dem Kummer angemessener Stimme: «Mein Onkel ist am Wochenende gestorben, und ich bin zu Hause geblieben, um meiner Tante zu helfen.»

Onkel Georges Schwestern hatten ihn für das Begräbnis nebenan in die Nummer fünf gebracht, und ich hatte das Gefühl, dass ein langer Streit um den Besitz von Onkel George durch seine Verlegung auf Nummer fünf beigelegt war.

Auf das große Bett im Nebenzimmer wurde eine neue frühlingshelle Bettdecke gebreitet, und der Mülleimer, in den ich immer heimlich Schokoladenpapier und Binden warf, war zum Bersten voll mit den wohlbekannten blauweißen leeren Tuben.

Tante Isy sprach noch immer nicht über seine Krankheit und seinen Tod. Sie nahm nur kurz Urlaub, ein oder zwei Tage, um das Haus in Ordnung zu bringen und ein Bündel Bettwäsche zu waschen oder zu verbrennen. Manchmal lag in ihrer Miene und in ihrem Blick etwas Düsteres, wie ein Schmerz, bei dem keine Tränen vergossen werden. Aber sie sprach noch immer von *Middlemarch* und legte von neuem ihr ganzes Gefühl hinein, das sich nun auf nichts anderes mehr richten konnte.

4

Und wieder «Ein Land voller Flüsse»

Ich hielt den weiter andauernden Krieg auf die Literatur der Moderne beschränkt, und wenn ein neuer Student ankam, ein wenig älter, hinkend, mit nur einem Bein oder einem Arm, dann betrachtete ich ihn aus dem sicheren Abstand des Mythos als den «alten Soldaten, heimgekehrt aus dem Krieg». Ich tauchte blinzelnd aus dem Halbdunkel Dostojewskis auf, aus der sternen- und himmelerfüllten Größe von Thomas Hardys Welt, in der die isolierende, bedrückende, gleichgültige Hand des Schicksals schwer auf jeder Figur lastet, also aus der Welt der Schriftsteller, die tot waren, und merkte plötzlich, dass es Schriftsteller gab, die erst seit kurzem tot waren oder mitten im Krieg lebten und schrieben. Ich las James Joyce, Virginia Woolf, die Gedichte von Auden, Barker, MacNeice, Laura Riding (wobei mir nicht entging, dass sie die Frau von Robert Graves gewesen war) und – Dylan Thomas, damals zweifellos der Held eines jeden Studenten, der Gedichte las oder schrieb. Ich kaufte mir die Gedichte von Sydney Keyes und verbrachte viel Zeit damit, sein Foto zu betrachten und seinen frühen Tod zu betrauern. Wie einen Schatz hütete ich ein schmales Bändchen von T.S. Eliot, eine umfangreiche Anthologie mit dem Titel *Lyrisches London* mit Zeichnungen von Henry Moore und Texten von Henry Miller, und das Buch *Kriegsdichtung*, in dem ich, abgeschottet von unseren eigenen Verlustlisten und dem Tod junger Männer, die wir in Oamaru gekannt hatten, Brüder oder Söhne der Nachbarn, inmitten der Luftangriffe auf London lebte, mitten im Alltag der Feuerposten und der Luftschutzwarte – viele Gedichte waren «während der Brandwache» entstanden. Ich kannte Audens Gedicht «1. September 1939» auswendig, auch Gedichte über die «Vier Jahreszeiten des Krieges» und die «Wehklage» von Lynette Roberts:

> Fünf Hügel wankten, vier Häuser fielen
> am Tag des Angriffs, dessen ich mich so gut entsinne.
> Augen glänzten wie starre, angeschlagene Schalen,
> die Lebenden lagen im Blut, die Toten in ihren Qualen.
> Tot wie der Frost, der die Hecke zerstört,
> tot wie Erdreich, das den Mut verliert.
> Tot wie Bäume, die zittern vor Schreck
> vor dem heißen Tod aus der Luft.

Es gab eine nationale Unternehmung, die sich *Kriegsanstrengungen* nannte und die auch mein Leben berührte, da von allen erwartet wurde, dass sie sich beteiligten. Im Sommer jenes Jahres wurde ich mit anderen Studenten auf die Whittaker-Farm in Millers Flat, Central Otago, geschickt, um Himbeeren zu pflücken. Ich war ganz aufgeregt bei dem Gedanken, «Up Central», ins Landesinnere, zu fahren, an den Ort, der mir im Kopf herumspukte, seit ich ein kleines Kind war, und den ich mir als hohe Leiter mit schmalen Sprossen vorgestellt hatte, auf der Tanten und Onkel auf einer Seite bis in die Wolken kletterten, wo sie übers Wochenende oder länger blieben und dann herunterkamen und höchst befriedigt sagten: «Ich war *Up Central*.»

In Wirklichkeit war es eine Fahrt in einem alten Bus auf staubigen Straßen durch eine Mondlandschaft aus kahlen, verbrannten Hügeln, die sich fast senkrecht aus den Tälern erhoben, bis zu einer fruchtbaren Ebene am Ufer eines tosenden grünen Flusses mit weißen Schaumkronen, der dort Molyneux genannt wurde, doch weiter flussabwärts dann Clutha. Gleich bei meinem ersten Blick auf diesen Fluss hatte ich das Gefühl, dass er ein Teil meines Lebens war (wie raffgierig ich die Besonderheiten des Landes als «Teil meines Lebens» beanspruchte!), von seiner Quelle im Schnee des Hochlandes (wir waren fast im Hochland) durch all seine Stadien ungestümer Wildheit und – angeblich mancherorts existierender – Friedfertigkeit hindurch bis zu seiner Mündung ins Meer, mit seiner natürlichen Last von Wasser und Bewegung und seiner Zurschaustellung von Farben, Schneegrün, Blau, Schlammbraun, und den vom Licht geborgten Regenbögen; und mit seiner zusätzlichen Last toter Dinge, aufsteigend aus seiner Gewalt – verwelkte oder entwurzelte Pflanzen, Kadaver und Gerippe von Rindern, Schafen und Rehen; und manchmal auch von Menschen, die ertrunken waren.

Nachdem ich ein Jahr eingesperrt in der Stadt verbracht hatte, studierend, schreibend, mir in meiner neuen Rolle als Erwachsene stets der Grenzen von Verhalten und Gefühl bewusst, stand ich nun dem Clutha von Angesicht zu Angesicht gegenüber, einem Wesen, das allem Druck von Fels, Stein, Erde und Sonne standhielt und als ein Element der Freiheit lebte, aber nicht isoliert, sondern verbunden mit Himmel und Licht durch den schmalen Regenbogen, der über seinen Fluten schimmerte. Ich hatte das Gefühl, dass der Fluss ein Verbündeter war, dass er für mich sprechen würde.

Ich verliebte mich in Central Otago und den Fluss, in die kahlen Hügel, die nur in den Senken von ihrem eigenen Schatten bedeckt waren, in ihre wechselnden Goldschattierungen und in den Himmel, der jeden Morgen ohne die Spur einer Wolke geboren wurde und sich abends in seine purpurne Tiefe zurückzog. Tag und Nacht versuchten wir die Hitze der Sonne zu ertragen, die die Luft im Freien verbrannte und von den Wellblechwänden und dem Wellblechdach der großen Hütte gespeichert wurde, in der wir wohnten und schliefen. Jeden Tag, den ganzen Tag, pflückten wir Himbeeren, wie man es uns beigebracht hatte, gebückt, indem wir sie vorsichtig von ihren Stängeln molken und die weichen, pelzigen Klümpchen in den Blecheimer fallen ließen, der uns an einer Schnur um den Hals hing. Unsere Hände waren vom Himbeerblut befleckt und von Himbeerdornen zerkratzt, die einzeln ganz weich waren, doch dicht gedrängt an den Stängeln stechen konnten wie Nadeln. Mein Gesicht und meine Arme und Beine glühten rot vom Sonnenbrand. Ich war eine langsame Pflückerin und verdiente kaum das Geld für die Heimreise nach Oamaru.

Die Pflückerinnen, die aus seltsamen Orten kamen wie Whakatane, Matamata, Tuatapere, erschienen mir wie Göttinnen, faszinierend in allem, was sie sagten und taten. Die Bauernsöhne waren wie jüngere Götter: Ich betrachtete ihre Gesichter, ihre Augen, musterte ihre Hände, Arme, Beine und warf kurz, aber häufig einen Blick auf die Schwellung zwischen ihren Beinen, den Schneeball, in Schneegras gebettet. Die Welt war ein Festmahl, bei dem einem nichts verweigert wurde, außer dem, was durch unsichtbare Grenzen gekennzeichnet war: Wir waren keine Flüsse. Die anderen Studenten, die wenigen, die ich kannte, waren übermannt von ihrer Umwelt, vom Wissen um den Krieg, von ihren eigenen Unsicherheiten. Wir hatten nun die Hälfte unserer Lehrerausbildung hinter uns: Würden wir sie erfolgreich abschließen?

Wie würde es sein, in unserem letzten Jahr? Die Arbeit in Soziologie lag vor uns, die angeblich ein ganzes Jahr beanspruchte und (wie einige meinten) so lang sein musste wie ein Buch. Und wie würde es uns ergehen im Jahr der «C»-Prüfung? Und mit unserem Liebesleben? Wir sprachen über Liebe und Sehnsucht, erzählten einander unsere liebestrunkenen Träume von jenen allzu wenigen, unerreichbaren männlichen Studenten – Montanistik- und Medizinstudenten – und wie wir uns an zufällig dahingesagte freundliche Worte klammerten, die auf allzu offene Ohren stießen und uns ermutigten, die schmelzenden Dichterworte zu wiederholen:

Mein Liebster hat mein Herz und ich das seine,
In rechtem Austausch, meines für das seine.

Abends ging ich auf dem Hügel spazieren, zwischen dem Matagouri, einem dornigen Wüstenstrauch von zerzaustem und verkrüppeltem Wuchs mit kleinen grauen Blättern wie schmutzige Schneeflocken. Ich verliebte mich in den Matagouri, denn obwohl er auch auf den Hügeln um Oamaru wuchs, war sein Name, den mir einer der Götter oder Göttinnen auf meine Frage «Was für eine wundervolle Pflanze ist das?» verraten hatte, neu für mich. Der Matagouri (*tumutakuru*) ließ sein Wunder über Nacht in meine neu erwachte Welt hineinwachsen. Auf den Hügeln fand ich auch eine Grasart, die ich seit meiner frühen Kindheit nicht mehr zu Gesicht bekommen hatte – Schneegras, golden und seidig wie die Fäden des Tussock-Grases, von dem ich annahm, dass es nach der Tussahseide benannt war, einem sehnlich erträumten Stoff aus meiner Vergangenheit, als Schulblusen aus Rayon oder Baumwolle waren und nur die wenigen Privilegierten

Tussahseide trugen, cremefarben, mit groben, bei Berührung elektrisch reagierenden Fäden inmitten der raschelnden Weichheit. Ich erinnerte mich an Myrtles beharrliche Fantasievorstellung, sie habe ein Kleid aus Tussahseide in ihrem Schrank hängen, an ihre prahlerische Lüge: «Ich habe ein Kleid aus Tussahseide.»

Jener Sommer wurde beherrscht von der Sonne, von der Liebe, die es nach allen Seiten hin zu verschenken gab, einem Gefühl, mit dem es die geschriebenen Wörter der Vergangenheit nicht aufnehmen konnten: die Qual, die Seligkeit, die noch unschuldige Sehnsucht, die schmerzliche Wonne und der wonnevolle Schmerz (wir hatten uns eingehend mit dem «Lust-Schmerz-Prinzip» beschäftigt). In Erinnerung geblieben sind mir die Geschenke von Fluss und Landschaft, Matagouri und Schneegras und ein makellos blauer Himmel, aber auch der Albtraum des glühend heißen Wellblechs, das uns mit seinem Feuer umschloss.

Ich fuhr wieder nach Hause, und langsam kühlte meine Sommerliebe ab. Ich verstand nun, warum die Verwandten ihrem Entzücken über «Up Central» Ausdruck verliehen hatten und warum ich mir als kleines Kind «Up Central» als eine Leiter in den Himmel vorgestellt hatte.

In der Eden Street 56 war der verdorrte Rasen vor dem Haus mit trockenen Knäuelgrassamen und welkem Spitzwegerich bedeckt. Es gab auch Mutterkorn, das man für die Kriegsanstrengungen sammeln musste; und auf der Stierweide Kletterrosensträucher voller fast reifer Hagebutten.

Isabel und ich lagen auf dem Rasen, während ich, die große Schwester, ihr erklärte, wie es auf der Pädagogischen Hochschule zuging, und Isabel mit ihrer üblichen Skepsis zuhörte. Sie bereitete sich gerade auf ihr erstes Jahr an der

Hochschule vor. Wir würden beide bei Tante Isy in der Garden Terrace Nummer 4 wohnen. Bei der Vorstellung, mit Isabel «zurande kommen» zu müssen, überfiel mich Panik.

5

Isabel und die Entwicklung der Großstadt

Zwar waren Isabel und ich gute Freunde, doch unser Verhalten, unsere Ansichten, Erfahrungen und Bestrebungen hätten kaum unterschiedlicher sein können. Es war Isabel, die June und mich in den «Dingen des Lebens» unterwies, das heißt, wie man sich einen Freund angelte, was man mit ihm dann machte und wie man ihn wieder loswurde, wenn er seine Schuldigkeit getan hatte; wie man einen schönen Teint und eine gute Figur erwarb, damit man überhaupt zu einem solchen Freund kam; und wie man über die Autorität und ihre Engstirnigkeit den Sieg davontrug. Dabei ging Isabel uns mit gutem Beispiel voran: Sie verfügte über viel Erfahrung im Umgang mit Menschen; sie hatte immer einen Freund; sie beschrieb ausführlich, was sie miteinander machten, und obwohl sie noch nicht «alles» gemacht hatte, schilderte sie in lebhaften Farben, was passiert war, in einer Mischung aus Dichtung und Wahrheit, begleitet vom populärsten Schlager jener Zeit, der von Fats Waller mit heiserer Stimme gesungen wurde:

Please don't put your lips so close to my cheek,
Don't smile or I'll be lost beyond recall
... all or nothing at all ...

Isabel war phantasievoll und intelligent; sie war Klassenbeste in Englisch und Französisch und hatte den Vortragswettbewerb und einen Schild in Leibeserziehung gewonnen; einmal war sie auch auf einen der vorderen Plätze im Weitspringen gekommen. Selbst in unserer wettbewerbsorientierten Welt bewerteten wir diese Preise nicht allzu hoch; allerdings verliehen sie einem Prestige, und oft bekam man auch noch ein schönes Buch, eine Medaille oder einen Scheck dazu.

Ich beneidete Isabel um ihre Begabung für die schriftliche Darstellung, um die Fülle von Details, die sie zur Gänze aus ihrer Fantasie bezog; es schien mir, als habe sie die ganze Welt bereist und in vielen Zeiten und an vielen Orten gelebt; sie *wusste* es einfach. Nachdem ihr Ehrgeiz, Ärztin zu werden, durch ihre Ungeduld beim Lernen und die Kosten für die Ausbildung gebremst worden war, entschied sie sich für den Lehrberuf und übersprang sogar die Abschlussklasse.

Ich, gehemmt, zurückhaltend, gehorsam, mich für verantwortungsbewusst und erwachsen haltend, war schon über Isabels allerersten Schritt bestürzt – dass sie *direkt aus der sechsten* in die Pädagogische Hochschule übertrat, ohne die ein, zwei Jahre in der Abschlussklasse als eine Art «Schule fürs Leben» abzusitzen. Ich sah meine eigene Welt aus den Fugen geraten, mein ganzes sorgfältig zementiertes Verhalten unter dem Druck von Isabels unerwarteter Entschlossenheit zusammenbrechen. Es war anstrengend, zugleich an der Hochschule und an der Universität zu studieren, und da die Arbeit in Sozialkunde (das Thema war bereits gestellt – «Die Entwicklung der Großstadt») Buchlänge haben sollte, konnte ich mir nicht vorstellen, wie ich Isabel und meine Sorge um ihr Fortkommen «unterbringen» sollte. Meine Gewohnheit, mich so zu verhalten, wie es von mir erwartet wurde – «gehorsam, überhaupt kein Problem» –, und meine Versenkung in die Welt der Literatur ermöglichten es mir, mein kontemplatives

Leben zu genießen, denn wie sehr ich mir auch wünschen mochte, unterwegs abgelenkt zu werden: mein Ziel war die Dichtung. Mein Blick nach vorn war eingeschränkt, und wenn ich zur Seite schaute, auf andere, die ihre unterschiedlichen Wege gingen, blieb er eingeschränkt. Ich wollte, dass Isabel so war wie früher unsere Puppen (in Stoff gewickelte Wäscheklammern), die wir in winzige Kartons gezwängt und darin aufbewahrt hatten, behaglich und warm eingehüllt und unfähig, sich ohne unsere Hilfe zu rühren. Sie sollte eine gute Studentin sein, sich «benehmen», gehorchen, studieren und vielleicht auch anerkannt sein bei den Studenten und bei den Lehrern (obwohl ich mir das nicht eingestand), damit der Direktor sagte: «Es war kein Fehler, dass wir diese Frame-Mädchen in die Hochschule aufgenommen haben, sie sind zwei unserer besten Studentinnen und Lehrerinnen.» Tante Isy, in Erwartung einer zweiten lammfrommen Frame, die ihr Bestes tun würde, um sich unsichtbar zu machen und klaglos die Regeln zu akzeptieren, die ich selbst aufgestellt hatte, bot Isabel an, bei ihr zu wohnen, und als wir in der Garden Terrace 4 ankamen und Isabel und ich allein in dem kleinen Zimmer waren, das wir miteinander teilen sollten, empfand Isabel es als unerhört, dass sie das fünfundsiebzig Zentimeter breite Eisenbett mit mir teilen sollte. Es war meine Schuld gewesen: Als Tante Isy fragte, ob wir damit zurechtkommen würden, hatte ich schüchtern gesagt:

«Ach, das ist schon in Ordnung so.»

«Allein der Gedanke!», sagte Isabel wütend.

«Ach, sag bloß nichts», sagte ich und versuchte Isabel zu beschwichtigen. Wir wussten beide, dass man nirgendwo sonst für zehn Shilling pro Woche wohnen konnte.

Wir fanden nur wenig Schlaf, waren ständig gereizt, stritten miteinander und zankten uns um das Bettzeug, genau wie früher zu Hause. Entsetzt darüber, dass ich, ohne zu murren, unsere winzige Ration Essen hinnahm und am Ausgussbecken in der Spülküche aß, drohte Isabel, sie würde «Mum sagen», dass Tante Isy uns hungern ließ; dass sie uns dazu nötigte, in der Spülküche zu essen und in einem winzigen Bett in einem winzigen Zimmer zu schlafen, kaum groß genug, um sich darin umzudrehen; dass wir Tag und Nacht froren, weil ein eiskalter Wind vom Hafen her oder von Flagstaff und den weiter draußen gelegenen Hügeln das North-East-Valley herunterwehte, während Tante Isy in ihrem Esszimmer aß und ihre Zehen vor einem flackernden Feuer toastete.

Ich überredete Isabel, nichts zu sagen.

«Nicht jetzt, warte bis Semesterschluss.»

Schon in den ersten Wochen an der Hochschule gewann Isabel Freunde, sie fand einen Freund, der im Lauf der Zeit ihr «fester» Freund wurde, obwohl sie ab und zu andere hatte, und sie benahm sich so, wie ich befürchtet hatte; sie «führte sich wild auf», mit einer Wildheit, die nur für mich in meiner übertriebenen Zurückhaltung besorgniserregend war. Sie entdeckte das Rollschuhfahren und wurde eine ausgezeichnete Rollschuhläuferin. Sie verbrachte jeden Abend auf der Rollschuhbahn, während ich meine Träume für ihre Zukunft dahinschwinden und ihre ganze «Ausbildung» als vergeudet sah – warum studierte sie nicht, warum nahm sie nicht die Gelegenheit wahr, zu lesen, zu lernen? Ich sprach kaum mit ihr darüber, denn mir war klar, dass es *meine* Träume waren, und ich erinnerte mich, dass ich über Myrtle ebenso gedacht hatte.

Nachts jedoch, wenn jede von uns beiden die Bettdecke auf ihre Seite zog, verriet mein besonders heftiges Zerren einiges von meiner Enttäuschung über Isabel.

Mit Isabel in der Garden Terrace 4 gab es im Leben «Zwischenfälle». Zum Beispiel die «Zeit der Pralinen». Einmal hatte ich in das kleine, vorderseitig gelegene Wohnzimmer gelugt, wo die Vorhänge immer zugezogen waren, und gesehen, dass auf der Bilderleiste eine lange Reihe großer Pralinenschachteln stand, mit Satinschleifen geschmückt und mit englischen und schottischen Ansichten sowie mit gefälligen Tierfotografien bedruckt. Als ich Isabel eines Tages, als Tante Isy nicht zu Hause war, von den Pralinenschachteln erzählte, sagte sie: «Schauen wir uns im Vorderzimmer um.»

Gleich hinter der Tür stand eine große Kommode mit Laden voller Kleidung und Fotografien. In der untersten Lade fanden wir, in Seidenpapier gewickelt, eine Garnitur gestrickte weiße Babywäsche; es lagen auch Babydeckchen und Windeln darin. Wir wussten, dass Dads Schwestern Polly und Isy tote Babys zur Welt gebracht hatten – oder welche, die nach wenigen Tagen oder Wochen gestorben waren, und wir hatten einen Bruder gehabt, der eine Totgeburt war, und schon als Kinder hatten wir eine Art sehnsüchtige Gier in Tante Pollys und Tante Isys Gefühlen uns gegenüber gespürt, vor allem in Tante Isys Interesse an Myrtle und Tante Pollys konkret geäußertem Wunsch, Chicks oder June zu «adoptieren». Schnell schlossen wir die Lade und wandten unsere Aufmerksamkeit den Pralinenschachteln zu. Wir stellten fest, dass sie noch originalverpackt waren.

«Sie kann sie doch nicht die ganze Zeit über aufbewahrt haben», sagten wir. Wir wussten, dass Tante Isy die Pralinen beim schottischen Volkstanz gewonnen hatte.

«Schauen wir hinein», schlug Isabel vor.

«O nein, das dürfen wir nicht.»

«Wir öffnen eine und testen sie.»

Ebenso begierig darauf wie Isabel, den Inhalt der Pralinenschachteln zu untersuchen, doch im Bewusstsein meiner Verantwortung als ältere Schwester, war ich froh, das moralische Problem mittels Sprache verschleiern zu können.

«Ja, testen wir sie.» Testen, das war schließlich etwas anderes. Falls die Schachteln tatsächlich Pralinen enthielten, bedeutete *testen* noch nicht *essen*.

Wir nahmen eine Schachtel von der Bilderleiste, banden vorsichtig die Schleife auf, entfernten das Zellophan, hoben den Deckel und schauten hinein, auf die Reihen von Pralinen in ihren braunen, gefältelten Behältern.

Wir setzten uns auf das Sofa und begannen zu kosten.

«Sie sind gut, überhaupt nicht verdorben.»

Wir aßen weiter, und als die Schachtel leer war, legten wir die Konfektpapiere hinein, machten die Schachtel zu, steckten sie wieder in ihre Zellophanhülle und banden das Satinband vorne wieder zu einer Schleife. Wir kletterten hinauf und stellten die Schachtel auf die Bilderleiste.

Während unseres Aufenthalts in der Garden Terrace aßen wir nach und nach alle Pralinen aus all den Schachteln auf der Bilderleiste, stellten die Schachteln zurück, wenn wir fertig waren, und jedes Mal, wenn wir uns ins verdunkelte Vorderzimmer schlichen, dachten wir an die neue Babywäsche, sahen sie uns aber nicht mehr an; und während wir uns satt aßen, machten wir uns Gedanken über Tante Isy und wie ihr Leben verlaufen war, und ich erzählte Isabel von Onkel George im Bett und vom Lanolin, und wenn wir die leeren Konfektpapiere in die leere Schachtel legten, empfanden wir beide einen Widerwillen gegen das, was wir taten, nämlich Tante Isys in Ehren gehaltene Andenken essen: essen, essen. Die Kräuselung um die Konfektpapiere war wie die am Rand abgeschliffene Krause jener kleinen Muscheln, die man am Strand aufbricht und in deren Innerem man ein kleines totes Häufchen mit einem schwarzen toten Auge findet.

Am Ende des zweiten Semesters flog alles auf. Isabel schrieb schließlich doch nach Hause und beklagte sich darüber, dass Tante Isy mich ein ganzes Jahr hatte hungern lassen und dass wir beide Hunger litten und während des Winters in nur einem Bett in einem winzigen Zimmer froren. Isabels Brief bewog Mutter zu einer prompten, an Tante Isy gerichteten Erwiderung, die daraufhin an Dad, ihren Bruder, schrieb und der Meinung Ausdruck verlieh, «Lottie» sei «immer eine schlechte Hausfrau» gewesen. Auf Mutters empörte Antwort folgte Tante Isys Anschuldigung, es sei ein Irrtum ihrerseits gewesen, Isabel und mich für «reizende Mädchen» zu halten. Wir hätten alle ihre Pralinen gegessen, teure Andenken! Offensichtlich hatte sie bei einem ihrer seltenen Besuche im Vorderzimmer ein vergessenes Konfektpapier auf dem Teppich gefunden.

Im Zuge des folgenden Briefwechsels fanden Onkel Georges Schwestern abfällige Worte für die «grässlichen Frames»: dass die Kinder immer außer Rand und Band gewesen und ganz verwildert auf den Hügeln von Oamaru herumgelaufen seien, dass es bei den Frames aussehe wie in einem Schweinestall und dass Mutter nicht die blasseste Ahnung von der Haushaltsführung hätte. Der erbitterte Briefwechsel wurde zwischen Dad und Tante Isy weitergeführt (nach ihren ersten beiden Briefen weigerte sich Mutter, «sich zu erniedrigen»), wobei Dad nun Mums förmlichen Namen Lottie benutzte.

Das Ergebnis war, dass Isabel und ich aus der Garden Terrace 4 auszogen, ich voll Scham und Verlegenheit und traurig darüber, nicht mehr für ein «reizendes Mädchen, überhaupt kein Problem» gehalten zu werden, und Isabel triumphierend, da wir unsere «Rechte» geltend gemacht hatten. Isabel, glücklich und gesellig, zog zu Freunden in eine Pension, deren Wirtin bei einer ganzen Abfolge von Studenten wohlbekannt und beliebt war, ich an den einzigen anderen Ort, der zur Verfügung stand, nämlich ins Stuart House, ein Wohnheim, wo ich für den Rest des Jahres eine «Zelle» mietete – einen kleinen, abgeschlossenen Raum in einem großen Saal, in dem jedes Bett durch eine etwa einen Meter achtzig hohe Holzfaserplatte vom anderen abgeschirmt war; ich fand wenig Abgeschiedenheit und Ruhe zum Studieren, Lesen und Schreiben – und zum Schlafen.

Nach Isabels ersten Wochen in Dunedin wusste ich, dass sie für mich verloren war, und es machte mich traurig, sie zu verlieren: schließlich war sie Emily gewesen –

Ein Feigling bin ich nicht,
auch keine, die im Sturm der Welt erzittert.

Ich glaube, ihre Trennung von mir vollzog sich an jenen Abenden, wenn sie Rollschuh lief, sich auf der Rollschuhbahn immer wieder im Kreis drehte, fast als spule sie von ihrem Körper einen Faden ab, der sie festhielt. Sie schwamm stundenlang, und wenn sie nach Hause in die Garden Terrace kam, hatten ihre blonden Haare einen Grünstich vom Chlor im Wasser; und wenn sie die Tür zu unserem Zimmer öffnete, sah ich hinter dem Gesicht der Studentin, die beim Schwimmen gewesen war, immer das Gesicht des Kindes, das an dem Tag, als Myrtle ertrunken war, vom Schwimmbad nach Hause kam.

Der Auszug aus der Garden Terrace besiegelte unsere Trennung nahezu endgültig. Wenn wir einander an der Hochschule begegneten, grüßten wir uns verlegen. Und als der Brief von zu Hause kam, trafen wir uns kurz, um über die schreckliche Neuigkeit zu sprechen: Eden Street 56, wo wir unsere Kindheit verbracht hatten, war verkauft worden, und der neue Eigentümer, der bald heiraten wollte, räumte uns eine Kündigungsfrist bis Ende des Jahres ein.

Kurz darauf ließ mich die Leiterin der Hochschule zu sich rufen, und als ich verwundert zu dieser Unterredung kam, begann sie: «Ich möchte mit Ihnen über Ihre Schwester Isabel sprechen.»

Isabel, so sagte sie, mache sich lächerlich, sowohl durch ihr Benehmen als auch durch die Kleidung, die sie trage, insbesondere einen Rock, der mit einer Giraffe bedruckt sei.

«Man stelle sich das vor, ein Rock, der mit einer Giraffe bedruckt ist!», sagte die Leiterin.

Ich murmelte etwas zu Isabels Verteidigung. Ihre Kleidung schockierte uns nie; sie war interessant, originell. Da ich wusste, wie viele Stunden wir Frame-Mädchen mit dem Versuch zugebracht hatten, unsere eigenen Kleider zu schneidern, Seidenripsband aufzunähen, Säume auszugleichen, jene heikle U-Form am Ärmel abzugleichen, um sicherzugehen, dass der richtige Ärmel im richtigen Armloch saß, befand ich, dass Isabels Giraffenapplikation ein Triumph der Schneiderkunst war. In Wahrheit ging es darum, dass niemand sonst einen Rock mit einer Giraffe darauf hatte, deshalb wurde Isabel für ihr Anderssein verdammt. Die Aussagekraft dieses «niemand sonst» war ein vertrauter Bestandteil unseres Lebens.

«Als ihre ältere Schwester sind Sie für sie verantwortlich», sagte die Leiterin. «Versuchen Sie sie dazu zu bewegen, nicht so … so … exzentrisch zu sein.»

Ich, ganz züchtig in meinem einfachen bedruckten Kleid und meiner Strickjacke, sagte wie eine Erwachsene zur anderen: «Sie ist sehr jung», worauf ich noch hinzufügte, so als wüsste ich den Grund für Isabels Benehmen (warum hätte nicht auch Isabel das ganze Ungemach der Abschlussklasse erleiden sollen?): «Sie ist zu früh an die Pädagogische Hochschule gekommen.»

Dann, beunruhigt, empört, unglücklich, murmelte ich etwas über die «Verhältnisse zu Hause». Ich sprach von Krankheit und brach in Tränen aus. «Und wir werden auf die Straße gesetzt und müssen bis Weihnachten etwas Neues finden.»

«Also», sagte die Leiterin, «sehen Sie zu, dass Sie auf Ihre jüngere Schwester Einfluss nehmen.»

Ich erzählte Isabel nichts von meinem Gespräch mit der Leiterin. Ich war wütend über die Bedenken wegen einer lächerlichen Giraffe, und heute, so viele Jahre später, erscheint mir diese Episode unglaublich und in ironischer Weise erheiternd, aber sie beweist doch das Ausmaß an Konformität, das von uns erwartet wurde. Ich schämte mich auch, weil ich in Tränen ausgebrochen war, obgleich ich später hoffte, dass die Episode meine Rolle als Dichterin aufgewertet hatte – «Krankheit in ihrer Familie – vielleicht Alkoholismus? – auf die Straße gesetzt … die ideale Herkunft für eine Dichterin … was für ein tragisches Leben …».

Wenige Wochen später ließ mich die Leiterin wieder «zu sich rufen», diesmal, um mir zu der Kindergeschichte zu gratulieren, die ich geschrieben hatte, und um mich zu fragen, ob ich daran gedacht hätte, mich auf das Schreiben von Kinderbüchern «zu verlegen». Meine Arbeit sei vielversprechend und fantasievoll, sagte sie, während ich gelassen zuhörte, innerlich voller Herablassung über die Idee, dass ich mein Leben irgendetwas anderem weihen sollte als der Dichtung, wo mir doch die Vorstellung von mir selbst als einer Dichterin so lieb war. Am Ende der Unterredung sagte die Leiterin: «Unser kleines Gespräch scheint seine Wirkung auf Ihre Schwester nicht verfehlt zu haben; sie ist jetzt viel zurückhaltender und trägt diesen Rock mit der Giraffe nicht mehr.» Ich erklärte ihr nicht, dass die Giraffe sich abgelöst hatte und dass Isabel sie wieder annähen wollte, sobald sie «Zeit» hatte. Ich wusste, dass ihre Zeit ganz von Steve, ihrem Freund, in Anspruch genommen wurde; er war groß, gut aussehend und blond und hatte einen Freund namens Morrie, groß, gut aussehend, dunkel und sehr schüchtern, und bei einem unserer Treffen, wo wir über die «Suche nach einem Haus» reden wollten, schlug Isabel vor, ich solle doch einmal «die ganze Studiererei» sein lassen und mit ihr und Steve tanzen gehen, mit Morrie als Partner. Überstürzt sagte ich zu und verbrachte einen ungewohnten, doch irgendwie aufregenden Abend als Partnerin von Morrie, der abwechselnd tanzte (und sehr wenig redete) und dastand und mit mir den Tanzenden zusah, während er herumhopste und mit den Füßen scharrte und leise sang –

Missed the Saturday dance
got as far as the door,
couldn't bear it without you,
don't get around much any more …

– wobei er den Refrain «Komm nicht mehr viel, komm nicht mehr viel, komm nicht mehr viel herum» mehrmals in seinem schleppenden Southland-Tonfall wiederholte. Ich genoss die Andersartigkeit seiner Gegenwart neben mir, aber wir waren beide zu schüchtern, und wenn wir einander ansahen, war sein Gesicht dunkelrot und meines, das weiß ich, gerötet vor Befangenheit.

Die Bemerkungen der Leiterin über mein Schreiben ermutigten mich zu der Idee, am Ende des Jahres am Dichterwettbewerb der Hochschule teilzunehmen, um ihr und anderen zu zeigen, dass ich *wirklich* eine Dichterin war. Bis dahin aber hatte ich noch so viel zu tun und mir über so vieles Gedanken zu machen, dass die einzigen Örtlichkeiten, wo ich Ruhe fand, die Vorlesungsräume an der Universität waren, wo ich ganz in Shakespeare und Altenglisch aufging, und der Lesesaal der Stadtbücherei von Dunedin, wo ich moderne Dichtung, James Frazer, Jung und Freud las. Mit der Arbeit an der «Entwicklung der Großstadt» hatte ich noch nicht einmal angefangen – ein Thema, das mich angesichts seiner Möglichkeiten reizte, mich jedoch auch abstieß aufgrund der Vorstellung, ich würde vielleicht langweilige geographische und historische Details zu Papier bringen müssen. Als Folge meiner Kultivierung einer, wie ich annahm, «dichterischen Geisteshaltung» war ich unduldsam geworden gegen alles, was ich als «langweilige Details» zu bezeichnen beschloss, entweder weil ich ihnen in meiner idealen poetischen Welt wenig Wert beimaß oder weil sie mich daran erinnerten, dass ich nicht so gescheit war, wie ich es gern gewesen wäre, und weil ich die Beschränkungen meines Geistes zu erkennen begann, mich jedoch weigerte, sie zu akzeptieren. Ich konnte nicht einmal die Art von Lyrik schreiben, wie sie im *Critic* abgedruckt wurde. Was bildete ich mir eigentlich ein, mich für eine Dichterin zu halten!

Konfrontiert mit der «Entwicklung der Großstadt», empfand ich mich als jämmerliche Versagerin. Meine einzige Hoffnung bestand darin, die lange Abhandlung auf meine eigene Weise zu schreiben (und zu illustrieren), das heißt, dem üblichen, allgemein akzeptierten Gewand der Prosa meine eigene Giraffe aufzunähen. Schließlich wurde der Text zu einer geographischen, historischen und sozialwissenschaftlichen Version des Romans *Die Wellen* von Virginia Woolf, mit bizarren Illustrationen, die ich aus Zeitschriften ausschnitt, da ich keine «Hand» fürs Zeichnen hatte. Später erfuhr ich, dass das Urteil über meine «Entwicklung der Großstadt» ähnlich ausfiel wie jenes über Isabels Kleidung, obgleich ich auch hörte, dass jemand die Ansicht geäußert hatte, es könne «mehr in mir stecken als vermutet».

Im letzten Jahr an der Hochschule bereiteten mir vor allem zwei Dinge Freude: meine Entdeckung der bildenden Kunst in den anregenden, von Gordon Tovey gehaltenen Vorlesungen, und die Darbietungen des Hochschulchors, in dem alle mitsangen, selbst die, die keine schöne Stimme hatten. Unter der Leitung von George Wilkinson, genannt Wilkie, sangen wir «Die Lady von Shalott», «In Flores auf den Azoren» (die Ballade von Richard Grenville) und die Ode «An die Freude» aus Beethovens neunter Symphonie. Ich erinnere mich, dass wir probten und probten und dass ich schließlich sang, von Tränen überwältigt bei diesem bedeutsamen Ereignis, umringt von singenden Stimmen, alles in dem Empfinden, mich in einem oberen Stockwerk von Herz und Geist zu befinden, mit einer Freude, von der ich hoffte, sie würde nie enden, und wenn ich an jenen Abend in der Stadthalle von Dunedin denke, an die dicht gedrängten Reihen des Chores und das dicht gedrängte Publikum und an Menschen, von denen man sich nie hätte träumen lassen, dass sie singen würden, und an mich selbst, die ich sang:

wir betreten feuertrunken,
Himmlische, dein Heiligtum!

– dann erinnere ich mich noch heute an das Glücksgefühl und erkenne es als eine der Belohnungen, die das Bündnis mit jedem großen Kunstwerk mit sich bringt, so als wären gewöhnliche Menschen plötzlich dazu aufgerufen, die Sichtweise der Engel zu begreifen.

Das Jahr ging zu Ende. Ich sandte meine Gedichte an die Hochschulzeitschrift und gewann zehn Shilling als ersten Preis für «Katze»:

Taub gegen das hämmernde Fenster
und das Miauen des schwachsinnigen Jungen,
lasse ich die zerfetzten Mäuse sein,
fließe durch seine leeren Augen
und setze mich auf, gestützt von fetten Gedanken.
Doch der Wille des schlagenden Jungen
bricht ein in mein Ohr, kriecht
wie eine eingerollte Katze in mein Hirn,
schnurrt und schläft
und lässt mich aus dem Haus tappen
zu den zerkratzten Wolken und zum zerkrallten Mond;
und die Winde fließen durch meine leeren Augen
wie zerfetzte Mäuse.

Das andere Gedicht, ebenfalls abgedruckt, war «Tunnelstrand»:

Immergrün der Möwe, verwurzelt im Meer,
vergraben in grünem Schmerz, zieht

der Möwenstrauch genug Flehen an,
um die toten Ohren der Klippe mit Weinen zu nähren
oder die Augen der Welt ewig mit Tränen zu füllen.

Hier im Tunnel, getrennt vom Schmerz, würgt
der Möwenstrauch unsre tastende Kehle
in weißem Blütensturm,
erkennt keine Wurzeln an
in der grünen Guillotine und der einlullenden Meerfrau.

Nur wo Licht durchsickert, wo Steinmenschen,
den Strandruf zermalmend,
einen Kerker ihr Herzensheim nennen,
wie Angebote von Fleischern, heimliche Spartanerjungen,
da brechen die Steinseelen, die verrückten Seelen auf,
verankern das Meer und den weißen Vogel
in einem einzigen Strauch, endlos und allein.

Ich zitiere die Gedichte, weil sie, aus dieser Zeit stammend, den Einfluss von George Barker und Dylan Thomas erkennen lassen wie auch mein Bemühen, mich selbst als vollständiges Wesen zu akzeptieren und für mich verantwortlich zu sein, ohne meine inneren Träume verbergen zu müssen, um sie zu bewahren, und ohne täuschen zu müssen, indem ich Lehrerinnenrollen spielte, lächelnd, glücklich, «ein reizendes Mädchen, überhaupt kein Problem».

Manche Erinnerungen sind verwässert, hauptsächlich wegen der Stürme, die folgten beziehungsweise einen überraschten; die Farbe dieser Erinnerungen ist fortgespült, ihre Form verloren. Ich wusste, dass die Familie verzweifelt nach einer Bleibe suchte. Dad, der das Geld verwaltete, erwarb Aktien bei einer neu gegründeten Baugenossenschaft, in der Hoffnung, bei der monatlichen Abstimmung ein Darlehen zu bekommen, während Mutter, die nie eigenes Geld gehabt hatte, ihren Glauben beisteuerte: «Gott weiß, was man braucht, noch bevor man darum bittet.» Und wie durch ein Wunder erbrachte die nächste Abstimmung ein Darlehen von dreihundert Pfund, gerade genug, um ein baufälliges, von Ratten heimgesuchtes altes Häuschen mit eineinhalb Hektar Grund am Rand von Oamaru zu kaufen, gleich hinter dem Park und dem Campingplatz. Der Umzug und die Suche müssen für mich so beunruhigend gewesen sein, dass ich mich nicht daran erinnern kann. Als die Hochschule in diesem Jahr zu Ende war, fuhr ich mit den Bradleys und Rona Pinder nach Stewart Island, wo wir in einer Hütte am Strand wohnten. Meine Erinnerung daran beschränkt sich auf wenige Momentaufnahmen – wie wir in unseren selbst geschneiderten Badeanzügen am Strand herumstolzieren, wie das Essen über einem Feuer kocht, um das sich zwei junge Männer kümmern, wie ich in unserer Hütte im Bett liege, die Bettdecke bis ans Kinn gezogen, während einer der jungen Männer das Geschirr vom Vorabend spült, an dem unsere «Bierparty» stattgefunden hatte, damals das Symbol dafür, dass man endgültig erwachsen war.

Ich kehrte nach Oamaru zurück und stellte fest, dass wir inzwischen von der Eden Street 56 in das alte Häuschen auf einem Gelände gezogen waren, das Willowglen genannt wurde.

6
Willowglen

Willowglen hatte nacheinander verschiedenen heruntergekommenen Familien gehört, von denen man selten als Einzelpersonen sprach, immer nur von den «schrecklichen D.s» oder «diesen X.!», deren Kinder barfuß und zerlumpt in die Schule kamen und manchmal krank waren und als Heranwachsende gegen die gesellschaftlichen Regeln verstießen und zu Ausgestoßenen wurden. Während der Wirtschaftskrise waren sie die wirklich Armen gewesen, die von Rinder- und Schweineknochen und von fleckigem Obst gelebt und ihre Kleider in Zuckersäcken aus dem «Sozialhilfedepôt» geholt hatten. War man gezwungen, ins Depôt zu gehen, so war man am Ende der Welt angelangt; die Leute sagten dann, man sei dumm und nutzlos und würde nie dazulernen und einen schlechten Einfluss auf andere haben. Mich faszinierte die altmodische Schreibung des Wortes *Depôt*, mit diesem winzigen Hütchen, wie eine Narrenkappe, über dem o, das, wie ich später herausfand, ein Zirkumflex war, Zeichen eines verloren gegangenen «s», und ich stellte mir die Schluchten in der Wörterlandschaft vor, in die die verschwundenen Buchstaben gefallen waren.

Seit die M.s die Stadt verlassen hatten, stand das Haus leer. Die eineinhalb Hektar waren Anfang des Jahrhunderts von einem Landschaftsarchitekten mit englischen Bäumen bepflanzt worden – fünf Eichen, verschiedene Kiefernarten, darunter eine riesige Weymouth-Kiefer mit hängenden Ästen, die wir den «Geisterbaum» nannten; Eiben und Zypressen; ein Obstgarten mit Apfel-, Kirsch-, Quitten- und Pflaumenbäumen; ein großer Birnbaum, der sich auf der Rückseite über das Dach neigte; Unmengen von Frühlingsblumen – Narzissen, Kreuzblumen, Krokusse am Ufer des Baches, der durch das Grundstück floss. Den Fahrweg entlang, der im Besitz der Stadt war und uns freien Durchgang gestattete, stand eine Anpflanzung junger Kiefern. An drei Seiten war Willowglen von Matagouri und Sumpf umgeben, und an einer Seite führte die Bahnlinie nach Süden, hinaus aus Oamaru.

Ich erinnere mich an mein hilfloses Gefühl der Hoffnungslosigkeit, als ich durch den Schuppen ging, der am Hügel hinter dem Haus lehnte und mit einer Flut von Birnbaumblättern vom Vorjahr bedeckt war, und die Küche mit ihrem teilweise aus Erde bestehenden Boden sah, denn der Großteil des alten Holzbodens war eingebrochen. In der Küche stand ein Kohleherd und in der größeren Spülküche daneben ein alter Elektroherd. Ein Wasserhahn mit Wasser aus dem verrosteten Wassertank im Freien ragte durch die Wand der Spülküche. Überraschenderweise war hinter der Spülküche ein kleines Badezimmer mit einer Badewanne und einem Waschbecken, doch ohne heißes Wasser, und bis der Tank repariert war oder wir an die städtische Wasserleitung angeschlossen waren, gab es kein Wasser. Das Haus hatte vier Zimmer sowie Küche, Spülküche und Badezimmer, und in zweien der Zimmer standen Rücken an Rücken lange nicht mehr benützte offene Kamine, voll mit bröckelndem Schutt aus dem Schornstein; jedes Zimmer hatte seinen Haufen goldenen Holzwurmstaubs auf dem morschen Boden, der mit jedem menschlichen Schritt, dessen Vibrationen bis hinauf zu der von Holzwürmern durchlöcherten Decke drangen, höher wurde.

Draußen, neben der riesigen Monterey-Zypresse voller Elstern stand eine verfallene Waschküche mit hölzernen Waschzubern und einem Kessel in einer Ecke zum Kochen der Wäsche. Am Fußpfad, der vom Schuppen wegführte, stand neben dem Zypressenbaum das Plumpsklo, schon bald «die Zypresse» genannt, überwuchert von den kleinen, duftenden weißen Rosen, die wir «Kloröschen» nannten. Es hatte keine Tür, und der Klositz, lang und breit wie ein Strandklo, lag über einem tiefen Loch, das zur Hälfte mit altem «Kiki» (unser Wort für Exkremente) in unterschiedlichen Braunschattierungen gefüllt war und auf dem verblichene Zeitungsseiten aus der *Oamaru Mail* und der *Otago Daily Times* lagen.

Die Familie erzählte mir, wie Isabel und June das Haus gesäubert hatten, wie sie geholfen hatten, einen Teil der Möbel den steilen Weg hinaufzutragen, dass jedoch der Großteil «unten im Wiesengrund» in einem der beiden alten Ställe und in offenen Schuppen hatte zurückgelassen werden müssen. Bruddie und Dad begruben vorübergehend ihre Differenzen und arbeiteten gemeinsam an der Planung der Wasserversorgung, einer Senkgrube und der Reparatur des Daches. Mutter, überglücklich über ihren ersten Elektroherd, machte sich daran, kleine Pfannkuchen und süße Milchbrötchen und Rosinenhäufchen und Pasteten zu backen, oder bügelte Dads Arbeitshemden und Taschentücher zum ersten Mal mit einem elektrischen Bügeleisen und sagte wehmütig: «Hätten wir das alles nur gehabt, als die Kinder klein waren!» Auch wir Mädchen hatten Freude am elektrischen Bügeleisen, nachdem wir jahrelang die alten Plätteisen auf dem Ofen erhitzt und unsere Schuluniformen und Blusen mit schwarzen Flecken gebrandmarkt hatten, die sich nicht entfernen ließen, da wir manchmal darauf vergaßen, den Ruß auf der Unterseite abzuwischen; und wie schnell konnten wir jetzt Säume und Falten bügeln!

Trotz unseres baufälligen Heims fühlten wir uns schon zu Hause – oder besser, *sie* fühlten sich zu Hause, denn ich hatte den Umzug versäumt, und als ich eintraf, war es, als hätte ich mich der Familie erst angeschlossen, nachdem der Tod und der Schock des Todes und des Begräbnisses schon vorbei waren. Dad hatte damit begonnen, regelmäßig «überschüssige» Kohle von der Lokomotive zu schaufeln, wenn er mit dem Zug langsam um die Kurve bei den Parkanlagen und die Steigung aufwärts in Richtung Maheno fuhr, und die anderen hatten gelernt, mit einem Sack durch den Drahtzaun beim Akazienbaum zu schlüpfen, zwischen den Büschen wilder Wicken hindurch, um die kostbaren Klumpen Eisenbahnkohle aufzusammeln, entweder «glänzende Kohle» – Kaitangata – oder «matte Kohle» – Braunkohle aus dem Süden. Und der eilends reparierte Hühnerstall war bereits mit einem Dutzend Weißer Leghorns ausgestattet, auch damit wir eine Verwendung für die rostige Mühle hatten, die wir im alten Schuppen gefunden hatten und mit der man Austernschalen für das Hühnerfutter mahlen konnte. Der altersschwache Kuhstall, ohne Dach, mit gebrochener Schranke, stand wartend am Fuß des Hügels neben der Apfelhütte.

Als ich den Boden aus Erde und die Trostlosigkeit des Hausinneren sah, fühlte ich mich niedergeschlagen und einsam, und ich wusste, dass das Willowglen-Haus nie mein Heim sein würde; es war zu klein, jeder war zu nahe am anderen; im Schlafzimmer auf der Vorderseite konnte man den Radioapparat aus der Küche hören, als befinde man sich in der Küche. Man konnte auch die Auseinandersetzungen hören, die erhobenen Stimmen und Mutters leises, flehentliches

Flüstern, das so viel hieß wie: «Schreit einander nicht an.» Meine Schwestern und mein Bruder und ich waren jetzt in einem Alter, wo wir ein «inneres Zimmer» besaßen, das wir einander nicht zeigten, obwohl wir noch immer heiter über unsere Träume sprachen und unter viel Gelächter die «komische Seite» von allem sahen. Ja, in jenem Sommer machten wir gar aus dem neuen Besitzer der Eden Street 56 in unserer Fantasie einen «Bösewicht», erzählten einander Geschichten über ihn und das ihm gewisse Verhängnis und setzten ihn auf unsere Liste von Schurken – Miss Low, der Gesundheitsinspektor, das Parlamentsmitglied, das nicht auf die Bitte um Geld für Kleidung geantwortet hatte. Sie alle waren von unserem Gespinst aus gesprochenen Worten sorgfältig umsponnen und ihrer Macht beraubt worden.

Wir brachten dem Land in Willowglen die Liebe entgegen, die wir der Eden Street 56 nicht geschenkt hatten, obwohl uns dort jedes Blatt, jede Pflanze, jedes Insekt und die Erde selbst sowie die Anordnung der Gebäude und Bäume aufs Beste gedient hatten. Willowglen war das erste Heim, das uns gehörte. Natürlich musste das Geld an die Baugenossenschaft zurückgezahlt werden, und das Büchlein von Starr-Bowkett mit den gestempelten Quittungen nahm einen Ehrenplatz auf unserem neuen Kaminsims ein, neben Dads Dose mit Sixpence-Münzen – einer Kakaodose mit einem Schlitz im Deckel, wo er alle seine Sixpence-Münzen hineinwarf, bis die Dose voll war; danach schnitt er Stundenzettel in Streifen, machte eine lange Reihe aus den Geldstücken und rollte sie sorgfältig ein, bevor er damit in die Stadt ging, um sie gegen «echtes» Geld einzutauschen.

Wie wir in diesem Sommer träumten! Wären wir im Winter nach Willowglen gezogen, dann hätten wir unseren Träumen vielleicht nicht nachhängen können, doch es war Sommer, Weihnachten war gerade vorbei, und wir hatten unseren eigenen Stechpalmenbaum und zum ersten Mal in unserem Leben unsere eigenen Föhren- anstatt der Zypressenzweige – was kümmerte es uns, dass wir keinen benutzbaren offenen Kamin hatten? Die Unmengen von Blüten, die die Obstbäume trugen, die Narzissen mit ihren verwelkten Köpfen, gerade noch sichtbar im langen Gras, der Luxus, so viele Bäume zu besitzen und so viel Gras, so viele Sumpfhühner und Enten und Aale und Seerosen im Bach, so viel Sommerhimmel und «unten im Wiesengrund» eine Anpflanzung junger Kiefern, denen man zuhören konnte, wenn der Wind durch sie wehte – das alles bereitete uns solche Freude, dass wir uns in Willowglen in das «Draußen» verliebten. Während jener wunderbaren grüngoldenen Sommertage fand ich einen Platz am Bach, einen alten Baumstamm, wie der alte Birkenstamm vor vielen Jahren. Dort saß ich stundenlang und sah dem Wasser zu, den Enten, den Sumpfhühnern und – durch den kaputten Drahtzaun hindurch – den Schafen, welche am Gras auf der umzäunten Weide knabberten, die halb Sumpf war und halb Matagouri – *mein Matagouri*. Meine Schwestern und ich erforschten die Straßen, die in die Stadt und weiter hinaus führten, und die Old Mill Road, die Teil der Folklore unserer Kindheit und unserer Jugendjahre gewesen war, als «weit draußen hinter der Alten Mühle wohnen» bedeutet hatte, am anderen Ende der Stadt zu wohnen, «hinter der Knabenoberschule», und als «mit einem Jungen um die Alte Mühle herumgehen» genau das bedeutete, was man sich vorstellt.

Und als der erste Herbsttau auf dem Gras lag, Ende Januar, sammelten wir Pilze in unserem eigenen Kiefernwäldchen und auf dem Hügel gegenüber, wo man durch die Eukalyptusbäume hindurch auf den Bauernhof der Robertsons blicken konnte. Sie versorgten die Stadt mit Milch. Sie hatten einen Sohn namens Norman, der mit einem Stipendium die Universität besuchte. Ich hatte ein paarmal mit ihm gesprochen. Ich kann mich erinnern, dass ich sehnsüchtig gedacht hatte, er und ich könnten uns vielleicht ineinander verlieben und heiraten.

Wenn Dad zu Hause war, hatte auch er seinen Platz. Sein Tischende befand sich beim Kohleherd, wo er durch das kleine Fenster sehen konnte, ob Besucher den Weg heraufkamen, und wo er Licht zum Lesen hatte. Das Sofa an der Wand gleich hinter der Küchentür war Bruddies Platz; sein Gewehr für die Hasenjagd hing an der Wand darüber, und in Momenten familiärer Spannung griff Bruddie nach seinem Gewehr und begann es zu reinigen, langsam, bedächtig, während Mutter ängstlich zusah und Dad, die Lippen wütend zusammengepresst, die Stundenzettel auf dem Tisch vor ihm glättete oder nach seiner Kakaodose griff und seine Sixpence-Münzen zu zählen begann. Oder er sagte: «Mum, wo ist meine Kreide?»

Dad hatte seit Jahren Magenschmerzen, und weil er den Verdacht hegte, es könnte Krebs sein, weigerte er sich, zum Arzt zu gehen; stattdessen trank er eine Medizin, die von Tante Polly oder Tante Isy empfohlen worden war und die «Kreide» genannt wurde.

Und Mum suchte die Kreide, bemaß die richtige Menge und gab sie ihm.

Und die Episode war vorbei bis zum nächsten Mal.

Wie jeder von uns hatte auch Mutter ihre Träume von Willowglen. Von ihrem Gefängnis der Arbeit, das sie sich selbst geschaffen hatte (denn wir betrachteten uns als erwachsen und waren bereit zu helfen, unter anderem, um die uns mittlerweile unangenehm gewordenen Erinnerungen von Mutter als ewiger Dienerin auszulöschen), blickte Mutter hinaus zu ihrem Traumort, der in Wirklichkeit ganz nahe, doch dem Anschein nach von ihr in ihrem Gefängnis weit entfernt war. Sie träumte von dem Augenblick, wenn sie «hinunter zum Wiesengrund» gehen würde, «in der Kühle des Abends», und einfach unter den Pinien sitzen, vielleicht ein Picknick machen und dem Wind in den Bäumen zuhören würde. Wir fanden heraus, dass die Sonne Willowglen auf spezielle Weise beschien. Anders als in der Eden Street 56, wo das Grundstück zur Gänze unter Sonne und Himmel gelegen war, hatte das Haus in Willowglen, am Westhang eines Hügels gegenüber einem Hügel auf der Ostseite gelegen und im Norden von Weißdornhecken, Hagedorn und Weiden begrenzt, nur kurz Morgensonne, weshalb das Haus selbst im Sommer kühl war, doch wenn man von der kühlen und oft kalten Welt des Hauses hinunterblickte, sah man unten im Wiesengrund am Bach und jenseits davon eine Welt, auf die die Sonne noch spät schien, im Sommer bis zum Abend; und wenn man so wie Mutter hinausschaute, während sich der Tag und die Arbeitsenergie rasch erschöpften, dann konnte man wohl das Gefühl haben, dass «unten im Wiesengrund» eine unerreichbare Welt der Sonne war.

Wenn ich Mutter bat, doch hinunter zum Wiesengrund in die Sonne zu kommen, sagte sie in dem Tonfall, den sie annahm, wenn sie von Publikation sprach, von Christi Wiederkunft und nun auch vom weißen Fuchspelz als Geschenk zum einundzwanzigsten Geburtstag: «Eines schönen Tages ...»

Dann fügte sie hinzu, wobei sie sich der biblischen Redeweise bediente, die den «Wiesengrund» noch entfernter und traumhafter erscheinen ließ: «Eines schönen Tages, ‹in der

Kühle des Abends›, komme ich hinunter und setze mich unter die Kiefern, in die Sonne.»

Im Januar kam die Nachricht, dass ich die zweite Klasse der Arthur Street School in Dunedin unterrichten sollte. Ich hatte um eine Klasse in dem Alter angesucht, das als «Latenzzeit» bezeichnet wurde, in der die Kinder als formbar, zuverlässig und problemlos galten und wo die «Probleme», falls es sie geben sollte, verborgen und unerkannt waren – ach, wie gründlich glaubten wir jenes mythische «Kind» zu kennen!

Und als Antwort auf meine Anzeige in der *Otago Daily Times* – «Ruhige Studentin sucht Kost und Logis nahe Arthur Street School» – meldete sich eine Mrs T. aus der Drivers Road, Maori Hill, und bot mir «volle Kost und Logis» an. Und wieder einmal fuhren Isabel und ich mit dem vertrauten Bummelzug nach Dunedin, Isabel ihrem zweiten Jahr an der Pädagogischen Hochschule und Mrs R. in der Union Street entgegen, wo sie wohnte, seit wir bei Tante Isy ausgezogen waren, und ich dem Haus von Mrs T. in Maori Hill und meinem Referendarjahr an der Arthur Street School.

7
1945: Eins

Wenn wir als Kinder mit unserer Identität und unserem «Platz» experimentierten, indem wir uns von uns selbst wegbewegten und die Planeten umkreisten, so machten wir in unseren mehrfach wiederholten Beschriftungen – Name, Straße, Stadt: Oamaru, North Otago, Otago, Südinsel, Neuseeland, Südhalbkugel, Erde, Universum, Planeten und Sterne – eine einfache Reise in Worten und vielleicht auch eine Prophezeiung des Seins; wir waren Lyriker, genötigt, sich der Möglichkeit von Epen bewusst zu werden, und bezogen diese epischen Möglichkeiten nüchtern in unser Alltagsdenken ein. Ich erwähne dies, weil 1945, ein Jahr, das für mich als persönliche Lyrik begann, aufgrund zufälliger Umstände, aufgrund der nationalen und globalen Ereignisse als ein Epos endete, welches das Universum, die Planeten und die Sterne einschloss und diesmal in Taten und nicht nur in Worten ausgedrückt wurde.

Mit meinem heranwachsenden Ich traf ich in Dunedin ein. In diesem Jahr würde ich Ende August meinen einundzwanzigsten Geburtstag feiern. «Der Einundzwanzigste» galt als Teil des fortdauernden Rituals des Erwachsenwerdens, als Zeitpunkt, an dem man «volljährig» wurde, ein rechtmäßiger Staatsbürger mit der Befähigung zu wählen, ein Testament abzufassen – oder, wie das Lied lautete:

Heut bin ich einundzwanzig,
der Haustürschlüssel ist mein,

ich war noch nie einundzwanzig,
doch heut werde ich es sein.

Am Jahresende, nach meinem Referendarjahr an der Arthur Street School, hoffte ich meine Unterrichtsbefugnis zu erhalten. Auch hoffte ich, mein geisteswissenschaftliches Studium an der Universität durch eine weitere Wochenstunde zu ergänzen, und weil ich das Gefühl hatte, dass Englisch III meine Interessen wahrscheinlich zu sehr in Anspruch nehmen würde, entschied ich mich für Psychologie I, ein erstes Jahr in Psychologie.

Mein heimlicher Wunsch, eine Dichterin zu werden, der durch die Veröffentlichung meiner zwei Gedichte in der Hochschulzeitschrift («Jetzt werden sie wissen, dass ich wirklich eine Dichterin bin!») neue Nahrung bekommen hatte, nahm einen Großteil meiner Planung in Anspruch. Ich war ebenso bestrebt, mit meiner Fantasie zu beeindrucken wie während meiner Schuljahre, nur gab es hier so viel mehr Menschen mit so viel mehr Fantasie, Prosaschriftsteller und Dichter überall – denn ich lernte, an Exemplare des *Critic* zu kommen, indem ich scheinbar ganz zufällig am Eingang zur Universität in der Nähe des *Critic*-Behälters mit seiner verlockenden Aufschrift «Greif zu» herumstand. Um einen Beitrag in Form eines Gedichts oder einer Kurzgeschichte unterzubringen, bedurfte es immer noch eines Besuches im Büro. Ich weiß nicht, weshalb ich keinen Beitrag mit der Post schickte. Ich vermute, dass ich im Hinblick auf die meisten menschlichen Aktivitäten, einschließlich des Aufgebens von Briefen, unwissend und naiv war. Ich war mir noch immer nicht der Zahl an täglichen Aufgaben bewusst, die normale Menschen zu erledigen haben. Ausgehend von meinem Leben zu Hause nahm ich an, dass man Briefe nur in andere Städte schickte, um Neuigkeiten wie Geburten, Todesfälle, Hochzeiten oder vergangene oder künftige Reisen zu übermitteln, wogegen Telegramme als schnelle Form der Kommunikation in erster Linie Todesfälle bekanntgaben oder die Ankunftszeit eines Zuges, der «durchfuhr» oder Verwandte absetzte; und Pakete bedeuteten Weihnachten. Ich hatte kaum angefangen, das Abc des Erwachsenenlebens zu lernen. Ich wusste Bescheid über Freude und über Liebe, erfahren am Punkt des Verlusts, und ich hatte den Tod akzeptiert. Ich vermeinte die Gefühle hinter den Gesichtern der Menschen zu erkennen, in ihren Augen, ihrem aufgesetzten oder kurz unkontrollierten Mienenspiel und in den Worten, die sie sprachen. Der Krieg verfolgte und verwirrte mich noch immer – «das Mitleid des Krieges, das Mitleid, das der Krieg vertiefte», und es waren weiterhin die Dichter, die mir die Orte erhellten, über die offenbar sonst niemand sprechen und die niemand aufsuchen wollte. Oft dachte ich sehnsüchtig an die Prophezeiung: «Man zieht nicht mehr das Schwert, Volk gegen Volk, und übt nicht mehr für den Krieg.»

Ich war bei Mrs T. in Kost, einer Witwe mit einer verheirateten Tochter, Kathleen, die in der neuen, staatlich geförderten Wohnsiedlung in Wakari wohnte, wo Mrs T. den Großteil ihrer Zeit zubrachte; nach dem Frühstück nahm sie den Bus – «Ich fahr rüber zu Kathleen» – und kam ungefähr um dieselbe Zeit nach Hause wie ich von der Schule. Mrs T.s einziges Gesprächsthema waren «Kathleen, Bob und die Kinder», was sie taten, was sie sagten, wie sie sich fühlten, wobei sie sich in Gedanken viel mit den Geschenken beschäftigte, die sie ihnen machen würde. «Ich habe etwas bei Arthur Barnetts gesehen und mir gesagt: ‹Das ist genau das Richtige für Kathleens Jüngstes, Kathleen sucht so etwas schon lange.›» Bob arbeitete in der Elektroabteilung, dem Ausstellungsraum in der Princes Street, und bekam einen Preisnachlass auf Heizkörper.

Um dem äußeren Anschein Genüge zu tun, nahm ich meine Mahlzeiten manchmal mit Mrs T. ein, anstatt sie in mein Zimmer mitzunehmen, «weil ich Lehrstoff aufholen, Arbeiten verbessern und Stunden vorbereiten muss …», und dann saß ich ihr gegenüber und hörte fasziniert zu, während sie ihren Tag «drüben bei Kathleen» schilderte – wie sie gemeinsam die Wäsche gewaschen und das Haus aufgeräumt hatten und dass Kathleen und Bob hofften, eines Tages in jedem Zimmer «Teppichboden» zu haben. «Es gibt heute schon ziemlich viele, die Teppichboden haben.» Ich, die «stille, schüchterne Lehrerin, kein Problem, überhaupt kein Problem», verbrachte den Großteil meiner Freizeit in meinem Zimmer mit Korrekturen und Unterrichtsvorbereitungen, schnitt verschiedenfarbige Papiersterne aus, um die Bemühungen der Kinder zu belohnen, arbeitete mein Psychologie-Lehrbuch durch und las und schrieb Gedichte.

Mrs T.s Haus war wie Jessie C.s Haus in Oamaru – ein Ort, an dem «andere Leute» wohnten; mit Teppichen und Tapeten mit Rosenmuster, mit einer Menge Möbeln und Nippes und mit gepolsterten Sofas ohne einen Riss; und im ganzen Haus keine Spur von Polstermaterial oder Holzboden oder Gitterstoff hinter den Tapeten. Es war Komfort mit einem Anflug von Tarnung. Aufgewachsen in einem Haus, in dem wir immer wussten und in vielen Fällen sehen konnten, was sich hinter den Wänden und unter dem Boden abspielte, fühlte ich mich in den Häusern «anderer Leute» nie so recht wohl. Selbst in Willowglen vermittelte die Trostlosigkeit unseres

Bodens aus Erde ein Bewusstsein der Realität (so stark, dass es fast schon Irrealität war), das sich mehr wie ein Teil des Lebens anfühlte als die gepolsterte Heimlichkeit in Häusern wie dem von Mrs T.

Ich war begeistert von den Kindern in der Schule und vom Unterrichten. Ich steckte voller Ideen zur Ermutigung individueller Entwicklung. Ich ergötzte mich an den Zeichnungen der Kinder und an ihren Gedichten, denn sie schrieben fast jeden Tag Gedichte und Geschichten, und diese befestigte ich zusammen mit den Zeichnungen ringsherum an den Wänden, damit jeder seine Freude daran haben konnte. Ich gab mir auch Mühe beim Unterrichten der anderen Fächer. Als Mitglied des Lehrkörpers aber versagte ich, denn meine Schüchternheit in der Gesellschaft von Leuten, insbesondere derer, die vielleicht aufgefordert werden könnten, meine Leistungen als Lehrerin zu beurteilen und zu kommentieren, führte dazu, dass ich meine Freizeit allein verbrachte. Zu schüchtern, um morgens und nachmittags in einem Zimmer voll anderer Lehrer Tee zu trinken, entschuldigte ich mich damit, ich müsse «Arbeiten im Klassenzimmer erledigen», wobei mir bewusst war, dass ich damit allen Anweisungen im Hinblick auf das Erfordernis, «in der Gesellschaft Erwachsener zu verkehren und an gesellschaftlichen Ereignissen und Diskussionen mit anderen Lehrern und Eltern teilzunehmen», zuwiderhandelte und dass der «Morgentee im Lehrerzimmer» ein nahezu heiliges Ritual darstellte. Meine Angst davor, vom Direktor oder Inspektor «inspiziert» zu werden, ließ mich Mittel und Wege ersinnen, den Tag des Jüngsten Gerichts hinauszuschieben, indem ich eine Fortsetzungsgeschichte erfand, die ich jederzeit, wenn ich die Schritte der Autorität durch den Korridor herannahen hörte, fortsetzen konnte, sodass ein

Besuch des Direktors in einer Klasse, die voll gespannter Aufmerksamkeit dasaß (der Inhalt der Geschichte garantierte eine gespannte Zuhörerschaft), vielleicht meine Fähigkeiten als Lehrerin «beweisen» würde, mit dem Ergebnis, dass ich meine «C»-Eignungsprüfung am Ende des Jahres «bestand».

Eine Ablenkung vom Unterrichten boten die Psychologievorlesung und das Psychologielabor, wo wir eine Reihe interessanter Experimente und Tests durchführten, die von zwei dynamischen neuen Professoren beaufsichtigt wurden, nämlich von Peter Prince und John Forrest, die wir Mr. Prince und Mr. Forrest nannten, denen ich jedoch die Spitznamen *Seine Königliche Hoheit* und *Ash* verlieh (nach Ashley, dem jungen, hellhaarigen, von Leslie Howard gespielten Mann in *Vom Winde verweht*). Da diese beiden jungen Männer, die erst kürzlich ihr Studium abgeschlossen hatten in einer Welt, in der junge Männer Mangelware waren, in gewisser Weise der Allgemeinheit und den Studenten gehörten, wurden sie zum Gegenstand von Gerüchten, Spekulationen und Fantasien. Ich zog *Seine Königliche Hoheit* vor, weil er, anders als Ash, ein «Introvertierter» zu sein schien, und gemäß der magischen, fix vorgegebenen Einstufung der Menschen waren die Maler und Dichter «Introvertierte». Wenn ich *Seine Königliche Hoheit* mit seinem langbeinigen, elastischen Gang und seinen großen Schritten auf seinem Weg durch die Frederick Street zur Universität gehen sah, das Gesicht zum Himmel gewandt, die Pfeife im Mund, dann dachte ich mir immer: «Er ist in einer anderen Welt.» Auch errötete er leicht, und wie der von mir verehrte G. M. Cameron war er von liebenswerter Unbeholfenheit in Sprache und Gestik. Ash, nicht so groß, sah gut aus und hatte blondes Haar, das ihm in einer Locke in die Stirn fiel, und anders als *Seine Königliche Hoheit* mit seinen dunklen

Anzügen trug Ash ein rostfarbenes Sportjackett und tomatenrote Socken, auf die er sogar eines Tages im Labor mit den Worten hinwies: «Wie gefallen Ihnen meine Tomatensocken?», wobei er Tomate auf die *amerikanische* Art aussprach, nämlich *tomayto*.

Manche Frauen gerieten bei Ashs Anblick ins Schwärmen.

Es war Ash – Mr Forrest –, der regelmäßig Grammophonabende im Grammophonraum der Musikabteilung organisierte.

«All die Schallplatten, die fast niemand hört», sagte er in seiner direkten Art. (Mit der Zeit wurde er bekannt für seine «Direktheit» und für seine unkonventionelle Kleidung.)

Eines Tages, als ich beschloss, zum Grammophonabend zu gehen, und vor der Tür des Grammophonraumes stand und versuchte, den Mut aufzubringen, hineinzugehen, hörte ich Klavierspiel. Ich öffnete die Tür und lugte hinein, und da saß Mr Forrest und spielte Klavier. Er hörte sofort auf und wählte die Schallplatten für den Abend aus. Aber ich hatte gehört, wie er Klavier spielte, die Tastatur hinauf und hinunter, bravourös wie ein Konzertpianist; er ordnete die Noten in einer fortschreitenden Bewegung an, wie eine Truppe, die irgendwohin marschiert, und suchte nicht einfach einzelne Noten heraus, die dann eine «Melodie» ergaben, trennte sie nicht voneinander, sodass sie in der Gesamtheit des Musikstücks kein Mitspracherecht hatten. Abgesehen von meinen geliebten Schubertliedern und den «Melodien» aus Walt Disneys *Fantasia* und von den neuen Liedern, die wir an der Pädagogischen Hochschule gelernt hatten, einschließlich alter Weisen wie

Irgendwann wird dieses Kind
Ein Arbeiter, wie wir es sind,

Bekommt mein ganzes Hab und Gut,
All meine Bretter, Bohrer, Hobel,
Den Hammer, der so wichtig tut …

und

Kleiner Jesus, rühr dich nicht, schlafe sacht,
Einen Pelzrock legen wir auf dich zur Nacht,

verstand ich wenig von klassischer Musik, und ich hatte mir noch nie ein langes Musikstück angehört – eine Symphonie oder ein Konzert. An jenem Tag spielte Mr Forrest eine Schallplatte von Tschaikowskis *Symphonie Pathétique*, und ich saß inmitten der kleinen Schar von Studenten und hörte zu, wie die ungewohnten Klänge ihre schreckliche Last der Schwermut mit sich schleppten und schleppten, und immer weiter, und als die Musik bei der «Melodie» angelangt war, die mir als

Das ist das Märchen einer Sternennacht
Die fahle Glorie einer Sternennacht …

bekannt war, empfand ich die Wonne des Wiedererkennens. Ich hörte bis zum Ende zu, verliebt in die Musik und ihre aufwühlende Traurigkeit, und Tschaikowski wurde (nach Schubert) zu meinem Lieblingskomponisten.

«Ich nehme an, Sie alle kennen César Franck», sagte Mr Forrest.

Die Zuhörer blickten, als wäre ihnen César Franck bekannt.

«Nächstes Mal spielen wir César Franck», sagte Mr Forrest

und sprach den Namen mit einer solchen Sicherheit und Vertrautheit aus.

Das Musikzimmer wurde zu einem weiteren Ort, an dem ich mich zu Hause fühlte und wo ich lernte, mir Musik anzuhören, die länger als drei oder fünf Minuten dauerte. Warum hatte ich nicht schon früher gewusst, dass das Anhören einer Symphonie dasselbe war wie die Lektüre eines Buches, mit all ihren Harmoniefolgen, ihrer ganz speziellen Form und ihren stillen und lauten Momenten? Ich lernte, ganz unbekümmert zu sagen: «Adagio – hat dir das *Adagio* gefallen? Diese *Andante*-Stelle …» Ich begann, Klavier-Matineen in der Stadthalle zu besuchen, und obwohl ich anfangs an den falschen Stellen klatschte, weil ich dachte, die Musik sei zu Ende, war mir der Aufbau bald klar. Ich redete auch wie die Leute, die regelmäßig Konzertabende und Symphoniekonzerte besuchten: «Ach, da riecht man doch die Mottenkugeln in den Pelzmänteln! Sie gehen nur einmal im Jahr ins Konzert. Man stelle sich das vor, einmal im Jahr! Und dieses Gehuste, genau in der Mitte des langsamen Satzes, sie haben nicht einmal an den Stellen gehustet, an denen es nicht so viel ausmacht, wenn man ein Hüsteln oder Räuspern einschmuggelt!»

Und eines Tages sah ich John Forrest verblüfft in neuem Licht, als er im Musikzimmer auf einmal sagte: «Aber Schubert ist mein Lieblingskomponist.»

Schubert! *An die Musik. Du holde Kunst, in wie viel grauen Stunden …*

Trotz der Sorgen wegen des Unterrichtens und meiner Zukunft empfand ich das Jahr überwiegend als angenehm. In der Schule und an der Universität dachte ich kaum an zu Hause und an meine Familie, und wenn ich eines meiner wenigen Wochenenden daheim verbrachte, versuchte ich mich von dem Ort und den Menschen zu distanzieren. Die Mitglieder meiner Familie erschienen mir wie müde Gespenster, die für diesen Anlass wieder lebendig zu werden versuchten; sowohl Mutter als auch Dad wurden immer noch von *Mühen und Plagen* verfolgt, und die zusätzliche Müdigkeit lag nun in dem langen Weg den Hügel hinauf, den Dad mit seiner selbstgemachten ledernen Arbeitstasche, vollgestopft mit Eisenbahnkohle, zurücklegte und Mutter tagsüber, wenn niemand zu Hause war, mit den Lebensmitteln, die der Junge vom Supermarkt beim Schuppen abgestellt hatte. Wenn ich am Wochenende nach Hause kam, hatte Mutter immer ein Glas Kaffee gekauft, diese dunkle, süße Flüssigkeit, deren Geschmack einen rülpsen ließ und die man Greggs Zichorienkaffee nannte; die Außenseite der Flasche war immer klebrig vom übergelaufenen Sirup. Kaffeetrinken war ein Zeichen, dass man erwachsen war; deshalb trank ich Kaffee. Auch hatte mich einer der Dozenten an der Universität mit *Janet* angesprochen, während ich bisher immer *Jean* genannt worden war; also war ich jetzt offiziell *Janet*. Am Wochenende brachte Dad einen Stapel Sexton-Blake-Bücher aus der Bibliothek für mich zum Lesen mit, und ich las in Windeseile die Abenteuer von Sexton Blake und Tinker, damit ich mich mit ihm darüber unterhalten konnte. Das zuvorkommende Verhalten meiner Eltern machte mich traurig, glücklich und wütend und hinterließ ein Gefühl der Hilflosigkeit in mir – was konnte ich schon für sie tun? Ich sah das Muster ihres vergangenen Lebens langsam hervortreten, wie eine Schrift, mit unsichtbarer Tinte geschrieben und nun für mich sichtbar geworden, erwärmt von dem Feuer, das sich einfach durch mein Älterwerden entzündet hatte. Auch eine Erleuchtung, erzeugt durch dasselbe Feuer, wurde mir zuteil, deren Schatten als erkennbare Formen einer Sprache hervortraten, die für mich voller Bedeutung war: die Sprache der Liebe und des Verlusts und der Freude und der Qual, einen festen Platz innerhalb einer Familie zu haben, wo doch all meine erwachende Sehnsucht darauf gerichtet war, mich schnell loszureißen, ohne eine Ansammlung von Nervenenden zurückzulassen, zerrissene Fäden, die Gefahr liefen, sich zu erneuern.

Das Jahr war zur Hälfte vorüber. Meine persönliche Lyrik trat ihre lautlose, erschreckende Reise zu den Planeten und Sternen an. Am Anfang des Monats, in dem ich meinen einundzwanzigsten Geburtstag, das Erreichen meiner Volljährigkeit feiern würde, war plötzlich der Krieg vorbei, der mich durch all die Jahre meiner offiziellen Pubertät hindurch begleitet hatte, als Teil der Entwicklung meines Körpers und Geistes, fast wie ein Bestandteil meines Blutes, und seine Spuren überall hinterlassen hatte, selbst in meinen Haaren und meinen (abgekauten) Fingernägeln. Auch in diesem Jahr gab es den üblichen Schneefall im Frühling, der die neugeborenen Lämmer tötete, aber die ersten Krokusse leben ließ. Jeder freute sich darüber, dass der Krieg zu Ende war, und es genügte, sich zu freuen und nicht über die Tatsache nachzudenken, dass die Atombombe geboren und dass auch ihr ein eigenes Leben und eine eigene Verantwortlichkeit gegeben war. Meine Volljährigkeit wurde erleuchtet vom Feuer des Atompilzes, das alle zu Schatten werden ließ, die von seiner Helle erfasst wurden; eine spektakuläre Erhellung der Zeremonien des Todes – «Asche zu Asche, Staub zu Staub».

Am 28. August wurde ich «mündig», ohne ein Fest, aber mit einigen besonderen Geschenken meiner Familie – «Dinge», die bewiesen, dass ich doch ein Teil der Welt war: Ich bekam eine neue Armbanduhr und ein neues Paar karierter Hausschuhe mit Pompons und flauschigem Futter.

Als eine Art Abschöpfen der Oberfläche all der Gefühle, die ein Leben lang brauchen würden, um zu verkochen, schrieb und veröffentlichte ich in jenem Monat meine erste Kurzgeschichte, «Universitätseintritt», für die der *Listener* zwei Guineen bezahlte.

Und nun verging das Jahr schnell, und der entscheidende letzte Besuch des Schulinspektors stand bevor. An einem strahlenden Morgen voller Narzissen und blühender Johannisbeersträucher und voller Glanz auf den Blättern des Buschlandes am Rande des Queen's Drive, durch den ich jeden Morgen zu meiner Schule ging, einem Morgen mit einem Hauch warmen Goldes im grellen, zitronenfarbenen Sonnenlicht, kam ich in die Schule und erfuhr – wie es unvermeidlich war –, dass der *Tag der Inspektion* gekommen sei, und am späteren Vormittag kamen der Inspektor und der Direktor in meine Klasse. Ich begrüßte sie liebenswürdig in meiner geübten Lehrerinnenart und stand dabei an der Wand des Zimmers, in der Nähe der ausgestellten Zeichnungen, während der Inspektor sich an die Klasse wandte, bevor er sich setzte, um sich meinen Auftritt als Lehrerin anzusehen. Ich wartete. Dann sagte ich zum Inspektor: «Würden Sie mich bitte einen Augenblick entschuldigen?»

«Aber natürlich, Miss Frame.»

Ich ging aus dem Zimmer und aus der Schule und wusste, dass ich nie mehr zurückkehren würde.

8

1945: Zwei

Trunken von dem Gefühl der Freiheit, aller Sorgen ledig, genoss ich zunächst einfach den Glanz des Morgens. Dann bekam die Realität die Oberhand und lenkte mich in Richtung London Street, die Straße der Ärzte, und ich entschied mich für eine Praxis am Fuß des Hügels und ging hinein, um einen Dr. William Brown aufzusuchen – ein mir denkbar harmlos und anonym erscheinender Name. Ich erklärte Herrn Dr. Brown, ich sei sehr müde und hätte das Gefühl, eine Ruhepause von einigen Wochen zu benötigen. «Ich unterrichte das erste Jahr», sagte ich und brach in Tränen aus.

Dr. Brown gab mir entgegenkommenderweise ein Attest für den Direktor als Entschuldigung für meine vorübergehende Abwesenheit.

Nachdem ich das Attest in den Briefkasten an der Ecke geworfen hatte, begannen drei Wochen purer Freiheit. Ich besuchte Vorlesungen an der Universität und Konzertabende. Ich las und schrieb. «Ich habe drei Wochen Urlaub», erzählte ich meiner Vermieterin, die, völlig in Anspruch genommen von ihrer Familie, sofort darüber zu reden begann, wann Bob seinen Jahresurlaub nehmen würde. Kathleen und die Kinder wollten so gerne nach Queenstown fahren.

«Ich habe so viel Arbeit», sagte ich, «dass Sie mich bei den Mahlzeiten und so weiter wahrscheinlich nicht oft zu Gesicht bekommen werden, und falls ich nicht zum Abendessen kommen sollte, hinterlasse ich rechtzeitig eine Nachricht.»

«Sie sind so rücksichtsvoll», sagte Mrs.T. «Ich kann mich glücklich schätzen, eine so ruhige Studentin zu haben. Man merkt ja gar nicht, dass Sie im Haus sind, so ruhig sind Sie!»

(Ein reizendes Mädchen, überhaupt kein Problem.)

Am Ende der dritten Woche, als die Schule wieder drohend ins Blickfeld rückte, sah ich mich gezwungen zu erkennen, dass Selbstmord der einzige Ausweg war. Ich hatte die sichtbare Schicht meiner Persönlichkeit – «überhaupt kein Problem, eine ruhige Studentin, stets bereit zu einem Lächeln (falls die schlechten Zähne sich verbergen ließen), immer gut aufgelegt» – so sorgfältig und dicht gewoben, dass nicht einmal ich selbst das Geflecht meiner Täuschung zerreißen konnte. Ich fühlte mich vollkommen allein. Ich kannte niemanden, dem ich mich hätte anvertrauen, bei dem ich mir hätte Rat holen können; und ich wusste nicht, wohin ich mich wenden sollte. Was *um alles in der Welt* konnte ich tun, um meinen Lebensunterhalt zu verdienen und dennoch als ich selbst zu leben, so, wie ich war? Zeitweilig hatten Masken ihren Sinn, das wusste ich; jeder trug sie, sie waren bei den Menschen groß in Mode; aber nicht Masken, die so fest zementiert waren, dass der Träger nicht mehr atmen konnte und schließlich erstickte.

Am Samstagabend räumte ich mein Zimmer auf und ordnete meine Habseligkeiten; dann schluckte ich ein Päckchen Aspirin und legte mich ins Bett, um zu sterben, in der Gewissheit, dass ich sterben würde. Meine Verzweiflung war extrem.

Am nächsten Morgen, gegen Mittag, wachte ich mit einem Dröhnen in meinen Ohren und mit Nasenbluten auf. Mein erster Gedanke war nicht einmal ein Gedanke, es war ein Gefühl des Staunens und der Freude und Dankbarkeit, dass ich am Leben war. Ich torkelte aus meinem Bett und sah mich im Spiegel an; mein Gesicht war dunkelrot. Ich begann mich zu erbrechen, immer wieder. Schließlich hörte meine Nase auf zu bluten, aber das Dröhnen in meinen Ohren blieb. Ich legte mich wieder ins Bett, schlief weiter und wachte um etwa zehn Uhr abends auf. In meinem Kopf hämmerte es noch immer, mir klangen die Ohren. Ich lief ins Badezimmer, drehte den Wasserhahn auf und erbrach mich abermals. Mrs T., die das Wochenende bei Kathleen verbracht hatte und seit etwa zwei Stunden zu Hause war, öffnete ihre Schlafzimmertür.

«Ist alles in Ordnung?», fragte sie.

«O ja», rief ich. «Alles bestens. Ich habe einen anstrengenden Tag hinter mir.» (Kein Problem, überhaupt kein Problem.)

«Kathleen und Bob stecken mittendrin in allem», sagte Mrs T. ohne weitere Erklärung, doch offensichtlich erfreut. «Mittendrin in allem.» Wir sagten einander gute Nacht, und ich ging in mein Zimmer und schlief.

Am nächsten Morgen, dem gefürchteten Montag, erwachte ich fast ohne Kopfschmerzen.

«Mein Urlaub ist verlängert worden», sagte ich zu Mrs T. «Ich habe wissenschaftlich zu arbeiten.» Ich war nun so überglücklich, dass ich am Leben war, wo ich doch die Absicht gehabt hatte zu sterben, dass die Schule das geringste Problem schien. Ich erklärte dem Direktor, wahrscheinlich telefonisch und später schriftlich, man habe mir geraten, das Unterrichten aufzugeben. Ich sagte nicht, dass ich mir diesen Rat selbst erteilt hatte.

Ich fand Arbeit als Geschirrspülerin in der Mensa. Ich versuchte, meine Zukunft in hoffnungsvollem Licht zu sehen.

Ich hatte das Gefühl, ich würde nie wieder beschließen, mich umzubringen.

Zufällig war es Teil unseres Psychologiekurses, eine komprimierte Autobiographie zu schreiben. Als ich mit meiner fast fertig war, fragte ich mich, ob ich meinen Selbstmordversuch erwähnen sollte. Ich hatte mich wieder erholt; in gewisser Weise war ich nun ziemlich stolz, denn ich konnte gar nicht begreifen, wie ich den Mut dazu aufgebracht hatte. Am Ende meiner Autobiographie schrieb ich: «Vielleicht sollte ich einen kürzlich unternommenen Selbstmordversuch erwähnen …», und schilderte, was ich getan hatte, doch um den Versuch eindrucksvoller erscheinen zu lassen, verwendete ich den chemischen Ausdruck für Aspirin – *Acetylsalicylsäure*.

Nach dem Ende der Vorlesung in dieser Woche sagte John Forrest zu mir: «Ihre Autobiographie hat mir gefallen. Alle anderen waren so förmlich und ernst, aber Ihre war so natürlich. Sie haben eine Begabung für das Schreiben.»

Innerlich lächelte ich überheblich. Von wegen Begabung für das Schreiben. Das Schreiben würde mein Beruf werden!

«Oh, ich schreibe ja auch», sagte ich. «Eine Kurzgeschichte von mir war im *Listener* …»

Er war beeindruckt. Alle waren beeindruckt gewesen und hatten gesagt: «Es ist schwer, etwas im *Listener* zu veröffentlichen.»

John Forrest sah mich scharf an. «Es muss schwierig gewesen sein, all die Aspirintabletten zu schlucken.»

«Ach, ich habe sie mit Wasser genommen», sagte ich gelassen.

Als ich an jenem Abend gerade schlafen gehen wollte, öffnete Mrs T. auf ein Klopfen hin die Tür und rief mich: «Da sind drei Männer, die Sie sprechen wollen. Von der Universität.»

Ich ging zur Tür, und da standen Mr Forrest, Mr Prince und der Leiter des Instituts, der als erster das Wort ergriff.

«Mr Forrest hat mir gesagt, dass es Ihnen nicht sehr gut geht. Wir haben uns gedacht, Sie könnten vielleicht eine kleine Ruhepause gebrauchen ...»

«Es geht mir gut, danke.» (Kein Problem, überhaupt kein Problem.)

«Wir haben uns gedacht, Sie würden vielleicht gern mit uns hinunter ins Krankenhaus kommen – ins Krankenhaus von Dunedin –, um sich ein paar Tage auszuruhen.»

Plötzlich fühlte ich mich von allen Sorgen befreit, behütet und umsorgt. Ich konnte mir nichts Wünschenswerteres vorstellen, als behütet und warm zugedeckt im Bett zu liegen, weg vom Unterrichten und dem Zwang, Geld zu verdienen, ja selbst weg von Mrs T. und ihrem komfortablen Haus; und weg von meiner Familie und meiner Sorge um sie; und von meinem wachsenden Gefühl der Isolation in einer tüchtigen, strahlenden Welt voll tüchtiger, strahlender Menschen; weg vom Krieg und von meinem einundzwanzigsten Jahr und der damit verbundenen Verantwortung; allerdings nicht weg von meinen schlechten Zähnen.

«John wird Sie besuchen», sagte der Leiter des Instituts.

John! Der Gebrauch des Vornamens, unter den jungen Lehrbeauftragten und ihren Studenten durchaus üblich, doch für mich noch etwas Neues, freute und erschreckte mich. «Das ist nett von Ihnen, Mr Forrest», sagte ich förmlich.

Und so wurde ich ins Krankenhaus von Dunedin aufgenommen, auf die Colquhoun-Station, die, wie ich bald zu meinem Entsetzen herausfinden sollte, eine *psychiatrische Station* war.

Die Ärzte, Marples und Woodhouse, zwei junge Anstaltsärzte, waren interessiert und freundlich. Die Krankenschwester, Maitland Brown, ein Mitglied der Evangelisationsgemeinschaft, die sich zur Missionarin ausbilden ließ, erzählte mir von ihren Hoffnungen und Träumen. Ich kann mich nur noch an eine einzige andere Patientin im Bett neben meinem erinnern, eine sonderbare Frau, die eine Operation hinter sich hatte und das bestritt. Ich, aufgewachsen in einer Filmstarwelt der Spontanurteile über das Äußere der Menschen, fand sie abstoßend und hässlich mit ihrem roten Gesicht, der derben Haut, den kleinen Augen mit den rötlichen Wimpern und den schütteren rotbraunen Haaren. Man hegte allgemein eine Antipathie gegen sie. Heute mache ich mir Gedanken über die Behandlung psychiatrischer und anderer Patienten, die einen durch ihre Ausstrahlung, wie durch eine Chemikalie, geradezu auffordern, ihnen mit Abneigung zu begegnen und die deshalb um Sympathie und gerechte Behandlung kämpfen müssen (wodurch sie weitere Abneigung und Feindseligkeit auf sich ziehen). Als eines Tages zwei Ambulanzfahrer kamen, um die hässliche Patientin in «ein anderes Krankenhaus» zu bringen, erfuhr ich, dass dieses «andere Krankenhaus» *Seacliff* war. Seacliff, weiter nördlich an der Eisenbahnlinie gelegen, die Anstalt aus grauem Stein, gebaut wie eine Burg. Seacliff, wohin die Verrückten kamen. «Sie kommen natürlich nicht dorthin», sagte Maitland. «Mit Ihnen ist alles in Ordnung.»

Und nach den drei Wochen, die ich zur Beobachtung im Krankenhaus verbracht hatte, war dies tatsächlich die Diagnose. Mutter wurde ersucht, nach Dunedin zu kommen und mich mit nach Hause zu nehmen, und nach einer Ruhepause zu Hause würde ich wieder ganz die Alte sein, sagten sie.

So plötzlich mit der Aussicht konfrontiert, nach Hause zu fahren, spürte ich, wie alle Sorgen der Welt wiederkehrten, die ganze Trostlosigkeit zu Hause und die ewigen Mühen und Plagen meiner Eltern und die wöchentlichen Ratenzahlungen für die Bettdecken und die neue Daunendecke von Calder Mackays und die Zahlungen an die Starr-Bowkett-Baugenossenschaft, denn sonst würden wir wieder aus dem Haus geworfen werden; und die Streitereien zu Hause, und Mutters ewige Rolle als Friedensstifterin; und meine faulen Zähne; und meine Unfähigkeit, einen Ort im Ist-Land zu finden, das nur existierte, um jedes neue Morgen immer schneller zu verschlingen. Könnte ich doch nur die Welt der Dichtung mein Eigen nennen, offen, ungeniert, ohne sie heimlich in meinem Inneren verbergen zu müssen!

Als ich Mutter in meinem Zustand der Angst und Sorge über meine Zukunft am Eingang zur Station stehen sah, in ihrem armseligen «Sonntagsstaat», ihrem marineblauen Kostüm und dem marineblauen Strohhut mit dem künstlichen Blumensträußchen an der Krempe; mit einer Spur von Angst im Blick (denn schließlich war ich auf der «geschlossenen» Abteilung gewesen) und einem Gesicht, das offenkundig versuchte, den Ausdruck *Es ist alles in Ordnung* anzunehmen, wusste ich, dass mein Zuhause der letzte Ort war, wo ich hinwollte. Ich schrie Mutter an, sie solle weggehen. Sie ging und äußerte dabei flüsternd ihre Bestürzung: «Sie ist doch ein so glücklicher Mensch, sie war immer ein so glücklicher Mensch.»

Ich vermutete also, dass ich noch ein paar Tage im Krankenhaus bleiben und dann entlassen werden, mir Arbeit in

Dunedin suchen, mein Universitätsstudium fortsetzen und das Unterrichten für immer aufgeben würde. Es war mir nicht klar, dass die Alternative zur Rückkehr nach Hause die Einweisung nach Seacliff war. Niemand kam auf den Gedanken, mich zu fragen, warum ich meine Mutter angeschrien hatte, niemand fragte mich, was meine Zukunftspläne waren. Mit einem Schlage wurde ich zu einer dritten Person, ja sogar subjektlos, wie der offizielle Vermerk über den Besuch meiner Mutter (von dem ich viele Jahre später unterrichtet wurde) bewies: «Weigerte sich, das Krankenhaus zu verlassen.»

Ich wurde nach Seacliff gebracht (Dritte-Person-Menschen werden auch ins Passiv gestoßen), in einem Auto, in dem sich zwei Mädchen aus der Erziehungsanstalt und die Polizeibeamtin, Miss Churchill, befanden. Miss Churchill! Wie eigenartig sich die Ereignisse und Menschen und Orte und Namen zwischen Dichtung und Wahrheit hin und her bewegten!

9
1945: Drei

Das Schreiben einer Autobiographie, normalerweise als ein Zurückblicken gedacht, kann ebensogut ein *Über*blicken oder *Durch*blicken sein, wobei die fortschreitende Zeit einen Röntgenblick verleiht. Auch ist die vergangene Zeit keine verschwundene Zeit, es ist angesammelte Zeit – die Menge gleicht der Märchenfigur, der sich auf ihrem Weg immer mehr Gestalten anschlossen, von denen keine sich von der anderen und von der ganzen Menge trennen ließ; manche hafteten so fest, dass ihre Gegenwart körperliche Schmerzen bereitete. Man füge den Gestalten alle Ereignisse, Gedanken und Gefühle hinzu, und es entsteht eine Masse von Zeit, bald ein klebriges Chaos, bald ein Juwel, größer als die Planeten und Sterne.

Wenn ich durch 1945 hindurchblicke, sehe ich das Skelett des Jahres und, sowohl den Schatten des Todes als auch des Lebens darüber werfend, die Atombombe; ich sehe die unscheinbaren Krokusse, die im späten Frühlingsschnee überlebten, die Geburtstage und Todestage und zwei oder drei andere Ereignisse, die jene erträumten Planeten und Sterne in meine private Welt und in die vieler anderer in Neuseeland hineintrugen. Diese Ereignisse waren die Publikation von *Jenseits der Palisaden*, Gedichten von James K. Baxter, einem jungen Studenten an der Universität, des Bandes *Neuseeländische Versdichtung*, herausgegeben von Allen Curnow, und einer Sammlung von Kurzgeschichten mit dem Titel *Für uns selbst gespro-*

chen, herausgegeben von Frank Sargeson. Als Kind hatte ich die neuseeländische Literatur als Domäne meiner Mutter betrachtet, und wenn ich mich danach sehnte, dass mein vertrautes Umfeld – der Hügel, die Kiefernwäldchen, Eden Street 56, Oamaru, die Küste und das Meer – zu fantasievollem Leben erwachte, blieb mir nur, es mit Gestalten und Träumen aus der dichterischen Welt einer anderen Hemisphäre und mit meinen eigenen Vorstellungen zu bevölkern. Der Begriff der neuseeländischen Literatur existierte, doch ich zog es vor, sie nicht zur Kenntnis zu nehmen, ja, ich war mir ihrer kaum bewusst. Nur wenige Leute sprachen von ihr, so als wäre sie eine unanständige Krankheit. Lediglich in der Buchhandlung der Moderne auf dem Moray Place standen drei Regale mit schmalen neuseeländischen Bändchen, in kleinen Verlagen erschienen, und ich hatte sogar einige davon gekauft und ohne Erfolg versucht, solche Gedichte zu schreiben. James Baxters Gedichte, die weltweit Zuspruch fanden, schüchterten mich auch ein. Die Anthologien aber waren anders: Ihre Kraft und Vielfalt gaben mir Hoffnung für mein eigenes Schreiben und weckten in mir ein Bewusstsein für Neuseeland als einen Ort von Schriftstellern, die verstanden, wie ich empfunden hatte, als ich J. C. Squire importierte, um meine geliebten Flüsse auf der Südinsel zu beschreiben, und obwohl ich das Gedicht immer wieder las, musste ich mich mit dem Kongo, dem Nil, dem Colorado, dem Niger, dem Indus und dem Sambesi zufriedengeben: schöne Namen, aber aus einer anderen Welt.

Doch hier, in der Anthologie neuseeländischer Versdichtung (sie besaßen noch nicht den Mut, es *Lyrik* zu nennen), konnte ich in Allen Curnows Gedichten von Canterbury und der Ebene lesen, von «Staub und Ferne», davon, dass unser Land seinen Anteil an der Zeit besaß und es nicht nötig hatte, sich etwas aus einer shakespeareschen Brieftasche des Nordens zu borgen. Ich konnte auch über die Vergangenheit lesen, über Mängel und Gegenstände, die nur wir kannten, und über Materialien, tief bewegend in ihrem einzigartigen Einfluss auf unser Leben: Das Gedicht «Wildes Eisen» liest sich für mich wie ein Teil einer Geschichte Neuseelands und seiner Menschen.

Und Denis Glover, der die Namen unserer eigenen Flüsse und Orte verwendete und sogar über die Elstern schrieb und ihre Rufe an einem nebligen Herbstmorgen vollendet wiedergab. Jeder Lyriker, jede Lyrikerin sprach auf seine oder ihre eigene Weise, an seinem oder ihrem eigenen Ort, und es gab Charles Brasch, der sich dem Meer anvertraute, so, wie ich mich ohne Worte dem Clutha avertraut hatte: «Sprich für uns, großes Meer.»

Auch die Kurzgeschichten überwältigten mich durch ihre Vertrautheit. Es war fast ein Gefühl, als wäre man ein Waisenkind gewesen, das herausfindet, dass seine Eltern am Leben sind und im begehrenswertesten aller Häuser wohnen – in den Seiten von Prosa und Lyrik.

Die Zeit verleiht ungeahnte Rechte zu ihrer Bearbeitung und Neubearbeitung, bis sie zur vergangenen Zeit wird. Ich habe über meine Erinnerung an veröffentlichte Kurzgeschichten und Gedichte geschrieben. In der eigentlichen Erinnerung sitze ich da und rede mit zwei Mädchen aus der Erziehungsanstalt, auf dem Weg ins Seacliff-Krankenhaus, in das ich zwangseingewiesen worden bin.

10
1945: Vier

Die sechs Wochen, die ich im Seacliff-Krankenhaus verbrachte, in einer Welt, die ich nie gekannt, und unter Menschen, deren Existenz ich nie für möglich gehalten hatte, wurden für mich zu einem Intensivkurs über die Schrecken des Wahnsinns und den Aufenthaltsort derer, die als wahnsinnig beurteilt worden sind, und schnitten mich für immer von den früher vertretbaren Gegebenheiten und Sicherheiten des täglichen Lebens ab. Vom ersten Augenblick an wusste ich, dass ich weder in mein normales Leben zurückkehren noch vergessen konnte, was ich in Seacliff sah. Ich hatte das Gefühl, dass mein Leben völlig aus den Angeln gehoben wurde durch diese plötzliche Spaltung der Menschheit in «normale» Leute auf der Straße und in diese «verborgenen» Menschen, die nur wenige gesehen und mit denen nur wenige gesprochen hatten, über die jedoch viele voller Spott, Gelächter und Angst redeten. Hier sah ich Menschen mit starrem Blick, wie das Auge des Orkans, umgeben von unsichtbaren Wirbeln und unhörbarem Lärm, der sich seltsam von der Stille abhob. Ich lernte meine Mitpatienten kennen und lieben. Ich war beeindruckt und traurig über ihre – unsere – Fähigkeit, die ausgesprochenen und unausgesprochenen Regeln des Anstaltslebens zu erlernen, zu befolgen und oft sogar zu genießen, über den Stolz auf die tägliche Routine, den Patienten erkennen ließen, die schon seit vielen Jahren in der Anstalt waren. Es war eine persönliche, geographische, ja sogar sprachliche

Abgeschlossenheit, in der diese Gemeinschaft der Geisteskranken lebte, die keine rechtliche oder persönliche äußerliche Identität besaßen – keine eigene Kleidung, keine Handtaschen, Geldbörsen, keinen Besitz außer einem provisorischen Bett zum Schlafen mit einem verschließbaren Spind daneben und einem Zimmer, genannt der *Tagesraum*, wo man sitzen und vor sich hin starren konnte. Viele Patienten, die in anderen Abteilungen in Seacliff eingesperrt waren, hatten keinen Namen, nur einen Beinamen, keine Vergangenheit, keine Zukunft, nur ein Jetzt in Gefangenschaft, ein ewiges Ist-Land ohne dazugehörigen Horizont, ohne Halt für Fuß und Hand, ja selbst ohne seinen sich ständig verändernden Himmel.

In meinem Buch *Gesichter im Wasser* habe ich ausführlich das Milieu und die Ereignisse in den verschiedenen psychiatrischen Anstalten beschrieben, die ich während der folgenden acht Jahre kennenlernte. Ich habe auch wahrheitsgetreu über die Behandlung, die ich erfuhr, und meine Ansichten darüber geschrieben. Das Fiktive an dem Buch ist die Darstellung der Hauptfigur, die auf meinem Leben beruht, aber größtenteils mit erfundenen Gedanken und Gefühlen ausgestattet wird, um so ein Bild des Leidens zu schaffen, das ich um mich herum sah. Als eines Tages eine Mitpatientin, die zusah, wie Arbeiter im Freien Rinnen gruben, zu mir sagte: «Schau, sie graben unsere Gräber», wusste ich, dass sie es glaubte. Ihre Worte sind ein Beispiel für die Worte und das Verhalten meiner Figur Istina Mavet. Als hätte ich ein unbekanntes Land betreten, lernte ich in den nur sechs Wochen meines Aufenthalts viel von der Sprache und den Verhaltensweisen der Landesbewohner. Auch andere lernten schnell – die Mädchen aus der Erziehungsanstalt waren geschickt darin, ihren Tag durch eine das Beispiel nachahmende «Darbietung» zu beleben.

Bisher hatte ich der Gemeinschaft meiner Familie angehört. In *Zu den Inseln* verwende ich ständig die erste Person Plural – wir, nicht ich. Meine Zeit als Studentin war eine Ich-Zeit. Jetzt, als Seacliff-Patientin, war ich erneut Teil einer Gruppe, aber noch einsamer, nicht einmal ein gespaltenes «Ich». Ich wurde «sie», eine von «ihnen».

Als ich Seacliff im Dezember 1945 auf eine sechsmonatige Probezeit verließ, um in einen Willowglen-Sommer zurückzukehren, die strahlendste Zeit in Willowglen, hatte ich das Gefühl, eine bedeutsame innerliche Veränderung mit mir zu nehmen, bewirkt durch meine Erfahrungen in einer psychiatrischen Anstalt. Ich betrachtete meine Familie, und ich wusste, dass sie nicht wussten, was ich gesehen hatte, dass an verschiedenen Orten überall im Land Männer und Frauen und Kinder eingesperrt waren, verborgen gehalten mit nichts als einem Beinamen. Ich stellte fest, dass das Verhalten meiner Familie sich auf fast unmerkliche Weise verändert hatte, seit ich Patientin in Seacliff gewesen war, wo die Verrückten lebten. Weshalb gebrauche ich abermals die Metapher einer Spinne? Es schien, als hätte ich durch meinen Aufenthalt im Krankenhaus wie eine Spinne zahlreiche Fäden um mich gewoben, die auf unsichtbare Weise alle erreichten, die «Bescheid wussten» und sie in eine Paralyse starrer Posen und Ausdrucksweisen und Gefühle zwangen, was mich unglücklich und einsam machte, mich aber auch die Macht erkennen ließ, die ich aus dem Spinnen des Netzes bezog, und die Ohnmacht derjenigen, die darin gefangen waren.

Nachdem ich ein, zwei Wochen zu Hause gewesen war, wurde meine Familie in meiner Gegenwart weniger ängstlich – diese Veränderung zeigte sich in einem Nachlassen der Furcht in ihrem Blick; wer weiß, was ich anstellen würde; ich war doch verrückt, oder nicht? Mutter begann typischerweise alles zu dementieren. Ich sei ein glücklicher Mensch, sagte sie. Es müsse ein Irrtum gewesen sein. Ich merkte, dass alle zufrieden waren, wenn ich die Angelegenheit als Witz abtat, von erheiternden Vorfällen auf dem «Landsitz» sprach und die Anstalt mit einem Hotel verglich. Ich beschrieb die Umgebung. «Es ist wie ein ganzes Dorf», sagte ich. «Sie haben ihren eigenen Bauernhof, ihre eigenen Rinder und Schweine, und alle Essensreste wandern in den Schweinetrog. Sie haben auch ihren Gemüsegarten und ihre Blumen. Und das Grundstück ist voller Bäume, und dort, wo der Direktor wohnt, steht ein Magnolienbaum.»

Es war leichter, so darüber zu reden, als wäre ich ein Kind, das beschreibt, was es in den Ferien gesehen und was für Abenteuer es erlebt hat.

Ich erzählte ihnen nicht, dass ich durch den Zaun eines Gebäudes namens *Simla* gespäht hatte, weit oben auf dem Hügel, wo merkwürdige Männer in gestreiften Hemden und Hosen und manche ohne Hosen auf einer umzäunten Wiese, deren Gras ganz abgetreten war, im Kreis gingen; und dass ich auch eine eingezäunte Wiese mit Frauen gesehen hatte, die dunkelblau gestreifte Kleidung trugen; und dass es einen Karren gab, wie eine Rikscha, der jeden Tag an der Abteilung vorbeifuhr, dass er mit Kohlen beladen war und dass zwei vor den Karren gespannte Männer die Kohlen zogen, angetrieben von einem der Wärter; dass ich, neugierig wie immer, in ein Zimmer gelugt hatte, in dem es nach Urin stank und das voller Kinder war, die in Kinderbettchen lagen, merkwürdige Kinder, manche von ihnen Babys, die seltsame Geräusche von sich gaben; ihre Gesichter waren nass von Tränen und Rotz; und ich erzählte auch nicht, dass es für die Tuberkulosepatienten eine eigene Abteilung gab und dass ihr Geschirr in einem Kerosinbehälter auf dem Ofen im Speisezimmer ausgekocht wurde und dass die Krankenschwestern im kleinen Wäschezimmer geraume Zeit damit zubrachten, aus Pappe Kartons für den täglichen Bedarf zu falten, die aussahen wie kleine Kartons für Erdbeeren und den TB-Patienten als Spucknäpfe dienten.

Nach Weihnachten wurde der Vorschlag gemacht, ein Urlaub würde mir vielleicht «guttun», und so fuhren June und ich für zwei Wochen nach Picton, in Mutters Heimatstadt, wo wir, von Sandfliegen geplagt, den Sommer verbrachten, mit dem Vergnügungsschiff in den Marlborough Sounds herumfuhren, Verwandte besuchten und neue Einzelheiten über die Familiengeschichte hörten, während ich, stark unter dem Einfluss des vergangenen Jahres, in dem ich viel Musik gehört hatte, im Kopf meine «Picton-Symphonie in Grün und Blau» komponierte, wie ich sie nannte. Meine Erinnerungen an diesen Urlaub sind vereinzelt und verstreut – wie Samen, so stelle ich mir vor, von denen eine Handvoll von Zugvögeln gefressen wird, die vor Wintererinnerungen wegfliegen, oder von heimischen Vogelarten, die lange Zeit von der Erinnerung zehren; manche überleben nicht, wieder andere wachsen zu Pflanzen heran, die man weder erkennen noch benennen kann. Ich weiß, dass ich die Erinnerung an jene steilen, bedrückenden grünen Hügel mit nach Hause nahm, deren mit Busch bedeckte Hänge sich unentrinnbar nah wie Nachbarn erhoben.

Aufgefordert, den Urlaub zu schildern, erzählten June und ich der Familie, was sie hören wollte, und versuchten so, alle zufriedenzustellen. Das hatten wir nämlich von Kind an gründlich gelernt, mit unserer Mutter als Lehrerin. Und wieder begann ich mit meinen Vorbereitungen für ein weiteres Jahr in Dunedin.

Ich hatte die Absicht, mir eine Stelle mit «Kost und Logis» als Haushaltshilfe zu suchen und Philosophie II, Logik und Ethik, zu «nehmen», aber keine Prüfungen abzulegen. Man hatte mir versichert, dass ich, obwohl ich mich den Schlussprüfungen nicht unterzogen hatte, aufgrund meiner im Laufe des letzten Jahres erbrachten Leistungen das Studienjahr angerechnet bekommen würde. Vielleicht hatte ich es versäumt, die richtigen Formulare auszufüllen: Jedenfalls musste ich herausfinden, dass ich mit *Ungenügend* beurteilt worden war. Ungenügend!

In der Zwischenzeit gab es zu Hause das Problem, meine Ersparnisse von zwanzig Pfund vom Pflegschaftsamt zurückzubekommen, das sich um meine Belange kümmerte, da ich offiziell geisteskrank war. Wieder einmal beschlossen meine Schwestern und mein Bruder und ich, «uns zusammenzutun», um unsere Rechte zu behaupten, und Isabel verfasste einen ernsten Brief an den Pflegschaftsbeamten, der zurückschrieb, diese Konfiszierung meines «Eigentums» geschehe in meinem eigenen Interesse, da ich offiziell geisteskrank sei; ich könne erst wieder gesetzlichen Anspruch darauf erheben, wenn meine «Probezeit» von sechs Monaten um sei, und auch dann nur, wenn der Arzt meine geistige Gesundheit bestätige.

Vielleicht konnte ich dann Krankengeld beziehen, bis ich wieder zu arbeiten anfing?

Mein Besuch bei dem für Seacliff zuständigen Arzt im Krankenhaus von Oamaru sorgte für Bestürzung, denn der ärztliche Befund lautete: Diagnose – *Schizophrenie*.

Zu Hause verkündete ich halb stolz, halb angstvoll: «Ich habe *Schitzofrenie*.»

Im Kapitel über Anomale Psychologie in meinem Psychologielehrbuch fand ich keinen Hinweis auf *Schizophrenie*, lediglich auf eine Geisteskrankheit, die offenbar nur junge Leute wie mich befiel – *dementia praecox*, beschrieben als schrittweiser Verfall des Geistes, unheilbar. In den Anmerkungen am Ende des Kapitels fand ich die Erklärung, *dementia praecox* sei heute als *Schizophrenie* bekannt. *Schitzofrenie*. Ein schrittweiser Verfall des Geistes. Des Geistes und Verhaltens. Was würde mit mir passieren? Unheilbar. Schrittweiser Verfall. Ich litt an *Schitzofrenie*. Das Wort schien mein Schicksal zu buchstabieren, so als habe ich mich aus einem Kokon, dem natürlichen menschlichen Stadium, in ein anderes Geschöpf entpuppt, und selbst wenn es Seiten an mir gab, die den Menschen vertraut waren, würde mich mein schrittweiser Verfall immer weiter von ihnen wegführen, und zum Schluss würde mich nicht einmal mehr meine Familie erkennen.

In den letzten Tagen des strahlenden Willowglen-Sommers stellte sich dieses Gefühl des Verhängnisses immer nur kurz ein, wie vorüberziehende Wolken, die die Sonne verdunkeln. Ich wusste, dass ich schüchtern war, dass ich zur Angst neigte – und das erst recht nach meinen sechs Wochen in der Anstalt und all den Eindrücken dort –, dass ich von der Welt der Fantasie völlig in Anspruch genommen war, aber ich wusste auch, dass ich absolut präsent in der «wirklichen» Welt war und dass der einzige Schatten, der auf mir lag, im schriftlichen Eintrag auf dem ärztlichen Befund bestand.

Kurz vor Beginn des Studienjahres bewarb ich mich in einer Anzeige, in der ich mich als «wissenschaftlich arbeitende Studentin» bezeichnete, um eine Stelle als Haushaltshilfe in Dunedin und erhielt Antwort von einer Mrs B. aus der Playfair Street in Caversham, die eine Pension führte und ältere Frauen betreute. Ich sollte als Hausgehilfin, Serviererin und Pflegerin arbeiten, für drei Pfund die Woche «einschließlich Kost und Logis», die Nachmittage frei. Die Nachmittage frei. Zeit, meine Kurzgeschichten und Gedichte zu schreiben.

II

Die Pension und die Neue Welt

Wieder einmal fuhr ich mit dem Sonntagszug, der an jedem Bahnhof hielt, nach Süden, nach Dunedin, und blickte aus dem altmodischen Waggon, der für die wenigen Reisenden angehängt worden war, hinaus auf die sich spiralförmig bewegenden Verbindungsstücke der mit geteertem Segeltuch bedeckten Güterwagen. Wie gewöhnlich wurde entladen, beladen, es gab einen Ruck, wenn die Güterwagen abgekoppelt wurden, und lange Pausen, in denen der Waggon am Ende des Zuges allein inmitten der eingezäunten Wiesen mit Eukalyptusbäumen, Tussockgras, Südseemyrtensträuchern, *Matagouri*, Sümpfen, Schafen und verlassenen Häusern zu stehen schien, so als führte die Reise in ein Nirgendwo, das auch ein Gestern war, erfüllt von Frieden und Trauer. Ich blickte aus dem altmodischen Schiebefenster (im Gegensatz zu den neueren Kurbelfenstern der Expresszüge), und ich spürte eine Kraft, die nur die Kraft der Liebe gewesen sein konnte und die mich zu dem Land hinzog, wo niemand zu Hause zu sein schien. Ich empfand ein neues Gefühl der Verantwortung für alles und jeden, da ich stets die Erinnerung an die Menschen mit mir trug, die ich in Seacliff gesehen hatte, und dieses Wissen veränderte sogar die Landschaft und mein Gefühl ihr gegenüber.

Als der Zug am Bahnhof von Seacliff hielt, sah ich die wenigen *Freigänger*, die auf dem Bahnsteig standen, um den Zug vorbeifahren zu sehen. Ich *wusste es einfach*. Innerlich beschrieb ich mich ständig mit den Worten, die, wie ich wusste, Verwandte und Freunde jetzt gebrauchten: «Sie war in Seacliff. Sie mussten sie nach Seacliff bringen.» Und ich dachte an das Entsetzen in Mutters Stimme, als der Arzt vor Jahren vorgeschlagen hatte, dass Bruddie dort eingewiesen werden sollte, und Mutter geantwortet hatte: «Niemals. Niemals. Keines meiner Kinder wird je dorthin gehen.» Aber ich war doch eines ihrer Kinder, oder nicht? Oder nicht? Und sie hatte Papiere unterschrieben, um mich dorthin zu schicken. Mir war unbehaglich bei dem Versuch, die familiäre Liebe portionsweise aufzuteilen, um herauszufinden, wie viel davon mir galt.

Ich schaute die «normalen» Leute im Waggon an. Wussten sie, wo ich gewesen war? Und wenn sie es wussten, würden sie mich ansehen und sich dann schnell wieder abwenden, um die Angst und faszinierte Neugier zu verbergen, so als bekämen sie einen Geschmack von einer Erfahrung, die sie – Gott sei Dank, dachten sie – nie machen würden, die sie jedoch auch unbändig interessierte, ihnen Angst einflößte? Falls sie über mich Bescheid wussten, würden sie versuchen, ein Anzeichen zu finden, so wie ich, als auch ich die «Verrückten» am Seacliff-Bahnhof angestarrt hatte?

Nun ja, dachte ich, die Anzeichen waren oft versteckt, aber ich kannte sie jetzt, ich war eine erfahrene Beobachterin, ich hatte das unbekannte Land besucht.

Sie sagen auch, erinnerte ich mich mit Schrecken, dass ich *Schitzofrenie* habe. Eine Krankheit ohne Hoffnung auf Heilung.

Die Räder des Zuges jedoch, die mein ganzes Eisenbahnleben lang Kaitangata, Kaitangata, Kaitangata gesagt hatten, blieben unbeeinflusst von meiner seltsamen Krankheit – beharrlich sagte Eisen auf Eisen: *Kaitangata, Kaitangata, Kaitangata*.

Der Zug fuhr in den Bahnhof von Dunedin ein. Ich fühlte mich ganz allein, so als gehörte ich nirgendwohin. All die Tage in der Pädagogischen Hochschule, als ich ein so wunderbares Zugehörigkeitsgefühl empfunden hatte, wenn wir «Der Pfarrer ging runter» sangen, und so vertraut von Party sprachen und von Lehrproben und Inspektionen; die Englisch- und Französischvorlesungen, das Jahr, in dem ich Kinder unterrichtet hatte, die ich lieb gewann – all das war verschwunden, als wäre es nie gewesen, ein Eindruck, der noch durch die Tatsache vertieft wurde, dass ich seit meinem Verschwinden nach Seacliff kein Wort von der Hochschule, der Schule oder der Universität gehört hatte, außer einem Brief von meiner Freundin Sheila und einer kurzen Nachricht von John Forrest, in der er mich einlud, im kommenden Jahr «ab und zu ein wenig mit ihm zu plaudern». Ich klammerte mich an die Vorstellung, jemanden zum Reden zu haben, und genoss das zusätzliche Plus, dass dieser Jemand ein interessanter junger Mann war.

Ich nahm meinen neuen Status ernst. Wenn die Welt der Verrückten die Welt war, der ich nun offiziell angehörte (lebenslange Krankheit, unheilbar, aussichtslos), dann würde ich sie dazu nutzen, um zu überleben, würde mich darin auszeichnen. Ich spürte, dass sie mich nicht daran hinderte, eine Dichterin zu sein. Anders als bei meiner ersten, angstvollen Ankunft in der großen Stadt Dunedin empfand ich daher zwar ein Gefühl der Einsamkeit, aber auch ein neues Selbstvertrauen, als ich ein Taxi in die Playfair Street in Caversham nahm, im Herzen des Geländes der Anstalt für verwahrloste Kinder.

Süd-Dunedin – Kensington, Caversham, St. Kilda – war ein ärmlicher Stadtteil, wo man das Leben in ewiger «Mühe und Plage» mit der flachen Landschaft verbrachte, die dieses

Leben widerspiegelte, so als würde jedes Bemühen, jede Hoffnung hier von den ständig wiederkehrenden Überschwemmungen fortgespült, wogegen die Bewohnern der Vororte auf den Hügeln im Wohlstand lebten. Ich hatte in der Caversham-Schule und in Kensington in der Schule «unter der Eisenbahnbrücke» unterrichtet, und ich hatte die Armut gesehen, die Reihen baufälliger Häuser, die durch die Zeit und den Regen und die Überschwemmungen eine verwaschen hellbraune Farbe angenommen hatten; und die blassen Kinder mit ihren strähnigen Haaren, die irgendwie feucht aussahen, so als entstiegen sie jeden Tag von Neuem dem Meer.

Meine Erinnerung an die Pensionsgäste und an den Wirt und die Wirtin und ihr Kind ist flüchtig, wie eine hastig skizzierte Ansicht in Schwarzweiß, die nur die Umrisse einer jeden Person wiedergibt, mit Haaren, die ihnen wie Gras aus dem Schädel wachsen. Doch halten sie noch immer eine unsichtbare Schale in Händen, randvoll mit Gefühlen, und es sind diese ausgesprochenen und unausgesprochenen Gefühle, an die ich mich am deutlichsten erinnere. Es waren unglückliche, ängstliche Menschen, die verzweifelt vorzugeben versuchten, sie seien glücklich, und einander bei den Mahlzeiten gern von erfreulichen Ereignissen erzählten, um so das Glück denkbar erscheinen zu lassen. Die Männer waren für gewöhnlich in den Eisenbahnwerkstätten beschäftigt, die Frauen in den Fabriken – der Schokoladen- oder Marmeladenfabrik – oder in einer Zweigstelle der Wollspinnerei. Ein junger Mann verlor alle paar Wochen seine Arbeitsstelle, fand eine neue, verlor sie wieder, und abends, beim Essen, sprachen die anderen über seinen Erfolg oder Misserfolg, erklärten, entschuldigten, verurteilten. Sie kritisierten einander, machten sich übereinander lustig, fielen geschwind über die Unangepassten her. Der Mann der Wirtin ist mir nur noch als großer, blasser, gebückter Mann in Erinnerung, der Brennholz vom Schuppen ins Wohnzimmer trug, wo sich abends alle versammelten, die Frauen mit ihrem Strickzeug, die Männer mit Spielkarten oder mit der Sportzeitung; und manchmal spielte eine der Kostgängerinnen, die allgemein als «Versagerin» galt (im Gegensatz zu den anderen, die noch stichhaltige Ausreden und Gründe hatten), eine magere Frau Mitte dreißig ohne Ehemann oder Liebhaber (der Grund dafür, dass sie als Versagerin beurteilt wurde), auf den vergilbten Tasten des Klaviers, während der Junggeselle mittleren Alters, ein Verkäufer, beleibt, beliebt («Er ist immer der Gleiche, bei ihm weiß man, woran man ist»), den aktuellen Lieblingsschlager sang:

> Wenn die Sonne versinkt
> bis zum neuen Morgen …

Gleich bei meiner Ankunft erklärte ich, ich würde außerhalb meiner Arbeitszeit sehr beschäftigt sein und es deshalb manchmal vorziehen, in meinem Zimmer zu essen. Ich sei eine Studentin, die sich mit privater Forschungsarbeit beschäftige, sagte ich – ich, stets bereit zu einem Lächeln (in der Hoffnung, man würde meine furchtbar schlechten Zähne nicht sehen), mit meiner teilnahmsvollen Stimme, ohne sichtbare körperliche Gebrechen; und mit meiner in die Höhe stehenden Fülle rotblonder Kraushaare. Meine Aufgaben bestanden darin, das Frühstück vorzubereiten und zu servieren, das Haus zu säubern und die vier betagten Frauen zu betreuen, die, bettlägrig, jeweils in einem Eckbett im großen Vorderzimmer lagen. Ich wusch sie, half, sie umzudrehen oder den Gummiring unter ihre ausgezehrten Leiber zu schieben, von denen die Haut in Falten hing wie Hühnerhaut mit kleinen Erhebungen, wo vielleicht einmal Federn gewesen waren. Ich rieb sie mit Methylalkohol ein, wenn sie sich wund gelegen hatten, und bestäubte ihre Körper mit Puder. Ich fütterte sie, manchmal mithilfe einer Schnabeltasse aus weißem Porzellan. Ich half ihnen auf den hohen hölzernen Toilettenstuhl oder schob ihnen eine Bettpfanne unter die schlaffen Hinterbacken.

Zu meinem Erstaunen fand ich heraus, dass eine der Frauen die alte Mrs K. war, Tante Hans Schwester; Tante Han war die Frau von Onkel Bob, einem Bäcker aus Mosgiel, der sich zur Ruhe gesetzt hatte und nun in einem Tabakkiosk in der Größe einer Telefonzelle saß und Zigaretten, Tabak, Wett- und Sportzeitschriften sowie Lotterielose verkaufte. Die alte Mrs K., die auch die Mutter der Studentin war, deren Namen ich bei meiner Aufnahme in die Pädagogische Hochschule als den der «Nichte meiner Tante» «fallen gelassen» hatte, war eine große, grobknochige Frau mit gebieterischer Miene und spitzer Nase und Kinn. Die Familie kam von «Up Central», und sogar Mrs. K. hatte etwas von den Hügelformationen in Central Otago in ihren Körper aufgenommen. Wie bei ihrer Schwester, Tante Han, waren Mund und Lippen stets bereit, spontane Missbilligung auszudrücken. Dad sagte immer, Tante Hans Mund sehe aus wie das Hinterteil einer an Legenot leidenden Henne.

Hier bei Mrs B. freundete ich mich mit Tante Hans Schwester an. Ich entdeckte, dass ich mit den Alten und Kranken behutsam und unendlich geduldig umzugehen verstand. Es gefiel mir, sie zu bedienen, für ihr Wohlbefinden zu sorgen, ihre Wünsche zu erfüllen, ihnen das Essen zu bringen, das sie bestellten. Ich musste weder Ungeduld noch Gereiztheit oder Zorn unterdrücken: Ich schien ein «geborenes» Dienstmädchen zu sein. Diese Erkenntnis erschreckte mich: Ich verhielt mich, wie meine Mutter es während all der Jahre getan hatte, die ich sie kannte, und meine neue Rolle machte mir Vergnügen: Ich konnte mich selbst vollkommen auslöschen und nur vermittels der Gefühle anderer leben.

Mein Zimmer, eine ehemalige Wäschekammer, war klein, mit Regalen an einer Wand und einem schmalen Bett an der anderen. Die Aussicht aus dem einzigen kleinen Fenster war «echt Caversham» – trostlose graue Steinhäuser und ein unvollständiger Blick auf die hohen Schornsteine des Altersheimes *Parkside*, das meiner Vorstellung von einem englischen Armenhaus aus dem neunzehnten Jahrhundert entsprach. Wenn ich mit meiner vormittäglichen Arbeit fertig war, ging ich in mein Zimmer, setzte mich auf das Bett und schrieb meine Kurzgeschichten und Gedichte, denn so, wie es in meiner Kindheit eine Zeit für das Schreiben gegeben hatte und das Wissen, dass auch andere Kinder ihre Gedichte schrieben, war ich mir nun der Schriftsteller in meinem eigenen Land bewusst. Die Inspiration für meine Kurzgeschichten bezog ich teilweise aus meiner Lektüre von William Saroyan und aus meiner blinden Begeisterung: «Das kann ich auch.» Und abgesehen von dem Reiz, sich in einem Land zu befinden, dessen eigenständige Literatur gerade zum Leben erwachte, für *sich selbst sprach* – denn viele Schriftsteller kehrten aus dem Krieg zurück und brachten die Dringlichkeit ihrer Erfahrung mit –, spürte ich den inspirierenden Einfluss meines eigenen neuerworbenen Schatzes: mein sechswöchiger Aufenthalt in einer psychiatrischen Anstalt, was ich empfunden und gesehen hatte und was ich geworden war, mein offizieller Status als Schizophrene. Und während ich die Gäste in der Pension fütterte, fütterten sie mich aus der unsichtbaren Schale ihrer Gefühle.

Mein Leben außerhalb der Pension bestand aus Abendvorlesungen in Logik und Ethik und wöchentlichen «Unterhaltungen» mit John Forrest in einem kleinen Zimmer im obersten Stockwerk des Universitätsgebäudes, das Professorenhaus genannt. Ich verbrachte auch Zeit in der Stadtbücherei von Dunedin, wo ich Fallgeschichten über Patienten las, die an Schizophrenie litten, und meine Bestürzung und das Gefühl, zum Untergang verurteilt zu sein, wuchsen, während ich mir auszumalen versuchte, was mit mir passieren würde. Die Vorstellung, ich litte an Schizophrenie, erschien mir so unwirklich, und meine Verwirrung wurde nur noch größer, als ich herausfand, dass eines der Symptome darin bestand, dass «die Dinge unwirklich erschienen». Es gab keinen Ausweg.

Ich fand Trost in meinen «Unterhaltungen» mit John Forrest, da er meine Verbindung zu der Welt war, die ich gekannt hatte, und weil ich wollte, dass diese «Unterhaltungen» weitergingen, baute ich ein eindrucksvolles schizophrenes Repertoire auf: Ich lag auf der Couch, während der junge, attraktive John Forrest, strotzend vor neu angewandtem Freud, notierte, was ich sagte und tat, und unversehens setzte ich einen verschleierten Blick auf, als wäre ich in einem Traum, und fing an, eine Fantasie zu erzählen, als erlebte ich sie in Wirklichkeit. Ich beschrieb sie ausführlich, während John Forrest zuhörte, beeindruckt, ernst. Üblicherweise baute ich in diese Fantasie Details meiner Lektüre über Schizophrenie ein.

«Sie leiden an seelischer Einsamkeit», sagte John eines Tages. Trotz all seiner Unerfahrenheit, seines eifrigen Bestrebens, die Psychologie praktisch anzuwenden, und seiner offensichtlichen Bereitwilligkeit, alles zu glauben, was ich sagte, war die Tiefe seiner Wahrnehmung meiner «seelischen Einsamkeit» ein Kennzeichen seiner besonderen Fähigkeiten. Kurz darauf machte er die Bemerkung, die mein Verhalten und mein Denken über viele Jahre bestimmen sollte.

«Wenn ich an Sie denke», sagte er, «dann denke ich an van Gogh, an Hugo Wolf ...»

Ich, die ich in meiner Ignoranz kaum etwas über van Gogh oder Hugo Wolf wusste, wandte mich zu meiner Information wieder einmal an Bücher; ich fand heraus, dass Hugo Wolf «in geistiger Umnachtung starb» und dass van Gogh «sich aus Verzweiflung über seinen Zustand erschoss». Ich las, dass auch Schumanns «geistige Gesundheit immer mehr verfiel». Alle drei wurden als *schizophren* bezeichnet, wobei ihre künstlerische Begabung offensichtlich die Krönung ihrer Schizophrenie war. Große Künstler, Visionäre ...

Mein Platz an der schrecklichen Festtafel war also bestimmt. Ich hatte keine Illusionen, was meine «Größe» betraf, aber immerhin konnte ich meiner Arbeit und – falls nötig – meinem Leben den Stempel meiner Schizophrenie aufdrücken.

Als John Forrest erfuhr, dass ich Gedichte und Kurzgeschichten schrieb, war er begeistert. Er schlug vor, ich solle ihm alle nach der Abfassung zur Aufbewahrung geben, und so begann ich ihm meine Geschichten und Gedichte zu bringen. Die «Schizophrenie pur» behielt ich mir für die Gedichte vor, wo sie sich am heimischsten fühlte, und ich freute mich auf John Forrests Anerkennung meiner Bemühungen; und als ich genug Geld gespart hatte, um mir eine Schreibmaschine, eine gebrauchte Barlock 20, zu kaufen und meine Arbeit zu tippen, zunächst mit zwei oder drei Fingern, hatte ich das Gefühl, alles auf der Welt zu haben, was ich mir wünschte – einen Platz zum Schreiben, Zeit zu schreiben, genug Geld um zu leben, jemanden, mit dem ich reden oder den ich zumindest beeindrucken konnte, denn die meisten meiner Gedanken behielt ich für mich, und eine Krankheit, die interessant genug war, um mir als Verbündete bei meinen künstlerischen Bestrebungen zu dienen und – vorausgesetzt, ich behielt die richtigen Symptome bei – Gewähr dafür zu leisten, dass mir John Forrest als Zuhörer auch weiterhin erhalten blieb. Ich spielte ein Spiel, halb im Ernst, um die Aufmerksamkeit eines sympathischen jungen Mannes zu gewinnen, dessen Interessen die Psychologie und die Kunst waren; doch obgleich ich Halluzinationen und Visionen nur vortäuschte, war ich zusehends beunruhigt über die Ähnlichkeit zwischen manchen meiner echten Gefühle und denen, die Menschen mit Schizophrenie zugeschrieben wurden. Ich war sehr schüchtern, in mich gekehrt. Lieber schrieb ich, erforschte die Welt der Fantasie, als mich unter die anderen zu mischen. Ich war jedoch niemals abgeschnitten von der «realen» Welt, obgleich ich mir dieses Symptom in überzeugender Weise «zunutze machen» konnte, wenn der Anlass es erforderte.

Ich war mir noch keiner sexuellen Gefühle bewusst, obgleich ich sie zweifellos hatte, sie jedoch in meiner Unschuld nicht erkannte. Eines Tages dann, vertieft in eine Fallgeschichte über Schizophrenie, las ich von einer Frau, die sich vor dem Zahnarzt fürchtete (genau wie ich, obwohl mich auch Geldmangel abschreckte), und als man den Fall nach der freudianischen Methode untersuchte, entdeckte man, dass *Angst vor dem Zahnarzt* bei den an Schizophrenie Leidenden häufig auftrat; diese *Angst vor dem Zahnarzt* wurde als *Schuldgefühl wegen Masturbation* gedeutet, was angeblich einer der Gründe und ein fortgesetztes Symptom der Schizophrenie war!

Ich überlegte mir folgendes: Zweifellos hatte ich Angst vor dem Zahnarzt, da ich wusste, dass meine Zähne nicht mehr zu retten waren (man war damals in Neuseeland allgemein der Ansicht, dass man ohnehin am besten daran tat, die natürlichen Zähne zu ziehen, es war eine Art kolonialer Verschwendungssucht, so wie das unnötige Abholzen der Wälder). Was das Masturbieren betraf, so war es eine Welt, die mir unbekannt war und eine Handlung, die ich mir nicht hatte zuschulden kommen lassen. Dieser neue Umstand machte mich jedoch neugierig genug, sowohl die Bedeutung als auch die Handlung zu erforschen, denn zweifellos musste ich darüber Bescheid wissen, wenn es als eine der Ursachen meiner Krankheit angesehen wurde! Zufällig ergab es sich, dass auch meine Schwestern das Gefühl hatten, zu wenig über Sex zu wissen, und da wir niemanden hatten, der uns das theoretische Wissen darüber vermitteln konnte, ließ ich mir ein viel beworbenes Buch senden, das auch bald in seinem schlichten Umschlag eintraf: *Begegnung und Paarung*. Jeder *Gebildete*, der eine gesunde Einstellung zur Sexualität hatte, las *Begegnung und Paarung* und empfahl es weiter. Wir fanden darin Details, nach denen wir vergeblich in Mutters Buch *Der Arzt im Haus* unter der Kapitelüberschrift «Gottes freie Natur» gesucht hatten, ein Kapitel, das für Frauen kurz vor der Heirat bestimmt war. *Begegnung und Paarung* verwies unter anderem auch auf die Masturbation, beschrieb sie ausführlich und erklärte, dass sowohl bei Frauen als auch bei Männern nichts dagegen einzuwenden sei und man deshalb keine Schuldgefühle zu haben brauchte.

Und natürlich probierte ich es aus. Und plötzlich war die Kindheit weit, weit weg, denn ich *wusste Bescheid* und konnte nicht zum Stadium der Unwissenheit zurückkehren, und es blieb die Neugier: Wie war es, wenn man nie diese Erfahrung machte? Wenige Wochen später sagte ich zu John Forrest: «Es ist schrecklich, ich kann es Ihnen gar nicht sagen, seit Jahren habe ich deswegen Schuldgefühle. Es ist … es ist …»

Er wartete gespannt.

«Es ist das Masturbieren, was mich quält …»

«Für gewöhnlich ist das so», sagte er und begann zu erklären, so, wie unser Buch es erklärt hatte, dass es «völlig normal» sei und «jeder es tue».

Das Schema dieser «kleinen Unterhaltung» war so perfekt, dass ich mir (jetzt) einbilde, gesehen zu haben, wie ein flüchtiger Triumph über John Forrests Freud-intensives Gesicht huschte: Hier handelte es sich um den Paradefall einer Schizophrenen.

Ich befürchtete weiterhin, ich könnte wieder ohne jemanden dastehen, mit dem ich reden konnte, das heißt, in einem «normalen» Stadium kurz vor einem psychischen Zusammenbruch stehen, denn ich befand mich auf dem bei Heranwachsenden üblichen Weg von Angst und Unruhe und fragte mich, wie ich mit dem täglichen Leben «fertig werden» sollte; doch um meine Angst einzudämmen, sah ich mich merkwürdigerweise dazu gezwungen, einen eindeutiger beschilderten Weg zu beschreiten, auf dem meine Reise mehr Aufmerksamkeit und, wie ich herausfand, auch mehr praktische Hilfe auf sich zog. Ich glaube nicht, dass mir der Gedanke kam, die Menschen könnten auch willens sein, mir zu helfen, wenn ich weiterhin mein gewöhnliches, schüchternes, lächelndes Ich aufrechterhielt. Mein bisheriges Leben hatte mich gelehrt, Leistungen zu erbringen, Anerkennung zu finden, indem ich Prüfungsfragen beantwortete, schwierige Aufgaben löste und «Intelligenz» und «Andersartigkeit» aufblitzen ließ. Für gewöhnlich schämte ich mich meiner Kleidung. Ich war ratlos wegen meiner krausen Haare und der Aufmerksamkeit, die sie auf sich zogen, und wegen der Dringlichkeit, mit der die Leute mir rieten, es doch «glätten» zu lassen, so als stelle es eine Bedrohung dar. Ich drückte mich nicht gewandt aus, war weder geistreich noch besonders intelligent. Ich war ein gewöhnlicher graugefiederter Vogel, der sein Leben damit zubrachte, ein oder zwei rote Federn vor der Welt zur Schau zu stellen, und dabei die Federn der jeweiligen Lebensphase anpasste. In meiner Kindheit hatte ich mich mit Zahlenrätseln und mathematischen Lösungen hervorgetan, hatte lange Vers- und Prosastellen auswendig gelernt; und jetzt, um dem Anlass *gerecht* zu werden, trug ich das Maskenkostüm meiner Schizophrenie.

Im Lauf des Jahres 1946, nach dem Ende meiner «Bewährungsfrist», wurde ich für geistig gesund erklärt; es gab mir einen Stich der Enttäuschung, aber nur ganz leicht, denn ich hatte eine Sammlung von Kurzgeschichten und Gedichten geschrieben, die John Forrest Denis Glover von der Caxton Press gezeigt hatte, der daran interessiert war, erst einen Kurzgeschichtenband zu veröffentlichen und später vielleicht die Gedichte. Ich hatte das Gefühl, meine Schriftstellerkarriere begonnen zu haben.

Dann, gegen Jahresende, eröffnete mir John Forrest, er habe sich um eine Stelle als Psychologe in den USA beworben und hoffe, dort seinen Doktor zu erwerben. Er würde Neuseeland Anfang 1947 verlassen. Er schlug vor, falls ich jemanden zum Reden brauche, könne er mir seine Bekannte in

Christchurch, Mrs R., empfehlen, mit der er über mich gesprochen habe, wie er sagte, und er setzte hinzu, dass sie künstlerisch veranlagt und daher an meinem «Fall» interessiert sei.

«Ich werde mir einen Job in Christchurch suchen und vielleicht einen Kurs an der Canterbury University belegen», sagte ich, sehr ruhig, als ich sah, wie meine geschützte schizophrene Welt der «kleinen Unterhaltungen» auseinanderzufallen begann und dass ich allein in einer fremden Stadt zurückbleiben würde. Ich fragte mich, wie ich je hatte denken können, dass ich nach Dunedin gehörte oder wie ich jemals nach Christchurch gehören könnte. Die Caxton Press war in Christchurch, und das Buch, das sie irgendwann herausbringen wollten – vielleicht würde das Buch wie ein Verwandter sein, der in der Nähe wohnte, und ich würde nicht einsam sein?

Ich fragte mich, wohin ich gehen sollte. Ich wusste, ich konnte nicht länger als ein oder zwei Monate zu Hause sein, ohne von meiner Verzweiflung über den ständigen Kampf aller dort – um Geld oder Liebe oder Macht oder ein Meer von Frieden – überwältigt zu werden. Es gab immer ein Hotel oder eine Pension, wo ich Arbeit, Kost und Logis finden konnte, doch warum musste 1946 zu Ende gehen?

Ich stand auf der Klippe und versuchte, die Flügel von 1946 zu fassen zu bekommen, die auf die salzverkrustete Erde und auf das Gras schlugen, um sich auf ihren Flug vorwärts ins Gestern vorzubereiten. In der Realität verabschiedete ich mich von allen in der Playfair Street, Caversham – von den vier alten Damen und den Pensionsgästen mit ihren heimlichen Misserfolgen und Schamgefühlen und kleinen, miteinander geteilten Glücksmomenten, und von meinem Wirt und meiner Wirtin und ihrem kleinen vierjährigen Kind, das noch immer nicht sprach, obwohl jeder so tat, als merke er es nicht; und ich ging fort mit meinem funkelnagelneuen Empfehlungsschreiben, für den Fall, dass ich mir in Christchurch Arbeit suchen wollte: «Stets höflich zu den Gästen, fleißig, eine Freude …», und einem winzigen schwarzen Kätzchen, das angeblich ein Männchen, doch in Wahrheit ein Weibchen war und das ich liebevoll Sigmund nannte, was ich später zu Sigmunde, genannt Siggy, abänderte; und wieder einmal fuhr ich mit dem Expresszug nach Norden, eine Eisenbahnperson, für immer an den Sauerampfer und die wilden Wicken und den «Rost auf den Eisenbahnschienen» gebunden, und bei der Einfahrt in Oamaru, vor den Parkanlagen, erhaschte ich, nach links blickend, einen Blick von Willowglen, das gerade seinen Sommerglanz anlegte.

12

Sommer in Willowglen

Ich hatte noch nie einen ganzen Winter in Willowglen verbracht: Nur June und Bruddie und Mutter und Dad hatten das Unheil erdulden müssen, dass der Bach über die Ufer trat und die von den Kühen völlig zerstampfte Zufahrt (denn wie konnten wir einen Kuhstall und eineinhalb Hektar Land besitzen, ohne dass Kühe es mit uns teilten?) den Weg zum Tor unpassierbar machte; ich hatte nur Wochenenden dort verbracht, zusammengekauert unter Decken, einen heißen Stein als Wärmflasche umklammernd, im eiskalten vorderen Schlafzimmer, oder in Famerkleidung, Gummistiefeln und Dads Fischer-Regenmantel auf den Hügeln herumstreifend, um mich warm zu halten.

Dad und Bruddie hatten hart gearbeitet, um das Haus instand zu setzen. Der Küchenboden bestand nicht mehr aus Erde. Das Dach war wasserdicht. Rohre (die im Winter einfroren) waren gelegt worden, die uns an die städtische Wasserversorgung anschlossen, und in der Spülküche war ein Boiler installiert. Wir hatten nun ein Telefon im Flur, einen Nebenanschluss mit einem langen, hornförmigen Hörer, und wenn das Telefon läutete, war es üblicherweise Mutter, die abnahm. Dad, sichtlich angstvoll, weigerte sich, während Mutter, ebenso furchtsam, sich auf den Schock gefasst machte, den die Nachricht verursachen würde, denn genau wie ein Telegramm wurde ein Telefon nur in dringenden Fällen benutzt und konnte Leben oder Tod bedeuten. Das Telefonbuch stand immer auf dem «Farnständer» – ein alter Familienbesitz wie andere Möbelstücke, die klein genug waren, um im Haus Platz zu finden, mit Namen, die von einer anderen Zeit sprachen: der «Farnständer» – auf dem nie ein Farn gestanden war; Großvaters Schachtisch mit seinen dunkel eingebrannten Abbildungen eines längst toten Königspaares; die *Chiffoniere* …

Es war ein paradiesischer Sommer. Ich hatte meinen Platz zum Sitzen auf dem umgefallenen Birkenstamm am Bach, wo ich den Purpurhühnern, den Enten und Aalen zusah und durch die schützenden Trauerweiden hin zur eingezäunten Wiese blickte, wo jede Woche die Schafe und Rinder des Viehhändlers weideten, bevor sie die Straße hinauf nach Waiareka zur Versteigerung getrieben und dann mit dem Lastwagen zur Pukeuri-Gefrierfabrik gebracht wurden, die mir als *Abattoir* bekannt war, obwohl ich dieses Wort viele Jahre lang nur bis an die Schwelle meines Bewusstseins vordringen ließ, wo Wörter verweilen und kommen und gehen, ohne dass man ihre Bedeutung genau erforscht und ohne sie zum Eintritt in jenen blitzartig erleuchteten Raum der Erkenntnis aufzufordern. Manchmal, nutzloserweise, gelang es mir, ein Schaf aus dem Sumpf zu retten, und für diesen Dienst bezahlte mir der Viehhändler, ein großer Mann mit einem kantigen Gesicht, einer Hornbrille und einem Äußeren, das ich eher einem Cellisten oder Pianisten zugeordnet hätte, fünf Pfund.

Aus der Deckung der Weidenbäume konnte ich, selbst unsichtbar, die Straße sehen und den Briefträger, der zu unserem Briefkasten radelte, dem letzten in der Straße vor den Bauernhöfen und ihren Wiesen und der Old Mill Road. Ich war gespannt, ob der Briefträger mir einen Brief bringen würde. Von woher? Von wem? Dad hatte einen Briefkasten in Form eines

Hauses gemacht, mit einem Schornstein und aufgemalten Türen und Fenstern, roten Wänden und einem grünen Dach mit Dachtraufe, und wenn der Briefträger vorbeigeradelt war, durchstöberte ich das Briefkastenhaus. Zu Weihnachten sandte mir John Forrest eine Karte. Ich hütete sie wie einen Schatz, versuchte das Ausmaß an Zuneigung herauszufinden, das sich in den Worten «Mit herzlichen Grüßen» ausdrückte. War es weniger oder mehr als «Mit freundlichen Grüßen»? Mit meinem destruktiven Sinn für Realität sah ich ein, dass «Mit herzlichen Grüßen» zu keinen großen Hoffnungen Anlass gab, nicht einmal, wenn man es Buchstabe für Buchstabe untersuchte oder leise in romantischem Tonfall wiederholte. Ich war nicht verliebt in John Forrest, doch ich bedurfte seines Interesses und seiner Beachtung, und es erfüllte mich mit Befriedigung, die Neugier in Mutters Blick zu sehen, wenn sie fragte: «Hast du etwas von Mr Forrest gehört?», und mit meiner Antwort die Hoffnungen, die sie sich vielleicht machte, zu dämpfen: «Es ist nicht, wie du denkst, Mutter. Es ist nur eine vorübergehende Übertragung. Das ist ein bekanntes Phänomen. Du verstehst das nicht.»

Es war auch ein Sommer der Vorahnungen und Veränderungen. Beim Schwimmen im Schwimmbad war Isabel kollabiert und hatte sich gerade noch aus dem Wasser ziehen können. Der Arzt, den man holen ließ, sagte: «Ihr Herz.» Da es zu entsetzlich war, sich eine Wiederholung vorzustellen, schoben wir den Vorfall beiseite; ich bin nicht einmal sicher, ob wir es unseren Eltern sagten. Isabel hatte ein schaffensfrohes erstes Unterrichtsjahr hinter sich, und sie und ihr treu ergebener Freund dachten an Verlobung und Heirat.

Isabel und June und ich, einander sommernah nach unserer unvermeidlichen Trennung durch das Erwachsenwerden, entdeckten in uns ein neues Gefühl für unsere Eltern und die Opfer, die sie uns gebracht hatten, und beschlossen, dass es jetzt an der Zeit sei, unser erspartes Geld zusammenzulegen und Mutter den Urlaub zu schenken, von dem sie immer geträumt hatte, einen Besuch in ihrer Heimatstadt Picton. Dad zeigte kein Interesse mitzukommen, denn er verbrachte seinen jährlichen Urlaub bei Tante Polly, für gewöhnlich während der Footballsaison, um sich die Auswahlspiele anzusehen. Jetzt sollte Mutter *ihren* Urlaub haben.

«O nein», sagte sie. «Gebt das Geld doch für euch aus.»

Wir überredeten sie, zu fahren und Isabel mitzunehmen, und alle – Dad, Bruddie, June, Isabel und ich – steuerten Geld dazu bei, und Anfang Februar, ihre Freifahrkarte erster Klasse in ihrer neuen Handtasche, in ihrem besten – ihrem einzigen – Kostüm und mit einem neuen Strohhut, brach Mutter mit Isabel zu ihrem ersehnten Urlaub auf.

Wir begleiteten sie zum Expresszug. Mit unserer neugewonnenen Feinfühligkeit gegenüber dem, was wir voll Trauer, Bedauern und Schuld «das Leben, das Mutter gehabt haben muss» nannten, versuchten wir ihre sichtliche Besorgnis bei dem Gedanken, von zu Hause wegzugehen, zu beschwichtigen. Wir trugen ihnen auf, dass entweder Mutter oder Isabel uns in den ersten paar Tagen nach ihrer Ankunft anrufen sollte.

«Nur damit wir beruhigt sind.»

«Und du freust dich doch, dass du fährst, nicht wahr, Mutter?»

Wir wussten, dass sie sich freute. Wir konnten in ihrem Gesicht die Freude von einst aufflackern sehen – ach, Waikawa Road, ach, Old Caps und das Maoridorf, ach, der Marlborough Sound und Port Underwood, Diffenbach und der Kiesweg, wisst ihr noch, der Kiesweg, Kinder, die Stürme und die Schiffbrüche. Ach, die Pioneers …

Wir winkten, bis der Zug völlig außer Sichtweite war, das heißt, bis er hinter den Lokomotivschuppen in der schieren flachen Ferne verschwunden war, wo die beiden Bahnlinien zusammenliefen, so, wie wir es im Unterricht über Perspektive gezeichnet hatten, und bald waren der Zug und die Menschen darin ein dünner Strich, ein I mit einem Rauchfähnchen, einem S, darüber, weit hinter der Knabenoberschule und Pukeuri auf dem Weg durch die Canterbury Plains nach Christchurch und Picton.

13

Noch ein Tod durch das Wasser

Mutters Abwesenheit war wie ein Tod. Dad saß missmutig an seinem Ende des Tisches beim Kohleherd und las die letzte Ausgabe des *Humour*, und es war niemand da, der seinen Tee zuckerte und umrührte und seine Aufregung teilte, wenn die Bläschen, Vorboten von zu erwartenden *Paketen*, an die Oberfläche stiegen – «Schau, zwei Pakete!» –, und niemand, der ihm den Rücken kratzte und sein Bett teilte und bei dem er sich beklagen konnte – «Deine Füße sind wie Fettklumpen.»

June und ich sollten das Essen kochen und Bruddie mit den Kühen helfen, aber schon am zweiten Tag, als der Haushalt reibungslos funktionierte und wir uns Dads Wunsch gebeugt hatten, «nichts Ausgefallenes zu kochen», war Mutters Abwesenheit wie schwarzer Frost im sonnenlosen Haus. Auch Isabel fehlte uns, wieder anders; uns fehlten ihre endlosen Vorbereitungen für dies und das – dass sie sich um ihre Kleidung kümmerte, Rocksäume ausließ oder kürzte, versuchte, ihre Schuhe zu flicken, über alles und jeden ihre unverblümte Meinung äußerte; und sich vorstellte, wie ihre «Zukunft» sein würde. Sie hatte das Gefühl, ein Jahr als Lehrerin sei genug. Sie würde heiraten, doch abgesehen davon würde sie vielleicht als Journalistin bei einer großen Zeitung arbeiten oder – irgendetwas, ganz bestimmt *irgendetwas*. Wenn ihr in Dunedin alles zu viel geworden war, war sie immer eislaufen gegangen; hier in Oamaru ging sie schwimmen.

Am zweiten Nachmittag des Picton-Urlaubs läutete das

Telefon, und June hob den Hörer ab und hörte durch das Rauschen und Knacken hindurch, dass «Picton am Apparat» sei. Dad war in der Arbeit, und Bruddie war nicht da. Tante Grace rief aus Picton an. Dann gab es eine unsichtbare Erschütterung in der Küche, so als wäre das Rauschen und Knacken aus dem Telefon ausgetreten: Isabel hatte beim Schwimmen in Picton Harbour einen Kreislaufkollaps erlitten und war ertrunken. Es würde eine Leichenbeschau geben, und danach würde Mutter Isabel mit dem Zug nach Hause bringen.

Es hatte keinen Zweck, auch nur im Entferntesten anzunehmen, dass es sich um einen Irrtum handelte: Isabel war ertrunken. Seit Myrtles Tod waren fast zehn Jahre vergangen, und dieser neue Schlag brannte unser Denken und Fühlen weg wie ein doppelter Blitzschlag – was gab es da zu denken, zu fühlen?

Wieder läutete das Telefon. Es war Dad: Er hatte die Nachricht erfahren und war auf dem Weg nach Hause. Auch Bruddie war auf dem Heimweg. Die Neuigkeit war überall: Familientragödie wiederholt sich nach zehn Jahren. Mädchen aus Oamaru ertrunken.

Manche nannten sie «Mädchen», manche nannten sie «Frau». Isabel May Frame, in ihrem einundzwanzigsten Jahr.

June und ich waren noch allein im Haus und trösteten einander, als jemand an die Verandatür klopfte. Es war J.B.! Die Direktorin der Waitaki-Schule, Miss Wilson, von Isabel, June und mir «die stolze Titanic» genannt, «das mächtige moderne Schiff, fünfzehntausend Tonnen Stahl ...». Ich glaube, die Verblüffung darüber, einen Besuch von der Direktorin von Waitaki zu erhalten, nachdem während all der Schuljahre Freizeit und Schule so klar getrennt gewesen waren, überlagerte fast unseren Schock. Miss Wilson saß tatsächlich auf *unserem Sofa*, dem Sofa mit all seinen kaputten Sprungfedern und dem hervorquellenden Polstermaterial und dem dunklen Fleck neben der Armlehne, der immer noch die Stelle kennzeichnete, wo Bruddies Kater vor Jahren hingepinkelt hatte und wir den Fleck und den Geruch mit unserer Weihnachtsflasche Nelkenduft zu entfernen versucht hatten.

Und plötzlich legte Miss Wilson die Arme um uns, und wir alle weinten, und wir dachten: Wenn Isabel uns nur sehen könnte, mit J. B.!

Mein momentanes Gefühl bei Isabels Tod, so wie beim Tod Myrtles, dass vielleicht ein Problem gelöst war, aber um einen zu hohen Preis, wurde eingeholt von der traumähnlichen Realität des ersten Todes durch das Wasser, und die Tatsache, dass ich beschloss, beide in einem Zitat von T. S. Eliot gleichzusetzen, erinnerte mich daran, dass ich noch immer in einer Welt der Literatur lebte. Ich hatte das Wüste Land durchlebt; ich war Phlebas dem Phönizier begegnet, der

> … zwei Wochen tot,
> Vergaß der Möwen Schrei.

Ich hatte den Rhythmus und das Gefühl von Virginia Woolfs *Wellen* gekannt und erfahren, die Tragödie von Tess und Jude und das Unglück, das die Familie Brontë Schlag auf Schlag getroffen hatte. Dieser neue Tod kam als ein Epilog zu den alten Geschichten und als ein Prolog zu den neuen, in unserem eigenen Land, wo das «große Meer» und die Flüsse für uns und wir «für uns selbst» sprechen würden, wo die *Zeit* sich nun schließlich doch niedergelassen hatte, auf den Canterbury Plains – nicht sehr weit weg von Picton –, als

… der Nordwestwind, schnüffelnd in den Pinien,
… das reißende Wasser und der Rost auf den Eisenbahn-
linien

– und selbst diese Eisenbahnlinien liefen in der Ferne zu einer schmalen Linie zusammen, die zum dunklen Strahl der Abwesenheit wurde.

Und wieder passten unser Kummer und unsere Tränen ins vertraute Muster, wobei die gewöhnlichen Gegenstände zu den quälendsten wurden: die unbeendete Näharbeit, die aufgetrennten Säume der Sommerkleider, Isabels neuer «Jiffy»-Mantel, ein kurzer Mantel mit weiten Ärmeln, der damals in Mode war, die weißen Sommerschuhe, die mitten im Schlafzimmer lagen, wo sie am Tag ihrer Abreise fallengelassen worden waren. Dazu kam noch die Tragödie von Mutters Urlaub und die romanhafte Perfektion der Ereignisse, ohne Rücksicht auf Gerechtigkeit oder Ungerechtigkeit. Mutters Bürde war unvorstellbar: der Unfall, die Leichenbeschau (ihre zweite) und die lange Zugfahrt nach Hause mit dem, was nun offiziell «der Leichnam» war.

Auf dem Bahnsteig des Bahnhofs von Oamaru warteten wir auf den Zug aus Picton. Alle wussten Bescheid und blickten Dad, Bruddie, June und mich voll Anteilnahme an. Am Ende des Bahnsteigs, am Wareneingang neben der Männertoilette, wartete der Bestattungsunternehmer mit dem Leichenwagen, der mit der Heckklappe zum Bahnsteig stand. Der Zeitungskiosk und die Imbissstuben hatten wegen des Expresszuges geöffnet, und die Serviererinnen standen in einer Reihe hinter der Theke, bereit für den Ansturm der Reisenden auf ihre heißen Pasteten, Sandwiches, Kuchen und Erfrischungsgetränke. Vielleicht wusste es doch nicht jeder – die

Flut von Wissen und Nichtwissen wogte hin und her, sobald neue Reisende, Fremde, ankamen und warteten; und jenseits des Bahnsteigs, hinter den Reihen alter roter Personen- und Güterwaggons, schlug das ruhige Sommermeer, graugrün wie Stein, sacht mit seinen Wellensäumen an die Felsen am Strand. Ich konnte das Wasser nicht sehen, aber ich wusste, dass es da war, und selbst vor meinem inneren Auge konnte ich die Schaumblasen berühren und das Wasser spüren, wie ein graugrüner Stein, der plötzlich durchsichtig und flüssig wird.

Wir hörten das Telefon im Büro des Fahrdienstleiters läuten, und ich dachte: Pukeuri ruft an, der Zug ist unterwegs. Ich wusste nicht, ob meine Vermutung richtig war, ich wusste nur, dass kurz vor der Ankunft jedes Zuges das Telefon im Büro des Fahrdienstleiters läutete: Das war Eisenbahn*kunde*.

Plötzlich rauchte und dampfte es, man hörte Bremsgeräusche, und alle traten zurück, damit es sie nicht «darunterzog» – eine weitere Reaktion auf das überlieferte Eisenbahnwissen. Und dann fuhr der Bestattungsunternehmer seinen Leichenwagen so nahe wie möglich an den Zug heran, und sie hoben aus dem Güterwaggon einen Sarg in mattem Silber, aber es war Blei.

«Damit sie nicht zu riechen anfängt», flüsterte jemand, aber ich weiß nicht mehr, wer es sagte, denn eine solche Bemerkung, damals sehr unbedacht, hätte nur Isabel selbst äußern dürfen!

Und da kam Mutter die Stufen des Waggons herunter; Umarmungen und Tränen und wenige Worte, Dads «es ist alles vorbereitet» und unser «Miss Wilson von der Waitaki-Schule hat uns besucht», mit einer Art Frohlocken ausgesprochen, so als habe der Tod uns dazu veranlasst, mit einer langen Buchführung zu beginnen: Verlust und Gewinn, der erste Bonus.

Mutter war fassungslos, ihre Augen waren voller Angst, und ihre graubraunen Haare unter dem breitkrempigen «Florentiner» waren weiß geworden.

Anders als im Haus in der Eden Street 56 in Oamaru mit seinem großen, dunklen, nach Äpfeln riechenden Vorderzimmer war in Willowglen kein Platz, um die Toten zu beherbergen; außerdem war es zu weit und zu steil, um den Sarg den Hügel hinauf- und wieder hinunterzutragen, und so blieb Isabel in der Kapelle der Bestattungsunternehmens und wurde von dort aus zu Grabe getragen, und nur Bruddie und Dad und Mutter nahmen am Begräbnis teil. Vielleicht waren auch ein paar meiner Erinnerungen aus jener Zeit dabei und wurden mit Isabel begraben.

Die Beileidschreiben und -telegramme trafen ein und wurden beantwortet. Die nach einzelnen Posten aufgegliederte Rechnung des Bestattungsunternehmens traf ein und wurde bezahlt. Auch eine Arztrechnung kam, an Isabel adressiert, «für Hilfeleistung im Schwimmbad», damals, als sie kollabiert war. Und unter den Beileidschreiben war auch eines von John Forrest, das folgendermaßen begann: «Tief betrübt erhielt ich die Nachricht von dem schmerzlichen Verlust, den Sie und Ihre Familie hinnehmen mussten», und mit den Worten endete: «Mit herzlichen Grüßen, John Forrest». Ich weiß noch den ganzen Brief auswendig, so erschütterte mich sein Wortlaut und so wenig konnte ich die herkömmlichen Beileidsbekundungen akzeptieren, wie auch die Tatsache, dass es John Forrest derart an Einfühlungsvermögen fehlte, dass er einen solchen Brief zu schreiben vermochte. Ich fühlte mich von der Welt der Sprache verraten, die ich mir selbst zu eigen gemacht hatte. Was zu mir durchdrang, war nicht eine Bekundung der Anteilnahme, sondern eine Sprache, die ich, äußerst kritisch und ohne Nachsicht für die Schwierigkeit, solche Briefe abzufassen, als schlimmstes Beispiel einer Prosa verdammte. Wo waren die persönlichen, freundlichen Worte des jungen Mannes, der sagte, ich litte an «innerer seelischer Einsamkeit»?

Was ich nicht wusste, war, dass John Forrest sich aus gutem Grund dieser Sprache bediente: Er versuchte, mehreren Studentinnen zu entkommen, die eine romantische Bindung zu ihm entwickelt hatten!

Der Tod ist ein dramatischer Vollzug der Abwesenheit; die Sprache kann beinahe ebenso wirksam sein. Ich hatte das Gefühl, dass sowohl Isabel als auch John Forrest verschwunden waren.

Jeder von uns trug seine Trauer für sich allein, denn Isabel hatte mit jedem andere Seiten ihres Heranwachsens geteilt. Viele Jahre lang hieß es «Dots und Chicks» – Isabel und June –, die unzertrennlichen Freundinnen, so wie einst «Myrtle und Bruddie», während ich, das mittlere Kind, mich von einer Gruppe zur anderen bewegte, meinem Alter und meinen Interessen entsprechend, und als Bruddie krank wurde und Myrtle starb, war ich allein, bis Isabel und ich unsere Gruppe formten, und als June größer wurde, schloss sie sich wieder Isabel an, und ich war von Neuem allein. Bruddie war, außer in seiner frühesten Jugend, immer allein. Doch Isabel war so voller Leben gewesen, dass ihre Gegenwart und ihre Ansichten nicht so einfach ignoriert werden konnten, und als wir uns mit ihren «Sachen» zu beschäftigen begannen, wussten wir, dass sie schrecklich wütend sein würde, wenn sie sehen könnte, wie ihre besten Schuhe und ihr «Jiffy»-Mantel und ihr eng anliegender «Shazaam»-Pullover von anderen getragen wurden. Sie hatte einmal gesagt: «Wenn ich sterbe und ihr meine Kleider nehmt und anzieht, dann komme ich herunter und erscheine euch als Geist.» Herunter? Glaubte sie denn an den Himmel?

Als meine älteste Schwester Myrtle in ihrem sechzehnten Lebensjahr starb, ließ sie keinen Teil ihrer selbst, ihrer Gegenwart, in der Eden Street 56 zurück, vielleicht weil das Haus nie uns gehört hatte und immer die Gefahr bestand, wir könnten «auf die Straße gesetzt» werden, wogegen Isabel, die Willowglen geliebt hatte, es im Grunde nicht verließ, und obwohl das Haus klein war, war drinnen wie draußen Platz für die Erinnerung an Isabel, unter den Obstbäumen und Kiefern, den Silberpappeln, der Zypresse und den fünf Eichen; am Bach und beim Hagedorn, dem Holunderstrauch und der Weißdornhecke; unter der riesigen Monterey-Zypresse, in der die Elstern hausten und die Kuckuckskäuze und der Steinkauz, der während des Krieges «deutsche Eule» genannt wurde, weil er angeblich kleinere Vögel angriff; und im stillen, goldenen, von der Sonne erleuchteten Gras, «unten im Wiesengrund».

Nachdem das nun schon bekannte Ritual von Tod und Begräbnis beendet war, beschloss ich, bei meinem Plan zu bleiben, in Christchurch zu leben und zu arbeiten. Ich musste weg von Willowglen. Denn unterschwellig schwang immer mit: «Ich hoffe, es greift Janet nicht allzu sehr an. Du weißt ja ... sie war in Seacliff.» Seit meinen sechs Wochen in Seacliff sprach man mit mir nur ungern über «ernste» Angelegenheiten, und diese spezielle Fürsorglichkeit missfiel mir. Ich war auch schüchtern, was die Gesellschaft anderer Menschen betraf, und wenn Besucher kamen, was zur Zeit von Isabels Begräbnis oft der Fall war, ging ich rasch auf mein Zimmer, verfolgt von meiner Mutter, die auf der Schwelle stand, Bestürzung und Tadel im Blick: «Warum kommst du nicht heraus?»

Oder wenn Besuch erwartet wurde, sagten Mutter oder Dad: «Mrs W. kommt heute Nachmittag. Kommt Janet heraus?»

Ich hielt mich versteckt. Ich trauerte. Ich wollte nicht, dass es jemand «sah», denn seit ich in der Anstalt gewesen war, hatte ich erkannt, dass die Leute nicht nur «sahen», sie *suchten* gründlich.

Ich las die Rubrik mit den Stellenangeboten in der *Press*, einer Zeitung aus Christchurch. Die einzigen freien Stellen mit Verpflegung und Unterkunft gab es in Kinderheimen, in der Gehörlosenschule in Sumner und in den üblichen Hotels und Pensionen. Als ich mir einen Stadtplan von Christchurch und seinen Vororten ansah, wurde ich in zunehmendem Maße beunruhigt von der Länge der Straßen und den unbekannten Namen, die dennoch irgendwie bekannt waren – Linwood, Burwood (gab es da nicht ein Heim für schwer erziehbare Mädchen, so wie die Erziehungsanstalt in Caversham?), Burnham mit den sich kilometerweit dahinziehenden Militärbaracken; Rolleston, Templeton, Hornby (wobei mir *Hornby* deutlich in Erinnerung war, weil Bruddie sich jedes Jahr zu Weihnachten eine *Hornby-Eisenbahn* gewünscht hatte). Ich dachte an den Bahnhof von Christchurch, wo es widerhallte von den Menschen und dem Lärm der Züge und dem Zischen des Dampfes; Züge von überall her, auf verschiedenen Geleisen, schlafende Menschen, die Gesichter auf weiße Kissen am Waggonfenster gebettet, über dessen Scheibe die Wassertropfen rannen; Menschen, die den Dampf mit dem Ärmel abwischten und schläfrig hinausblickten auf die gelben Lichter der Imbissstuben und den vorspringenden Sims, auf dem die Abfälle von anderen Zügen standen – die leeren, blau geringelten Eisenbahntassen und -untertassen mit ihrem Bodensatz von Eisenbahntee und den aufgeweichten Krusten von Schinkensandwiches und Zigarettenstummeln, De Reszke oder Ardath …

Auf dem Stadtplan fand ich die Straße, in der sich die Caxton Press befand, wo meine Kurzgeschichten veröffentlicht werden sollten. Sie druckten gerade eine in der neuen Zeitschrift *Landfall* ab, unter dem Namen *Jan Godfrey*, den ich meinen Eltern zu Ehren gewählt hatte – Jan, weil Dad mich Jan nannte, und Godfrey, weil Godfrey Mutters Mädchenname war. Ich fand auch den Vorort, in dem Mrs R., John Forrests Bekannte, wohnte. Und da war die Universität – würde ich es wagen, mich ihr zu nähern? Es war mir unmöglich, all meine Träume mit der offenbar so schrecklichen, unnachgiebigen Wirklichkeit zu vereinbaren.

Nachdem ich ein Formular von der Gehörlosenschule erhalten hatte und befand, dass sie «zu viel über mich wissen» wollten, antwortete ich auf ein Inserat, in dem eine Serviererin und Hausgehilfin in einem kleinen Hotel im Stadtzentrum gesucht wurde, wobei ich auch mein Empfehlungsschreiben zitierte: «… höflich, stets freundlich zu den Gästen. Ehrlich, fleißig …», und schon fand ich mich vom Besitzer des «Rennsporthotels» Occidental eingestellt.

Meine frühe Bekanntschaft mit Wörtern und ihrer Bedeutung kommt mir jetzt in den Sinn. Ich *bestimmte*. Ich hatte eine *Bestimmung*.

Und wieder einmal brach ich auf zu einer Eisenbahnreise in Richtung Norden, durch die Canterbury Plains nach Christchurch.

14

Sehr geehrte Gebildete

Verlust, Tod, das alles ertrug ich mit stoischer Gelassenheit: Ich hatte schließlich noch mein Schreiben, oder etwa nicht, und wenn nötig, konnte ich mich zum Überleben meiner Schizophrenie bedienen. Es machte mir Freude, im Hotel zu arbeiten, die Sprache des Pferdesports zu erlernen, der Trainer, Züchter, Käufer, Besitzer, aus denen sich die Gäste hauptsächlich zusammensetzten, und ich empfand den Tagesablauf als befriedigend – ich musste pünktlich die Mahlzeiten servieren und mich um fünf Uhr nachmittags um den Bar-Lunch kümmern; ich ergriff die Gelegenheit, mich mit den französischen Käufern auf Französisch zu unterhalten, und empfand ein Gefühl leichter Überlegenheit, wenn sie fragten, warum ich, mit «meiner Bildung», als Kellnerin arbeitete, und da ich noch nicht fähig oder bereit war, mich «Schriftstellerin» zu nennen, gab ich wie üblich zur Antwort: «Ich beschäftige mich mit privater Forschungsarbeit.»

Nach der Arbeit, allein in meinem Zimmer, sah ich meine winzigen Triumphe von Selbstbewusstsein dahinschwinden, wenn ich den Spiegel der Kommode so einstellte, dass ich meine entsetzlich schlechten Zähne betrachten konnte. Es gab kein Entrinnen davor; sie schmerzten; in meinem ganzen Gesicht pochte es. Mit einer auf den Kiefer gepressten Wärmflasche rollte ich mich unter der Bettdecke ein. Ich wusste, ich würde sehr bald handeln müssen. Mir war bekannt, dass das städtische Krankenhaus kostenlos Zähne plombierte oder zog, aber wie würde ich je den Mut aufbringen, einen Termin zu vereinbaren? Und die ganze Zeit über war ich mir eines schrecklichen Gefühls der Bedeutungslosigkeit bewusst, das durch die Stadt selbst irgendwie noch verstärkt wurde – die endlosen, ebenen, geraden Straßen, der Himmel ohne hügeligen Horizont, der ferne Horizont ohne Meer. Mir kam es vor, als wären ich und die Stadt auf dem Grunde eines riesigen Brunnens, ummauert vom Himmel, und wer konnte den Himmel erklettern? Wenn die Leute an ihre Vorder- oder Hintertür traten, um hinauszuschauen, wohin blickten sie dann? Ich fühlte mich so einsam, da nicht einmal Hügel zum Trost in der Nähe waren, so wie menschliche Körper.

Nach wenigen Wochen in Christchurch verabredete ich mich mit Mrs R., John Forrests Bekannter, in der Absicht, sie zu bitten, mir bei den Vorkehrungen für das Ziehen meiner Zähne behilflich zu sein und mich zum städtischen Krankenhaus zu begleiten; doch als ich mich bei ihr zu Hause in einem vornehmen Vorort einfand und sie, eine große hagere Frau, in Beige und Braun gekleidet, die Tür öffnete, berief ich mich im Gefühl der Unmöglichkeit, meine missliche Lage zu erklären – ich, die ich (mit geschlossenem Mund) dastand, eine blühende junge Frau von zweiundzwanzig Jahren ohne offensichtliche körperliche Mängel –, wieder voll auf meine «Schizophrenie»: Sie war zu meinem einzigen Mittel geworden, Interesse bei denen zu erwecken, deren Hilfe ich zu benötigen glaubte. Dennoch dauerte es noch mehrere Wochen, bis ich zu sagen vermochte, dass mein dringliches Problem meine schlechten Zähne waren. Mrs R. veranlasste freundlicherweise, dass meine Zähne im städtischen Krankenhaus gezogen wurden; sie würde mitkommen, sagte sie – und wäre es nicht eine gute Idee, wenn ich mich freiwillig in die Sunnyside-

Nervenklinik einweisen lassen würde, wo es eine neue elektrische Behandlungsmethode gebe, die mir ihrer Ansicht nach helfen könnte? Also unterschrieb ich die nötigen Papiere.

Ich wachte zahnlos auf, wurde in die Sunnyside-Klinik aufgenommen und mit der neuen elektrischen Methode behandelt, und plötzlich war mein Leben aus den Fugen geraten. Ich konnte mich an nichts mehr erinnern. Ich hatte panische Angst. Ich verhielt mich so, wie die anderen um mich sich verhielten. Ich, die ich die Sprache gelernt hatte, sprach diese Sprache und verhielt mich danach. Ich fühlte mich vollkommen allein. Es gab niemanden, mit dem ich hätte reden können. Wie in anderen Nervenheilanstalten war man eingesperrt, man tat gefälligst, was einem befohlen wurde, und damit basta. Meine Scham über meine Zahnlosigkeit, mein quälendes Gefühl des Kummers und Verlusts, mein Alleinsein, die Gewissheit, mit Junes Heirat noch eine Schwester zu verlieren – mir schien, als sei auf der Welt kein Platz mehr für mich. Ich wollte weg aus Sunnyside, aber wohin sollte ich gehen? Ich trauerte um alles, was verloren war – um meine Laufbahn als Lehrerin, meine Vergangenheit, mein Zuhause, wo ich, wie ich wusste, nie länger als ein paar Wochen bleiben konnte, um meine Schwestern, meine Freunde, meine Zähne, das heißt, um mich selbst als Person. Alles, was mir blieb, war mein sehnlicher Wunsch, Schriftstellerin zu werden, Gedanken und innere Bilder zu erforschen, die man als absonderlich missbilligte, und mein Ehrgeiz, der als verdächtig, als möglicher Wahn galt. Das Einzige, was ich schrieb, waren Briefe an meine Schwester und an meine Eltern und meinen Bruder, und diese wurden immer zensiert und manchmal nicht abgeschickt: Ich kann mich noch erinnern, dass ich einmal einen Brief an meine Schwester June verfasste, in dem ich in Wahrheit Virginia Woolf zitierte und schrieb, der Ginster habe einen «Erdnussbutterduft». Diese Darstellung wurde vom Arzt, der die Briefe las, mit Skepsis betrachtet und als Beispiel für meine «Schizophrenie» angesehen. Denn ich litt nun offiziell an Schizophrenie, obwohl kein Gespräch mit den Ärzten stattfand und keine Tests durchgeführt wurden. Ich war mir selbst in die Falle gegangen, im Wissen, dass eine Falle auch eine Zuflucht ist.

Und nachdem ich mehrere Monate über den freiwilligen Aufenthalt hinaus in der Anstalt gewesen und schließlich in der geschlossenen Abteilung untergebracht war, bedeutete dies den Anfang der Jahre im Krankenhaus, die ich bereits beschrieben habe, wobei ich, wie bereits erwähnt, nur die tatsächlichen Ereignisse und die realen Menschen und Orte ausführlich geschildert habe, nicht aber mich selbst, außer meinem Gefühl der Panik ganz einfach darüber, dass mich Leute eingesperrt hatten, die mich ständig daran erinnerten, dass das Urteil «lebenslänglich» war, und als die Jahre vergingen und die Diagnose die gleiche blieb, ohne dass irgendjemand sie offenbar auch nur anhand offiziell gültiger Befragungen oder Tests in Frage gestellt hätte, empfand ich Hoffnungslosigkeit über meine Zwangslage. Ich bewohnte ein Reich der Einsamkeit, das wohl dem Ort ähneln muss, an dem die Sterbenden die Zeit vor ihrem Tod verbringen und von wo diejenigen, die lebend in die Welt zurückkehren, unweigerlich einen außergewöhnlichen Standpunkt mitbringen, der ein Alptraum ist, ein Schatz und ein lebenslanger Besitz; manchmal glaube ich, es muss der beste Ausblick über die Welt sein, der sogar weiter reicht als der Ausblick von den Bergen der Liebe, ihm gleich in seiner Entrückung und seiner ernüchternden Entblößung, dort, in der Nachbarschaft der alten Götter und Göttinnen. Der Akt der Rückkehr in die Welt jedoch versetzt diesen Ausblick in die Vorratskammer des Geistes, von Thomas Beecham als «der Raum fünf Zentimeter hinter den Augen» bezeichnet. Man entsinnt sich dieses Schatzes und seines Midaseffekts auf jeden Augenblick, und manchmal kann man das Glitzern unter dem gewöhnlichen Abfall eines jeden Tages sehen.

Die folgenden Jahre bis 1954, als ich endgültig aus dem Krankenhaus entlassen wurde, waren voller Angst und Traurigkeit, hauptsächlich bewirkt durch meine Gefangenschaft und die Behandlung im Krankenhaus. Am Anfang meines Aufenthaltes dort gab es zwei oder drei Perioden von mehreren Wochen, in denen mir gestattet war, die Anstalt zu verlassen, und jedes Mal musste ich wieder zurückkehren, da es keine Möglichkeit für mich gab, irgendwo anders zu leben; ich hatte immer Angst, wie ein Verurteilter, der zum Scharfrichter zurückkehrt.

Während meiner ersten Rückkehr nach Oamaru inserierte ich in der Rubrik für Stellenanzeigen der *Oamaru Mail* und unterzeichnete mit «Gebildet», und aus den drei Antworten, die alle mit «Sehr geehrte Gebildete» begannen, wählte ich die von Mr O. aus, dessen Frau bettlägrig war; sie litt an einer Krankheit, die «Schleichlähmung» genannt wurde. Einen Monat lang putzte ich ihr Haus, wusch und bügelte und betreute Mrs O., die still ins Elend ihrer Krankheit versunken dalag, während ihr Mann, obgleich gesund und den ganzen Tag wegen seiner Arbeit außer Haus, die Spuren der Versenkung seiner Frau an sich trug: Er schwitzte seine weißen, sauber gebügelten Hemden durch, und ständig stand ihm der Schweiß auf der Stirn. Sie redeten nicht viel mit mir, außer um ihre körperliche Verfassung zu erwähnen.

«Mein Mann schwitzt sehr viel», sagte Mrs O.

«Der Arzt sagt, ihr Zustand verschlechtert sich langsam», sagte Mr O.

Nachdem ich heiterer Stimmung in Willowglen aufgewacht und in der klaren Luft durchs nasse Gras gegangen war, wie in einem Sonnenbad aus Grün und Blau, und dann die Abkürzung durch den Park von Oamaru genommen hatte, vorbei am glitzernden Teich voll lärmender Enten, hinauf über die Bahngeleise bis zum unteren Teil des South Hill, wo ich kurz stehengeblieben war, um über die Stadt und das Meer zu blicken, die ganz vom Morgen durchtränkt waren; und nachdem ich dann an den Akeleien vorüber zur Eingangstür der O.s gegangen war, betrat ich dieses Haus grauer Leute, gebadet in Schweiß und Tränen, und ich spürte, wie das sanfte Fließen von Sonne und Morgen versiegte. Von Mrs O.s Zimmer hatte man nicht einmal eine Aussicht. Ein großer dunkler Schrank, zur Hälfte vor das Fenster gestellt, warf einen steil aufragenden Schatten in der Form eines Kriegers, der die Hand zur Zerstörung erhoben hatte.

Ich verließ die O.s. Von meinem Lohn konnte ich mir ein Gebiss für den Oberkiefer kaufen. Ich beschloss, die Einladung meiner Schwester und ihres Mannes anzunehmen und eine Weile bei ihnen in Auckland zu wohnen.

In Auckland versetzte mich alles um mich herum in einen Zustand großer Sensibilität – die Fremdheit und Hitze, das ununterbrochene Geräusch der Zikaden und Grillen, die Moskitostiche, meine erste Erfahrung mit dem subtropischen Licht, einem Hin und Her zwischen greller Helligkeit und paradiesischer Wolkenweichheit, wie ein Unwetter, das sich drückend und unaufhörlich zusammenbraut. Es war beinahe Sommer, und die Welt war voll blauer Blumen, die das Blau des Himmels anzogen, es fast aufsaugten, bis ihre Farbe sich am Abend durch das Übermaß an Blau verdunkelte. Ich empfand ein Gefühl der Nichtigkeit und des Nirgendwo, als hätte ich nie existiert – oder, wenn ich existiert hatte, so war ich jetzt von der Erde getilgt. Irgendwie war ich in eine Zeitspalte gefallen; und viele dieser Gefühle kamen daher, dass ich mit niemandem «in Berührung» war und niemanden hatte, mit dem ich über mein Inneres sprechen konnte. Ich war mein übliches lächelndes Selbst, ich lächelte, ließ meine sperrigen neuen falschen Zähne blitzen und redete über dies und das und alltägliche Angelegenheiten. Ich schrieb meine Gedichte, zeigte sie aber niemandem. Ein Mitglied meiner Familie war auf eine meiner Kurzgeschichten gestoßen, hatte sie gelesen und äußerte die überzeugte Ansicht, dass aus mir nie eine Schriftstellerin werden würde. Manchmal, wenn ich zu sagen begann, was ich *wirklich* empfand, und dabei einen Vergleich oder eine Metapher, ein Bild verwendete, bemerkte ich die Verlegenheit im Blick meines Zuhörers – es war die Verrückte, die sprach.

In den ersten Wochen meines Aufenthalts in Sunnyside hatte ich mit John Forrest korrespondiert, doch seine für Familie und Freunde bestimmten Kohledurchschläge mit ihrer jovialen Anrede *Liebe Freunde* ernüchterten mich, und nachdem ich während meines Aufenthalts in Oamaru erfahren hatte, dass er geheiratet hatte, schrieb ich, die ich mich von Natur aus ausgeschlossen fühlte, nicht länger die offenherzigen Briefe in meinem Stil der «Verwandtschaft» mit van Gogh und Hugo Wolf, in denen ich meinen Fantasien Ausdruck verliehen und mein Verhalten beschrieben hatte.

Mein Aufenthalt bei meiner Schwester und ihrem Mann war kein gelungener. Sie und ihr kleiner Sohn bildeten eine

Einheit, während ich linkisch im Hintergrund stand, und wenn jemand zu Besuch kam und in meine Richtung blickte, verstärkten sich meine Schüchternheit und Befangenheit, die aus dem Gefühl, nirgendwo zu sein, herrührten, wenn die Freunde meiner Schwester fragten: «Wie geht es ihr?», «Gefällt es ihr in Auckland?» Ich war zu einer dritten Person geworden, zu Hause in Willowglen und nun hier in Auckland. Manchmal fragten die Leute, als wäre ich mein eigener Nachruf: «Wie war sie?» Als ob ein archäologischer Fund vor ihnen stünde und sie mit Augen, Herz und Geist einen «Karbon»-Test durchführten, um mich zu benennen, zu datieren und zu *platzieren* – ach, wenn ich doch nur einen Platz hätte! Es schien Jahre her – und war es auch –, dass die Caxton Press meine Kurzgeschichten zur Veröffentlichung angenommen hatte. Ich hatte darauf vergessen.

Ich konnte dieses Nichtvorhandensein nicht mehr ertragen. Ich zog mich in mein Inneres zurück, oder besser, ich bediente mich dieser Maske, während mir gleichzeitig alles vollkommen bewusst war. Ich, in meiner Nichtigkeit und in meinem Nirgendwo, bestand auf der Nichtigkeit und dem Nirgendwo von allem und jedem um mich herum. Dieser Geisteszustand führte klarerweise zu meiner Einlieferung in die Nervenklinik von Auckland in Avondale; zumindest war sie ein «Platz» für mich, von dem man annahm, dass ich mich dort «zu Hause» fühlte. Ich fügte mich rasch in meine Wahlheimat ein und sprach von Neuem flüssig ihre Sprache. Das Elend und die Unmenschlichkeit waren fast unbeschreiblich. Ich habe viele, viele Szenen aus dem überfüllten Aufenthaltsraum und dem Hof im Gedächtnis behalten, und wenn ich *Gesichter im Wasser* nochmals schriebe, würde ich viel von dem einbeziehen, was ich ausließ, weil ich nicht wollte, dass die

Aufzeichnungen einer Ex-Patientin allzu dramatisch ausfielen. Die Aufnahmestation, Station Sieben (?) mit ihrem Park und dem Weidenbaum und ihrer freundlichen Stationsschwester ist mir als eine Oase in Erinnerung, und niemand hätte sich träumen lassen, dass dahinter die Gebäude standen, die man *Park-Heim* nannte und wo menschliche Wesen zu Tieren wurden oder sich rasch verwandelten und wie Tiere lebten.

Die dort verbrachten Jahre waren voller Tragik und oft auch voll Humor, obwohl die vorherrschende Stimmung eine Stimmung ewiger Verdammnis war, bar jeder Hoffnung.

Während meines Aufenthalts in Avondale wurde mein Kurzgeschichtenband *Die Lagune* veröffentlicht. Ich war in die Aufnahmestation verlegt worden. Ich war mager, hatte wunde Stellen und Ohrenausfluss; alle im Park-Heim hatten wunde Stellen oder infizierte Glieder, und trotz des wöchentlichen Kämmens mit Kerosin hatten einige Läuse. Ich lag in der Aufnahmestation im Bett, als meine Schwester und ihr Mann mir sechs Freiexemplare der *Lagune* brachten. Ich breitete sie auf der staatlichen weißen Steppdecke aus, die mit dem neuseeländischen Wappen bestickt war: Ake Ake, Vorwärts, Vorwärts. Ich fand den Umschlag des Buches wunderschön, mit seinem zartblauen Muster, wie ineinander verschlungene Stängel wildwachsenden Grases. Ich blätterte die Seiten um und spürte die winzigen Körnchen im Papier.

«Was soll ich damit machen?», fragte ich.

Sie, die mehr über solche Dinge wussten als ich, erklärten, wenn man ein Autor war, müsse man seine Unterschrift unter den gedruckten Namen setzen.

«Wirklich?» Ich war beeindruckt.

Ich schrieb meinen Namen in jedes Exemplar und schenkte sie denen, die ihrer Meinung nach «ein Exemplar bekommen sollten»; eines behielt ich für mich. Mein Buch. *Die Lagune und andere Erzählungen*. Die Caxton Press, nicht ich, hatte sich für diesen Titel entschieden.

Da meine Schwester und ihr Mann die Südinsel besuchen wollten, wurde anschließend beschlossen, dass ich mit ihnen nach Hause, nach Oamaru, reisen sollte. Meine Schwester würde mit mir und ihren beiden kleinen Söhnen fliegen, während ihr Mann mit dem Auto fahren und etwa zehn Tage später in Oamaru ankommen würde.

Auf dem Flug nach Oamaru mussten wir in Christchurch das Flugzeug wechseln, und während wir darauf warteten, überflog ich, in Gedanken noch immer bei meinem Buch, ein Exemplar der Christchurch *Press*, die Literaturseite, um zu sehen, was «sie» über mein Buch sagten. Am Fuß der Seite tat eine fünf- oder sechszeilige Kritik *Die Lagune und andere Erzählungen* mit Floskeln ab wie: «So etwas ist schon versucht worden, zu oft … keine Originalität … Zeitverschwendung, ein solches Buch zu veröffentlichen.» Die Literaturkritiker dieser Zeit, zur Überzeugung gelangt, dass unsere Literatur endlich «den Kinderschuhen entwachsen» sei, empfanden es als peinlich, dass so viele Schriftsteller über ihre Kindheit schrieben. Ihre Überlegung war: Wie konnte eine Nation erwachsen sein, wenn sie über ihre Kindheit schrieb? Man sehnte sich verzweifelt nach «Reife», zum Teil weil «Reife» unter den verschiedenen anderen Ausdrücken für Wachstumsstadien ein Modewort war.

Als ich die Kritik in der *Press* las, empfand ich ein Gefühl schmerzlicher Demütigung und Zurückweisung; die Qual, nicht zu wissen, wo ich *hingehörte*, wurde noch größer – wenn ich nicht in der Welt des Bücherschreibens leben konnte, wo sollte ich sonst überleben?

Der Besuch meiner Schwester in Willowglen mit ihren beiden Söhnen war ein aufschlussreiches Desaster. Mit offensichtlich nostalgischer Gier nach Macht über die Jugend stürzte sich mein Vater auf die Jungen, überwachte sie auf Schritt und Tritt; ja, sie durften sich nicht rühren, ohne dass er in scharfem Ton «Na, na» sagte und auf lange nicht benutzte Sätze zurückgriff wie «Gleich kriegt ihr meine Hand zu spüren», «Macht das noch einmal, und ich ziehe euch bei lebendigem Leib die Haut ab». Die Jungen waren etwa drei und eineinhalb Jahre alt und konkurrierten erbittert um jeden Besitz, vom Spielzeug bis zur Zuwendung. Auf sie konzentrierten sich die starken Gefühle aller Erwachsenen. Sie wurden in Augenschein genommen, als wären sie öffentlich ausgestellt; sie wurden beurteilt, kritisiert, gewarnt, getadelt, beschrieben, und ihre Zukunft wurde geplant. Mein Vater beobachtete sie, so, wie er unsere Katzen beobachtet hatte, die er nur selten zum Spielen in die Küche ließ, während wir uns um sie scharten, um uns gemeinsam an ihren Possen zu erfreuen – bis Dad, der Befehlshaber, wie ein König, der seine Hofnarren beaufsichtigt, rief: Genug! Hinaus!

Und die Katzen wurden miauend und verdutzt in die kalte Nacht hinausgestoßen, während unsere Freude sich in Enttäuschung und Traurigkeit verwandelte.

Als erklärte Außenseiterin der Familie empfand ich es als demütigend zu sehen, wie meine Mutter sich vertraut mit meiner Schwester über Ehe und Bett und Geburt unterhielt, wohingegen sie mit mir nie über solche Dinge zu sprechen gewagt hatte, und wenn meine Schwester Jahre später mitunter sagte – und damit über einen Teil von Mutter sprach, den ich nie kennengelernt hatte –: «Als Myrtle geboren wurde … bevor Bruddie kam …», fühlte ich mich wie ein Kind, das ausgeschlossen ist von der Zuwendung seiner Mutter. In unserer Familie ging es immer um den Kampf zwischen Machtlosigkeit und Macht, wobei die Nähe zu jemandem und die Fähigkeit, diese Nähe unter Beweis zu stellen, zu einem Symbol größter Macht wurden, so als ob sich jedes Familienmitglied ständig durch ein Dickicht von Entbehrungen kämpfte und dabei winzige, zärtlich gehegte Blüten in der Einöde pflanzte, in dem Bedürfnis, die anderen Familienmitglieder, die vielleicht auf ihrer Reise durch die Wüste nicht so weit vorgedrungen waren, auf sie hinzuweisen, sie ihnen zu beschreiben und sich darüber zu freuen. Und zu guter Letzt kommt die Einsicht, wo jeder begreift, weshalb die anderen manchmal mit offenkundiger Schadenfreude über ein Missgeschick reagieren oder sprechen oder den errungenen Abstand sorgfältig abstecken und die Sieger und Verlierer benennen müssen.

In jenem Sommer kamen keine Briefe für mich. Wer sollte mir auch Briefe schreiben? Meine Schwester und ihr Mann und die beiden plärrenden Kinder flogen nach Norden, zurück nach Hause. Und wieder war ich das verrückte Frame-Mädchen, das auf den Hügeln um die Alte Mühle herumstreifte, begleitet von der Katze Siggy, die lange Spaziergänge liebte.

Ich schlief im Vorderzimmer mit Blick auf den Wiesengrund.

«Ich will nicht, dass du je wieder von zu Hause weggehst», sagte Dad. Er baute Regale für meine Bücher: für *Für uns selbst gesprochen*, *Neuseeländische Versdichtung*, *Poetry London*, *Kriegslyrik*, *Todesfälle und Eingänge*, *Das wüste Land*, Rilkes *Sonette an Orpheus* (in Christchurch gekauft), Shakespeare (ein Geschenk von June und Wilson in Christchurch) und andere, darunter mein Exemplar der *Lagune*. Dad gab mir Geld, damit ich mir bei Hodges Kretonne kaufen konnte, um mir helle Vorhänge für mein Zimmer zu nähen, und Mutter kaufte bei Calder Mackays («wir sind geschätzte Kunden») eine neue rosafarbene Daunendecke für mein Bett.

Das Familienszenario wurde fixiert.

Wenn ich über meine Zeit in der Anstalt sprach, schilderte ich nur die belustigenden Vorfälle und die Stereotypen der Patienten – Jesus Christus, die Königin, die Kaiserin.

Dad erweiterte seinen Vorrat an Sexton-Blake-Büchern aus der Bibliothek («Janet mag Detektivgeschichten»).

Mutter und ich ließen uns Rezepte einfallen und sandten sie an *Truth*, wo wir den ersten Preis für eine *Lachsmousse* gewannen.

Und obwohl Dad seine Blumen heilig waren – die Astern und Dahlien und Nelken, die, an Pflöcken hochgebunden, im kleinen Garten unter meinem Fenster standen –, bezähmte er seinen Ärger, wenn Siggy zwischen den Dahlien scharrte oder aus meinem Schlafzimmerfenster auf die zarten Nelkenstiele sprang. Nachts kletterte sie zum Fenster hinein und rollte sich schnurrend am Fußende meines Bettes zusammen, und ich beugte mich hinunter und streichelte ihr schwarzes Fell und flüsterte: Siggy, ach Siggy, was soll ich nur tun?

15
Nadeln einfädeln

Die Antwort wurde für mich getroffen. Ich fand Arbeit als Hilfswäscherin im städtischen Krankenhaus von Oamaru, wo ich die Tage abgeschieden im Mangelraum verbrachte und die nassen heißen Leintücher herauszog, wenn sie zwischen den Rollen auftauchten, sie zusammenfaltete und einer anderen Hilfskraft weiterreichte. Unsere Gesichter waren gerötet und schweißüberströmt in der dampfenden Hitze, und die Unterhaltung neben dem Dröhnen der Maschinen bestand für gewöhnlich aus einer gerufenen Frage und Antwort («Gehst du am Samstagabend ins ‹Scottish›?», «Kommst du zu Marys Verlobungsparty?»), worüber man sich dann während der Teepausen ausführlicher unterhielt, wenn die Attraktivität des «Scottish» (ein Saal für allwöchentliche Tanzveranstaltungen) erörtert wurde und man sich auf Marys oder Vivians oder Noelines Verlobungsparty vorbereitete. Ich wusste keine Antwort auf die einfachsten Fragen: Wo ich gearbeitet hätte, bevor ich in die Wäscherei gekommen sei? Ob ich mit jemandem «ginge»? Weshalb ich mir die Haare nicht glattziehen ließ? Ich konnte mich über die Rundfunkserie *Die Geliebte meines Mannes* unterhalten, die wir uns jeden Vormittag um zehn Uhr anhörten. Mir waren ein paar Rennpferde bekannt, darunter *Plunder Bar*. Ich kannte Schlager – «Gib mir nur noch fünf Minuten»,

Only five minutes more,
Let me stay,

Let me stay in your arms,
All the week I've dreamed about our Saturday date …

–, sogar damals schon ein abgedroschener Schlager, doch ich kannte ihn. Und ich kannte die Namen der Rugby-Favoriten von Otago und Southland, die Trevathans, und den Kommentator *Peng McKenzie*. Dennoch fühlte ich mich fehl am Platz. (Siggy, Siggy, was soll ich nur tun?)

Dann, eines Nachts, mitten in der Nacht, hatte Mutter einen Herzanfall. Als ich aufwachte und den aufgeregten Lärm vernahm, fiel mir die Nacht ein, in der Bruddie zum ersten Mal einen Anfall gehabt hatte und wir alle aufgewacht und zitternd, mit weißen Gesichtern, dagestanden waren.

Diesmal kam Bruddie zu meiner Tür, wo ich verstört stand. Er sprach in dem neuen Tonfall, den Dad und Bruddie jetzt annahmen, wenn sie mit mir sprachen, so als müssten sie mich irgendwie «handhaben», aus Angst, ich könnte zusammenbrechen oder auf irgendeine ungewöhnliche Weise reagieren, mit der sie nicht fertig wurden.

«Es ist alles in Ordnung. Mach dir keine Sorgen. Mum hat einen Herzanfall gehabt. Der Arzt hat ihr Morphium gegeben, und sie bringen sie in Krankenhaus.»

Ich schaute hinaus und sah, wie Mutter, offenbar schlafend, das Gesicht weiß wie Porzellan, ihr langes grauweißes Haar unordentlich auf dem weißen Kissen ausgebreitet, auf einer Tragbahre hinausgetragen wurde. Sie öffnete die Augen und begann sich dafür zu entschuldigen, dass sie krank geworden war; dann schloss sie sie wieder. Dad und Bruddie fuhren mit ihr ins Krankenhaus, und ich legte mich wieder ins Bett. Am Fußende des Bettes, wo Siggy gelegen und voll Angst aus dem Fenster gesprungen war, war eine Einbuchtung zu sehen. Ich blickte aus dem Fenster in die von Bäumen erfüllte Dunkelheit. Ich hörte das Drei-Uhr-Käuzchen rufen. Und schon verblasste die Nacht an den Rändern. Ich wusste, dass es eine Nacht des gewaltsamen Umbruchs war, wie er sich immer wieder vollzieht und als Meilenstein in der Landschaft unserer Familie aufgetaucht war.

Am Morgen wachte ich mit dem Gedanken an die komplexe, furchtbare Veränderung in unserem Leben auf, so wie vor vielen Jahren am ersten Morgen nach dem Ausbruch von Bruddies Krankheit. Ich sehnte mich danach, dass alles wieder so war, wie es gewesen war, dass Mutter still und selbstlos für uns sorgte; aber es war nicht so; Mutter hatte sich schließlich zu Wort gemeldet, unter Schmerzen. Was, wenn sie starb? Nein, sie hatten gesagt, mit viel Ruhe würde sie sich wieder erholen, obwohl sie sich in Zukunft öfter würde ausruhen, mehr auf sich aufpassen und sich mehr umsorgen lassen müssen.

Und während sie in sicherer Obhut im Krankenhaus lag, konnte ich die Verlassenheit im Blick meines Vaters sehen – Dad, der immer in Panik geriet, wenn er die Küche betrat und fragte: «Wo ist Mum?», und sie nicht da war, auch nur einen Augenblick nicht da war, vielleicht in einem anderen Zimmer oder draußen bei der Wäscheleine; aber nun war sie nicht mehr im Haus, und die Miene meines Vaters verriet völlige Verlorenheit und Verunsicherung.

Ich machte das Frühstück. Ich kochte die ewigen Kannen Tee für Dad, der zusammengesunken in seinem Sessel an seinem Tischende saß, aber ich ging nicht so weit, ihm sämtliche Bedürfnisse zu erfüllen, wie er es von Mutter erbeten, ja verlangt hatte – ihm den Tee zu zuckern, ihn umzurühren, ihm die Schuhe zu putzen, den Rücken zu kratzen. Ich stellte das elektrische Bügeleisen an, um seine Taschentücher und seine Hemden zu bügeln. Er weichte seine blaue Arbeitshose selbst im Zuber in der Waschküche ein und schob sie mit dem Waschholz hin und her. Er machte auch Feuer und holte mit der Schaufel die Eisenbahnkohle vom Haufen im Schuppen neben der Hintertür.

Mutter hatte sich schließlich zu Wort gemeldet; unter Schmerzen. Der Zauber des Feuers im Kohleherd, der warmen Mahlzeiten, der Stapel von kleinen Pfannkuchen, zubereitet auf dem blankpolierten schwarzen Röstblech, die ununterbrochene Hingabe der Dienerin an den Haushalt – das alles war vorbei.

Wie konnte sie es wagen, krank zu werden! Verzweifelt wünschten wir sie uns zurück, gesund und ohne Schmerzen.

Ich besuchte Mutter im Krankenhaus. Zum ersten Mal, infolge ihrer vollständigen, dramatischen Entfernung von ihrer Familie, sah ich sie als Person, und ich war besorgt und verärgert. Sie war ja ein Mensch, wie jemand, dem man auf der Straße begegnet! Sie konnte lachen und reden und Ansichten äußern, ohne lächerlich gemacht zu werden; und da saß sie und schrieb Gedichte in ein kleines Notizbuch und las sie den anderen Patientinnen vor, die von ihrem Talent beeindruckt waren.

«Ihre Mutter schreibt wunderschöne Gedichte.»

Was hatten wir ihr angetan, jeder von uns, Tag für Tag, Jahr für Jahr, dass wir sämtliche Spuren ihres Ichs beseitigt hatten, all ihre Möbel aus ihrem eigenen Zimmer, und es mit unserem Ich und unserem Leben vollgestopft hatten; oder vielleicht war es gar kein Zimmer, sondern ein Garten, den wir rodeten, um uns dort selbst tief einzupflanzen, und jetzt, wo wir von ihr entfernt waren, hatten alle ihre eigenen Blüten sich geöffnet … War es so? Und all die Schicksalsschläge, die sie hatte verkraften müssen, die Suche nach Heilbehandlungen, die beiden Leichenbeschauen, die Tochter, die für verrückt erklärt wurde, der schwache Ehemann, der nur erstarkte durch seinen zeitweiligen Zaubertrank der Grausamkeit?

Angesichts dieser Familienqual ergriff ich wie üblich die Flucht, deren Route ich mittlerweile perfektioniert hatte, und abermals landete ich im Krankenhaus von Seacliff. Schon bei meiner Ankunft wusste ich, dass die Tage der Praktik dieser Form von Flucht vorbei waren. Ich würde irgendwohin gehen, allein leben, genug Geld verdienen, um davon zu leben, meine Bücher schreiben: Doch es war zwecklos. Ich hatte nun das, was man eine «Geschichte» nennt, und die Art des Umgangs mit denen, die eine «Geschichte» hatten, war immer die gleiche, ohne genauere Untersuchung. Aufgrund meiner Panik brachte man mich sehr rasch auf die hintere Station, in das Backsteingebäude, wo ich zu einer der Vergessenen wurde. Als Mutter wieder gesund war, besuchten sie und Bruddie und Dad mich zu Weihnachten und zum Geburtstag und zu ein, zwei anderen Anlässen während des Jahres. Es war nun allgemein akzeptiert, dass ich «lebenslänglich» im Krankenhaus bleiben würde. Was ich in der Person Istina Mavet geschildert habe, ist mein Gefühl der Hoffnungslosigkeit, als die Monate vergingen, meine Angst, den ununterbrochenen Zustand körperlicher Gefangenschaft erdulden zu müssen, wo ich tatsächlich Menschen ausgeliefert war, die ihr Urteil fällten und ihre Entscheidungen trafen, ohne sich auch nur ausführlich mit mir zu unterhalten oder zu versuchen, mich kennenzulernen, oder mich wenigstens den Standardtests zu unterziehen, die Psychiatern zur Verfügung stehen. Man könnte diesen Zustand als erzwungene Ergebung in den Freiheitsentzug definieren.

In der hinteren Abteilung wurde ich Teil einer unvergesslichen Familie, deren Mitglieder ich in *Gesichter im Wasser* beschrieben habe. Es waren ihre Traurigkeit und ihr Mut und mein Wunsch, für sie zu «sprechen», die mich überleben ließen, unterstützt vom Verständnis so anständiger Schwesternschülerinnen und Vollschwestern wie Cassidy und Doherty (beides Maorifrauen), «Taffy», der walisischen Schwester, die jetzt in Cardiff lebt, Noreen Ramsay (die mir Extrarationen gab, wenn ich hungrig war) und anderer. Die Haltung der Verantwortlichen, die bedauerlicherweise die Gutachten erstellten und die Behandlungsmethoden bestimmten, war eine des Tadels und der Bestrafung, und es wurde mit bestimmten Formen medizinischer Behandlung als Strafe gedroht, wenn man nicht «kooperierte», wobei »nicht kooperieren» bedeuten konnte, dass man sich weigerte, einen Befehl zu befolgen, zum Beispiel, sich gemeinsam mit sechs anderen auf die türlosen Toiletten zu begeben und vor aller Augen zu urinieren; für diese Widersetzlichkeit musste man sich von der Schwester beschimpfen lassen: «Nicht so zimperlich! Na, Fräulein Obergescheit, Sie werden hier noch einiges lernen müssen.»

Sehr geehrte Gebildete, Fräulein Obergescheit: Traurigerweise ließ die Tatsache, dass ich die Oberschule, die Pädagogische Hochschule und die Universität besucht hatte, bei einem Teil des Personals eine rachsüchtige Seite zutage treten.

Es war mein Schreiben, das mir schließlich zu Hilfe kam. Kein Wunder, dass ich das Schreiben als Lebensform schätze, da es mir tatsächlich das Leben gerettet hat. Man hatte meine Mutter überredet, die schriftliche Genehmigung zu erteilen, dass an mir eine Lobotomie durchgeführt werden konnte. Ich weiß, sie hätte es nicht getan, wenn die Fachleute nicht gewichtige Gründe dafür vorgebracht hätten – die Fachleute, die in all den Jahren, in denen meine «Geschichte» anwuchs, nie länger als zehn oder fünfzehn Minuten auf einmal mit mir gesprochen hatten und insgesamt etwa achtzig Minuten in über acht Jahren; die keine Tests angeordnet hatten, nicht einmal ein Elektroenzephalogramm oder Röntgenaufnahmen (abgesehen von dem Bruströntgen immer dann, wenn ein neuer Fall von Tuberkulose auftrat, eine Krankheit, die in psychiatrischen Kliniken häufig vorkam); die Fachleute, deren Urteil sich auf Tagesberichte überarbeiteter, gereizter Oberschwestern stützte. Ich hörte zu und versuchte, die Welle des Entsetzens, die mich ergriff, nicht über mir zusammenschlagen zu lassen, als Dr. Burt, ein netter, überarbeiteter junger Arzt, der bisher kaum mit mir gesprochen hatte, außer um «Guten Morgen, wie geht es Ihnen» zu sagen und keine Antwort abzuwarten, wenn er durch die Station fegte, *Zeit fand* für die Erklärung, dass man eine Lobotomie an mir vornehmen wollte, dass das gut für mich sein würde, dass ich danach «im Handumdrehen aus dem Krankenhaus entlassen» werden könnte. Ich hörte auch mit dem Gefühl zu, dass meine Auslöschung bald völlig abgeschlossen sein würde, als die Stationsschwester, auf einmal daran interessiert, dass etwas für mich und mit mir «geschehen» müsse, mir ausmalte, wie es mir gehen würde, wenn «alles vorbei» war.

«Wir hatten eine Patientin, die jahrelang hier war, bis sie eine Lobotomie hatte. Und heute verkauft sie Hüte in einem Hutgeschäft. Ich hab sie erst neulich gesehen, wie sie Hüte verkaufte, normal wie alle anderen auch. Wären Sie nicht gern normal?»

Alle waren der Ansicht, dass es besser für mich wäre, «normal» zu sein und meine hochtrabenden intellektuellen Ambitionen, Schriftstellerin zu werden, aufzugeben, dass es besser für mich wäre, die Anstalt zu verlassen, einer normalen Beschäftigung nachzugehen, mit anderen Umgang zu haben …

Alles war sorgfältig vorbereitet. Ich hörte, dass einer jungen Frau in meinem Alter, die meine Freundin geworden, jedoch auf der Aufnahmestation, der «guten» Station, geblieben war, ebenfalls eine Lobotomie bevorstand.

«Nola hat auch eine», sagten sie zu mir.

Nola lässt sich die Haare glattziehen, Nola kauft sich ein Partykleid, Nola gibt eine Party – warum nicht du auch?

Nola litt an Asthma und an der schwierigen Situation, einer Familie von hochbegabten, schönen Menschen anzugehören. Ich kann mir kein Urteil über ihren «Fall» erlauben, ich kann nur sagen, dass in einer Zeit vor der Verwendung von Psychopharmaka die Lobotomie zu einer «praktischen» Behandlung wurde.

Ich betone nochmals, dass mein Schreiben mich gerettet hat. Im Stationsbüro hatte ich die Liste der «Kandidaten für eine Lobotomie» gesehen, auf der auch mein Name stand, hatte gesehen, wie andere Namen durchgestrichen wurden, während die Operation vorgenommen wurde. Ich muss fast «dran» gewesen sein, als eines Abends der Direktor des Krankenhauses, Dr. Blake Palmer, der Station einen seltenen Besuch abstattete. Er sprach mit mir – zur Verwunderung aller.

Da es meine erste Chance war, mit irgendjemandem – abgesehen von denen, die mich überredet hatten – über die Aussichten meiner Operation zu sprechen, fragte ich in dringlichem Ton: «Dr. Blake Palmer, was halten Sie davon?»

Er deutete auf die Zeitung in seiner Hand.

«Vom Preis?»

Ich war verwirrt. Welcher Preis? «Nein», sagte ich, «von der Lobotomie.»

Er blickte streng. «Ich habe entschieden, dass bei Ihnen alles so bleibt, wie es ist. Ich will nicht, dass eine Veränderung an Ihnen vorgenommen wird.» Er entfaltete seine Zeitung. «Haben Sie schon die letzten Meldungen im *Star* von heute Abend gelesen?»

Eine unsinnige Frage an jemanden in der hinteren Station, wo es keinen Lesestoff gab; das musste er doch wissen?

«Sie haben den Hubert Church Award für herausragende Prosa gewonnen. Ihr Buch, *Die Lagune*.»

Ich hatte keine Ahnung vom Hubert Church Award. Ihn zu gewinnen war offenbar etwas, über das man sich freuen konnte.

Ich lächelte. «Wirklich?»

«Ja. Und wir bringen Sie weg aus dieser Station. Und keine Lobotomie.»

Der Preis und die Beachtung eines neuen Arztes aus Schottland, der mich so nahm, wie ich ihm erschien und mich nicht nach meiner «Geschichte» oder nach Berichten über mich beurteilte, und die Maßnahme von Dr. Blake Palmer, mich als «Teedame» im vorderen Büro einzusetzen, so dass ich weniger Zeit auf der Station verbringen musste, und mir Beschäftigungstherapie zu gestatten, wo ich lernte, Körbe zu flechten, Zahnpastatuben mit Zahnpasta zu füllen und – nach einem auf Französisch geschriebenen Buch – französische Spitze zu wirken und auf großen und kleinen Webstühlen zu weben: Das alles ermöglichte mir die Vorbereitung auf die Entlassung aus der Anstalt. Statt mich einer Lobotomie zu unterziehen, wurde ich als Person mit einem gewissen Wert behandelt, als menschliches Wesen, ungeachtet der Bedenken und des Widerwillens einiger Mitglieder des Personals, die – wie gewisse Verwandte, die merken, dass einem Kind Aufmerksamkeit geschenkt wird, die Mutter warnen, das Kind würde «verwöhnt» – pessimistisch und vielleicht neidisch von dem «Getue» um mich redeten. «So wird sie nur verzogen. Dr. Blake Palmer wird sie ‹fallenlassen›, und gleich ist sie wieder im Backsteingebäude.»

Meine Freundin Nola, die unglücklicherweise keinen Preis gewonnen hatte, deren Name nicht in der Zeitung stand, hatte ihre Lobotomie und kam zurück ins Krankenhaus, wo innerhalb der sogenannten Gruppe der «Lobotomierten» einige Versuche unternommen wurden, den Prozess, «sie zu normalisieren oder zumindest zu verändern», mit persönlicher Betreuung fortzusetzen. Man sprach mit den «Lobotomierten», sie wurden spazieren geführt und mit Make-up und geblümten Schals, die ihre geschorenen Schädel bedeckten, hübsch gemacht. Sie waren still, fügsam; ihre Augen waren groß und dunkel und ihre Gesichter blass, mit feuchter Haut. Sie wurden «umgeschult», um sich in die Alltagswelt «einzugliedern», die immer als «Draußen» bezeichnet wurde; «die Welt draußen». Aufgrund der Hektik der Arbeit und des Personalmangels und des zu langsamen Umschulungsprozesses wurden die Lobotomierten der Reihe nach zu den Opfern entzogener Aufmerksamkeit und versagten Interesses; der falsche Frühling wurde wieder zum Winter.

Als ich schließlich aus der Anstalt entlassen wurde, blieb Nola zurück, und obwohl sie auch Zeit außerhalb der Anstalt verbrachte, wurde sie oft erneut eingeliefert; ich blieb mit ihr über die Jahre hinweg in Verbindung, und es war wie in einem Märchen, wo das Gewissen und das, was hätte sein können und was war, nicht nur zu sprechen beginnen, sondern zum Leben erwachen und zu einem lebendigen Begleiter, einer Gedächtnisstütze werden.

Nola starb vor wenigen Jahren im Schlaf. Das Vermächtnis ihrer entmenschlichenden Veränderung lebt zweifellos weiter in allen, die sie kannten; ich trage es für immer in mir.

Ich wurde «auf Bewährung» aus dem Krankenhaus entlassen. Nachdem ich über zweihundert ungedrosselte Behandlungen mit Elektroschocks erhalten hatte, jede davon im Ausmaß der Angst einer Hinrichtung entsprechend, weshalb mein Gedächtnis zersplittert und in manchen Bereichen für immer geschwächt oder zerstört ist, und nachdem man mir Vorschläge unterbreitet hatte, mich mittels einer physischen Operation zu einem annehmbareren, fügsameren und normaleren Menschen zu machen, kam ich nach Hause nach Willowglen, äußerlich lächelnd und ruhig, doch innerlich ohne jegliches Selbstvertrauen, in der endgültigen Überzeugung, offiziell eine Nicht-Person zu sein. Ich hatte genug Fälle von Schizophrenie zu Gesicht bekommen, um zu wissen, dass ich nie daran gelitten hatte, und ich hatte die Vorstellung unentrinnbaren geistigen Untergangs längst hinter mir gelassen. Die Meinung der «Fachleute» und der «Welt» jedoch stand im Gegensatz zu dieser Ansicht, und ich war in keiner Verfassung, mich zu behaupten. Dazu kam noch die Angst, was mit mir passieren würde, falls ich je wieder ins Krankenhaus kam. Und noch immer existierte die Tatsache, das Problem, dessen Klärung vor acht oder neun Jahren mir die Freiheit gegeben hätte, das Leben zu führen, das ich wollte. Ein Problem mit einer so einfachen Lösung! Ein Platz, wo ich leben und schreiben konnte, und genug Geld, um meinen Lebensunterhalt zu bestreiten.

Erschreckend war auch das Wissen, dass der Wunsch zu schreiben, die Freude am Schreiben nicht unbedingt der Begabung entspricht. War es nicht vielleicht doch so, dass ich mich selbst täuschte, so wie andere Patienten, die ich in der Anstalt gesehen hatte, eine im Besonderen, eine harmlose junge Frau, die Tag für Tag still in der Aufnahmestation saß und an ihrem «Buch» schrieb, weil sie eine Schriftstellerin sein wollte – doch bei näherer Betrachtung enthüllte dieses Buch seitenweise nichts als o-o-o-o-o-o-o, mit Bleistift geschrieben. Oder war das die neue Form der Kommunikation?

Trotz allem freute ich mich, nach Willowglen zurückzukehren, wo ich zumindest hinausgehen konnte unter den freien Himmel, wo ich selbst die einfachste menschliche Funktion verrichten konnte, ohne dass man mich dazu zwang oder mir bei der Verrichtung zusah. Ich konnte selbst *bestimmen*, was ich tun wollte, wo ich sein wollte, wie ich empfinden wollte, was für Gedanken ich mir über meine *Zukunft* machen wollte. Die Wörter *bestimmen* und *Zukunft*, die in meiner Kindheit eine so wichtige Rolle gespielt hatten, bekamen eine neue, tiefere Bedeutung.

Nachdem ich ein Nichts und ein Niemand gewesen war und mich auch so gefühlt hatte, und nachdem man mich in einen Zustand fortgesetzter körperlicher und emotionaler Unterwerfung hineingezwungen hatte, hatte ich nun das Gefühl, als würde die Welt über mich hinwegfegen und mich verschlingen, während ich mich unterwürfig allen Vorschlägen und Befehlen anderer beugte, aus der gewohnheitsmäßigen Angst heraus, die in der Anstalt in mir gewachsen war.

Aber welche Freude war es, wieder mit meiner Siggy, die mittlerweile viele Junge hatte, auf den Hügeln herumzuwandern, dem Matagouri nahe zwischen den Schafen zu sitzen und zu versuchen, alles zu vergessen außer dem Himmel, über den die Pfeile der Zirruswolken fegten, die mit meinem extraweichen Bleistift zu zeichnen ich mir solche Mühe gegeben hatte. Ich borgte mir ein kleines Zelt von Bruddie aus, der während meines Aufenthalts in der Anstalt seine eigenen Abenteuer in Neuseeland und Australien erlebt hatte. Ich schlug das Zelt unter den Kiefern auf, so groß war mein Bedürfnis, unter den Bäumen und unter dem Himmel zu sein, und nachts schlief ich im Zelt und tagsüber saß ich da und schrieb in das Eisenbahnheft hinein, das mein Vater mir gegeben hatte, in seiner traurigen Hast, alles wieder so zu machen, wie es gewesen war – alle wieder klein und er der König der Welt. Er hatte sich aus seinem Arbeitsleben bei der Eisenbahn zurückgezogen und arbeitete jetzt als Maschinist im Kalkwerk; jeden Tag kam er in einer Wolke von weißem Staub nach Hause, so als käme er aus einem Schneesturm.

Meine Zeit im Zelt nahm ein vorzeitiges Ende. War es nicht etwas … eigenartig … dass ich in einem Zelt schlafen wollte … die Leute redeten … Ich vertauschte das Zelt wieder mit meinem alten Zimmer im Haus.

«Wie schön, dass Janet wieder zu Hause ist», sagten die Leute in meiner Gegenwart. «Wie geht es ihr? Möchte sie einen Butterkeks?»

Ich wurde Mitglied der neuen Stadtbibliothek und entdeckte William Faulkner und Franz Kafka, und ein paar Bücher, die noch auf meinem Regal standen, entdeckte ich neu. Ich begann Erzählungen und Gedichte zu schreiben und mir eine Zukunft vorzustellen, ohne von der Angst überwältigt zu werden, gepackt und «behandelt» zu werden und nicht entrinnen zu können. Doch selbst heute noch habe ich Alpträume von meiner Zeit im Krankenhaus, und oft wache ich voll Schrecken auf, nachdem ich geträumt habe, dass die Schwestern kommen und mich «zur Behandlung abholen».

Der Gesundheitszustand meiner Mutter hatte sich unter

der Betreuung von Professor Smirk aus Dunedin verbessert. Sie suchte regelmäßig seine Klinik auf und wurde ab und zu kurzzeitig ins Krankenhaus aufgenommen, wo sie in der Gesellschaft derer, die keine Familienmitglieder waren, erneut zu einer «Person» wurde. Obwohl sie kaum sechzig war und noch immer davon träumte, ihren Töchtern einen weißen Fuchspelz zu kaufen, hatte es sie ausgelaugt, für ihren Mann und ihre Kinder zu leben (so sah ich es jedenfalls), als hätte sie kein eigenes Leben, so wie ein Zweig, der von einem großen Baum geschnitten, seiner eigenen Triebe beraubt und neben blühende Pflanzen gesetzt und an sie gebunden wird, die Kraft des jeweiligen Windes nützt und sich nur bewegt, wenn der Wind sich bewegt, während die geschützten Pflanzen leicht erzittern, in einer leisen Ahnung von Sturm. Mein inneres Bild von meiner Mutter verschmolz auf sonderbare Weise mit ihrer Gegenwart – ihre weißen, schütteren Haare, ihr zahnloser Mund, denn man hatte ihr nie ein bequemes Gebiss angepasst, ihre Godfrey'sche Habichtsnase, die mit der Spitze auf ihr Godfrey-Kinn – oder, wie wir immer sagten, ihr «Erzbischof-von-Canterbury»-Kinn – zeigte, ihr verbrauchter Körper in seinem Kostüm aus dem Warenhaus Glasson (zu ihrer Freude kaufte auch Mabel Howard, die erste Ministerin Neuseelands, ihre Kleidung bei Glasson) und ihre bei McDiarmids «auf Pump» gekauften breiten Schuhe, ihr Gesicht, heiter wie immer, und ihre Augen, stets bereit, über politische oder persönliche Vorfälle voll Humor zu funkeln. Sie ging nicht mehr zu den Treffen der Christadelphier, enttäuscht von zu viel Streit unter den Pazifisten, aber sie war immer noch Christadelphierin, *Freundin Christi*. In den Jahren ihres Ehelebens war Christus ihr einziger enger Freund gewesen. Doch sie sprach noch immer von ihren Freundinnen aus der Kindheit und zählte sie der Reihe nach auf: «Hetty Peake, Ruby Blake, Kate Rodley, Lucy Martella, Dorcas Dryden.» Sie erinnerte sich auch an ihre Freunde. Und als Johnny, Dads Freund aus der Zeit in Wyndham, und seine Frau in den Ruhestand traten und nach Oamaru in unsere Nähe zogen, war Mutter in ihrer Schüchternheit nicht imstande, Mrs Walker mit *Bessie* anzureden. Mich ließ das Gefühl nicht los, dass Mutter nie an ihrem wahren «Platz» gelebt hatte, dass ihre wahre Welt ihr Innenleben war.

Ihre Sehkraft ließ nach. Wenn sie Knöpfe an Hemden und Pyjamas nähte und die ausgefransten Manschetten der «Mannsbilder» ausbesserte, musste sie um Hilfe beim Einfädeln der Nadel bitten. Auch ich saß da und nähte, und mein Faden drang rasch und zielsicher durch das Nadelöhr, wie ein winziger Speer. «Janet, kannst du mir die Nadel einfädeln?», und voll inneren Zorns über ihre Hilflosigkeit nahm ich die Nadel, nicht sanft, und fädelte sie ein mit der blitzgeschwinden Präzision meiner neunundzwanzig Jahre. Sie hatte nie versucht, mit ihren ruhmreichen Schwägerinnen zu konkurrieren und eine geschickte Näherin zu werden, auch hatte sie in all den Jahren keine Zeit gehabt, sich hinzusetzen und zu nähen, während wir Mädchen uns unsere Kleidung seit langem so recht und schlecht selbst anfertigten. Und wenn ich Mutter so hilflos beim Nähen sah, einer Tätigkeit, die ihre einstmals scharfen Augen kaum beansprucht hatte, welche Herzens- und Geistesangelegenheiten vorbehalten gewesen waren, der Dichtung, dem Feuermachen und der Zubereitung der Mahlzeiten, dem Blick auf ihre geliebte «Natur», dann spürte ich die schreckliche Verarmung ihres Lebens, eine endgültige Beraubung, der ich nicht ins Auge blicken konnte. Ich wusste auch, dass ich ihr nie nahe sein würde, denn meine Vergangenheit und meine Zukunft bildeten eine Barriere gegen die Vertrautheit, die sich zwischen Mutter und Tochter entwickelt.

Ich konnte meine Zukunft nicht länger aufschieben. Ich antwortete auf ein Inserat, in dem ein Hausmädchen im Grand Hotel in Dunedin gesucht wurde, und fügte als Referenzen einen alten Brief des Bürgermeisters von Oamaru und das Empfehlungsschreiben aus der Playfair Street in Caversham hinzu – «stets höflich zu den Gästen ... ehrlich ... fleißig». Und abermals fuhr ich, auf dem Weg in meine Zukunft, mit dem Bummelzug in Richtung Süden, nach Dunedin.

ZWEITER TEIL

Das Finden der Seide

Getrennt von der Zeit wie eine Seidenraupe von der Seide.

16

Grand Hotel

Ich stand kurz davor, das dritte Mal, seit ich von der Schule abgegangen war, in Dunedin zu leben, und jedes Mal, zuerst mit den Monaten und jetzt mit den dazwischenliegenden Jahren und Erfahrungen, hatte sich meine Beziehung zu dieser Stadt, die nun meine älteste Bekannte war, vielleicht meine einzige Bekannte, verändert. Ein eigenartiger Reinigungsprozess hatte sich vollzogen – das oberflächliche Staunen, eine Studentin zu sein, war verflogen; dann der zweite Aufenthalt, die Tage der Qual, der Entdeckung der Schizophrenie und der Musik und der gut aussehenden jungen Männer, das Schreiben meiner Erzählungen und mein Versuch, auf poetische Weise verrückt zu erscheinen, das hartnäckige Festhalten an meiner gescheiterten Lehrerinnenlaufbahn, das Entlangschlendern am Leith, das selbst auferlegte, übertriebene Bewusstsein der Tragik, *ich* zu sein – auch diese Tage waren vorüber und hatten den Geist von Jude und Christminster, von Oxford und dem gelehrten Zigeuner mit sich genommen –

Auf dem Holzsteg bin ich an dir vorbeigegangen,
In deinem weiten Mantel trotztest du dem Schnee
Und blicktest gegen Hinksey, winterlich verhangen.
Und du erklommst den Hügel
Hinauf bis zu der Cumner-Kette weißen Kuppen;
Du sahst dich um im dichten Flockentanz,
Und Christchurch Hall lag da im festlichen Glanz

– von allen, die je neben Universitätsflüssen und alten Gebäuden aus grauem Stein träumten.

Jetzt, bei meinem dritten Aufenthalt in Dunedin, waren die Universität und die Pädagogische Hochschule nicht mehr meine Welt: Ich hatte keine Welt. Union Street, Frederick Street, Dundas Street, die ganze frühere Umgebung, sie waren wie Spielzeugstraßen mit Spielzeughäusern, in denen die Spielzeugmenschen durch neue Spielzeugmenschen ersetzt worden waren, die noch immer über die alten Themen redeten und lachten.

Ich nahm ein Taxi vom Bahnhof bis zum Grand Hotel, das stattlich an der Ecke stand mit seinem lackierten Holz und seinem polierten Messing, wie ein stolzes Schiff. Die Direktorin, würdevoll, doch leicht betrunken, kam ins Foyer und erklärte, es müsse sich um einen Irrtum handeln, sie benötigten eine *Kellnerin* und kein Zimmermädchen.

«Vielleicht versuchen Sie es woanders, Miss Frame», sagte sie, während ich, bereits meine schlummernden, verletzten Wurzeln entrollend, versuchte, keine allzu große Angst und Bestürzung zu empfinden, und rasch erwiderte: «Oh, ich habe Erfahrung als Kellnerin. Dann arbeite ich eben als Kellnerin.»

«Sie bekommen sechs Pfund netto die Woche, alles inklusive.»

Alles inklusive.

Mein Zimmer war ein Mansardenzimmer im obersten Stock, und das kleine Fenster blickte von der festungsartigen Fassade auf die Princes Street hinaus und auf die gegenüberliegende Seite, auf die Behandlungsräume der Zahnärzte und die Versicherungsbüros. Das ganze Personal war im obersten Stockwerk untergebracht.

Ich trug einen gestärkten weißen Arbeitskittel, weiße

Schuhe und eine gestärkte Haube. Man wies mir eine «Station» oder Tischgruppe zu, die ich zu bedienen hatte, und ich lernte rasch die Ausdrucksweise und das Verhalten, das von mir erwartet wurde. Ich machte mich auch mit den üblichen Gepflogenheiten vertraut, angefangen mit dem Benehmen, das man gegenüber der Oberkellnerin, dem Direktor und seiner Frau an den Tag zu legen hatte (deren Ähnlichkeit mit jenen, die ich in Christchurch gekannt hatte, mich verblüffte, bis ich begriff, dass ein solches Gewerbe von Menschen ausgeübt wird, die sich äußerlich wie innerlich gleichen), bis hin zur Küchenroutine und zum Tischdecken, der ganz bestimmten Weise, in der man die Servietten zu einer Rosette faltete. Ich lernte auch, die Erregung der anderen Kellnerinnen zu spüren, wenn Gäste gingen und Aussicht bestand, dass ein Trinkgeld unter dem Teller hinterlassen worden war. Die Stammgäste, die reichlich Trinkgeld gaben, waren bekannt, und man wetteiferte darum, sie an den eigenen Tischen zu platzieren, doch Doreen, die Oberkellnerin, eine kleine blonde Frau in Schwarz mit Spitzenkragen und Spitzenmanschetten, bestimmte die Sitzordnung für wichtige Gäste und übernahm dann oft die Station, sodass sie es war, die die Abschlusstrophäen des Bedienens einkassierte. Die Kellnerinnen beobachteten einander mit scharfem Blick, es gab Augenblicke ängstlicher Besorgnis, wenn die Gäste ihre Teller beiseiteschoben, und man näherte sich dem Tisch mit gespielter Gleichgültigkeit, hob den Teller diskret hoch und steckte das Trinkgeld ein. Ich schämte mich meiner steigenden Erregung an Tagen, wenn ein Gast abfuhr, und meiner versteckten, heftigen Gier, wenn ich das Trinkgeld in die Hand gleiten ließ und dort behielt, bis ich es unbeobachtet in die Tasche stecken konnte.

Das Grand Hotel war ein angenehmer Arbeitsplatz. Es gefiel mir, in meiner Uniform, mit der Serviette über dem Arm, im Speisezimmer herumzugehen. Ich war stolz darauf, dass ich mich an die Bestellungen erinnern und die Teller übereinanderstapeln konnte. Das Personal hatte die Freiheit, sich die Urlaubstage und die Arbeitszeit selbst einzuteilen, und oft konnte ich mit einer anderen Kellnerin tauschen, sodass ich zwei oder drei Tage hintereinander frei hatte und entweder heim nach Willowglen fuhr oder im Hotel blieb und die Sicherheit genoss, die es bedeutete, einen Platz zum Schlafen, gutes Essen und einen Verdienst von sechs Pfund *netto* die Woche zu haben. Ich kaufte eine gebrauchte Schreibmaschine und begann Erzählungen und Gedichte zu schreiben. Ich schrieb «Die Kellnerinnen» und «Der Fahrstuhlwärter», Gedichte, die im *Listener* veröffentlicht wurden. Ich schrieb über Kafka und über ein Konzert des Alma-Trios und ein Gedicht mit dem Titel «Über die Bezahlung der ersten Rate», das Ergebnis eines unbesonnenen Vorstoßes in die Welt der Ratenzahlung, als ich eine Musiktruhe mit Plattenspieler und eine Schallplatte kaufte, Beethovens Siebte Symphonie, die ich im Konzertprogramm des Rundfunks gehört hatte und nun leise in meinem Mansardenrefugium spielen konnte. Der Tanz. Für mich *war* es der Tanz, erfüllt von einer besonderen Freude und Freiheit, mit dem betonten Taktschlag des letzten Satzes, wie das Schwingen eines kristallenen Hammers, tauglich zur Errichtung eines Kristallpalastes ohne Mauern, durchströmt von Luft und Licht aus allen Ecken und Enden der Erde und des Himmels.

Außerhalb meines Zufluchtsortes verflüchtigte sich mein Flitterwochenentzücken über die Welt des Servierens allmählich. Um mich gegen Fragen über meine «Vergangenheit» zu wappnen, ließ ich die anderen wissen, dass ich «eigentlich eine Studentin» sei und «hoffte, Schriftstellerin zu werden». Zu meinem Leidwesen war mir bewusst, dass ich, die ich in der Welt keinen «Platz» zu haben glaubte und nicht bereit war zu akzeptieren, dass ich überall existieren konnte, mir für eventuelle Fragen die Pose einer heimlichen Prinzessin unter den Küchenjungen zulegte; allerdings nicht in der Öffentlichkeit; nur wenn eine vom Personal in mein Zimmer kam, um über Liebesprobleme zu sprechen – und sollte sie denn, wenn er verheiratet war, und was blieb ihr anderes übrig, ein Leben als Kellnerin und enden wie T. oder M.

Dann kam die Frage: «Und was ist mit dir? Was machst du eigentlich hier?»

Worauf ich sagte, dass ich ein Buch geschrieben hätte, aber da ich kein Exemplar der *Lagune* besaß, weil viele meiner Bücher verschwunden waren, als man mich lebenslänglich im Krankenhaus, das heißt tot, wähnte, waren meine Kolleginnen skeptisch. Ich zeigte ihnen mein Gedicht «Die Kellnerinnen», das im *Listener* abgedruckt worden war, unter meinen Initialen.

Ihr größter Wunsch jedoch war es, dass ich eine von ihnen werden, mich ihren Aktivitäten anschließen sollte.

«Deine Haare, deine Kleider, sie sind scheußlich. Und dein Lippenstift hat die falsche Farbe. Du musst aufpassen, was für Farben du trägst bei deinem roten Haar. Niemals Rot – das beißt sich. Grün- und Brauntöne. Oder Blau, das passt zu deinen blauen Augen. Warum kommst du Samstagabend nicht mit uns zum Tanzen in die Stadthalle? Und warum lässt du dir die Haare nicht glattziehen? Glatt würden sie viel besser aussehen.»

Nach Jahren, in denen andere über mich verfügt hatten, unter Androhung von Einzelhaft oder «Behandlung», falls ich nicht gehorchte oder, um den offiziellen Ausdruck zu gebrauchen, «unkooperativ» war, war ich bereit, jeden Vorschlag anzunehmen. Grün und Braun wurden *meine* Farben. Kühn ging ich in die Kosmetikabteilung im Warenhaus DIC, wo die Verkäuferin Lippenstifte auf meinem Handrücken ausprobierte und so «meinen» Farbton «Mandarine» auswählte. Ich kaufte Rosenmilch für meine Haut und das Parfum «Evening in Paris» in einer tiefblauen Flasche. Und als die anderen Kellnerinnen meine Bemühungen sahen, «etwas aus mir zu machen», wie sie es ausdrückten, waren sie zufrieden. «Jetzt bist du eine von uns», sagten sie.

Nach der Arbeit saßen wir zusammen und redeten über unsere Kleidung, unsere Haare, unseren Chef und seine Frau und übereinander und dass Mabel übergeschnappt sei und Laura ein bisschen «komisch» – wer glaubte ihr schon die Geschichte mit der Verlobung mit dem Taxifahrer, wo er sich doch gar nicht in ihre Nähe wagte? Ja, wer schon?, dachte ich, denn Mabel und Laura waren nur zwei der innerlich Unangepassten, die sich ohne viel Mitgefühl oder die Hilfe anderer von Hotel zu Herberge und Pension treiben lassen, wo sie ein vorübergehendes Zuhause finden und «für soundso viel die Woche, alles inklusive» arbeiten. Ich fühlte mich als eine von ihnen: Wo sonst konnten sie leben?

Meine Flitterwochenwonne fand schließlich in der Hotelküche ihr Ende. Die Portionen für Männer und Frauen waren unterschiedlich, die Männer bekamen mehr, und wenn es sich um ein Hühnchen handelte, die *Keule* oder den *Flügel*, während die Frauen weniger bekamen und immer die Hühner*brust*, und wenn ich durch die Schwingtür trat, um meine Bestellung aufzugeben, musste ich schnell rufen: *Hühnchen, ein Gent* oder *Hühnchen, eine Lady. Rindfleisch, ein Gent, Rindfleisch, eine*

Lady. Meine Stimme war leise, ich schrie ungern, und ich empfand das Wort *Gent* als geschmacklos. Deshalb gab ich meine Bestellung mit den Worten *Hühnchen, ein Mann, Rindfleisch, eine Frau* auf und warf so all die alten Küchengepflogenheiten des Grand Hotel über den Haufen.

Die zweite Köchin, eine schroffe, tyrannische Frau, begann meine Ausdrucksweise hänselnd und wütend zu attackieren und weigerte sich, meinen Bestellungen nachzukommen, wenn ich sie nicht in der herkömmlichen Weise aufgab, und da sie meinen Widerwillen spürte, bestand sie darauf, dass ich meine Bestellung mehrmals wiederholte. Das Bestellen der Mahlzeiten wurde mir zur Qual. Eines Tages lief ich in Tränen aufgelöst aus dem Anrichtezimmer hinauf in meine Mansarde, und als Pat, die Kellnerin, in mein Zimmer kam, sagte ich, ich fühlte mich nicht wohl.

Ich fragte mich, was ich tun sollte, wohin ich gehen sollte. Es gab keine Möglichkeit. Ich versuchte, ruhig zu bleiben. Ich war doch frei, nicht mehr eingesperrt. War ich frei?

Am Abend ging ich wieder in den Speisesaal.

«Beachte Molly einfach nicht, sie ist eben so», flüsterte Pat, als wir am Serviertisch standen und darauf warteten, dass die Gäste hereinkamen.

«Heute Abend sind sie spät dran. Es wird ewig dauern, bis wir wegkommen. Aber beachte Molly nicht.»

Pat war groß, mit dunklen, lockigen Haaren. Es war ihr Ziel, hinauf in den Norden zu gehen und eine Konditorei zu übernehmen und vielleicht zu kaufen.

«Kommst du morgen Abend mit in die Stadthalle?», fragte sie. «Wir gehen alle.»

Ich hatte mir bei DIC einen modischen Stoff gekauft, *Everglaze*, ein knitterfreier Baumwollstoff, der letzte Schrei, und ein Schnittmuster dazu und war dabei, mir mit der Hand ein Kleid zu nähen, das ich irgendwann zum Tanzen anziehen würde. An diesem Abend inspizierte Pat mein Kleid und half mir mit dem Saum des Glockenrocks.

«Glockenröcke sind schwer zu säumen.»

«Wirst du wirklich Schriftstellerin?», fragte Pat.

«Ich hoffe es.»

«Beachte Molly in der Küche gar nicht. Zweite Köchinnen sind immer so. Die Chefköchin kommandiert herum, die zweite Köchin macht sich wichtig und die dritte Köchin macht die ganze Arbeit. Ich hab mich schrecklich gefühlt, als ich hier anfing. Ich hatte vorher einen Nervenzusammenbruch, weißt du.»

«Ich war in der Nervenheilanstalt», sagte ich und brach in Tränen aus.

Am nächsten Abend gingen Pat und ich und zwei von den anderen todschick herausgeputzt, ich in meinem neuen Everglaze-Kleid mit dem Glockenrock und den Keulenärmeln, in die zwei Häuserblocks entfernte Stadthalle.

«Ist es nicht klasse, dass man überallhin zu Fuß gehen kann, wenn man in einem Hotel wohnt?»

Die Tanzveranstaltung in der Stadthalle hatte schon angefangen, die Band spielte, man hörte das schleifende Geräusch der Tänzer auf dem bestäubten Fußboden, aber es waren noch nicht viele Tänzer da. Eine Reihe von Männern stand an einer Wand, eine Reihe von Frauen an der gegenüberliegenden; die Frauen warteten verlegen darauf, dass die Männer sie zum Tanzen aufforderten, während die Männer sie musterten und dabei ruckartige, hüpfende Bewegungen machten und mit den Füßen auf dem Boden scharrten, fast wie Preisstiere bei der Ausstellung.

Ich saß bei den anderen Mädchen vom Hotel. Eine nach der anderen wurde zum Tanzen aufgefordert. Ich blieb sitzen, noch voll angenehmer Erwartung, bewegte den Kopf im Takt der Musik, klopfte im Rhythmus mit den Füßen auf den Boden, um jedem, der vielleicht in meine Richtung blickte, zu zeigen, dass ich nur zu gern tanzen wollte – aber doch nicht allzu gern, nicht so, dass ich meinen Stolz vergaß; doch wie viel Stolz kann man haben, wenn man darauf warten muss, aufgefordert zu werden?

Ich hatte ein Geheimnis: Dies war mein erster Tanzabend, abgesehen von den Tanzveranstaltungen im Krankenhaus, wo ich viele Schritte gelernt und zwei anhängliche Partner gehabt hatte – den kahlköpfigen Mann mittleren Alters, der alt genug war, um mein Vater zu sein, und den traurigen jungen Ex-Soldaten, dunkel und schön, der glaubte, er kämpfe immer noch im Zweiten Weltkrieg in Italien. Als ich ein Kind war, war ich stets aufgeregt bei den Abenteuern des *ersten Mals* und begierig darauf, sie mit anderen zu teilen. Nun hatte ich so viele Erfahrungen des Alltagslebens versäumt, dass meine «ersten Male», nicht mehr im Gleichschritt mit den «ersten Malen» der anderen, als peinlich empfunden wurden. Auch hatte ich Literatur über erste Tanzabende verschlungen, darunter die Erzählung von Katherine Mansfield, doch selbst der Titel «Her First Ball», «Ihr erster Ball», wurde von meinen Schwestern und mir auf vulgäre Weise gedeutet, weil die jungen Farmer, Isabels Partner bei den Tanzereien im Wollschuppen, gern anzügliche Bemerkungen über die «balls», also die «Eier», von Farmern und Schafscherern und so weiter machten, die Isabel rasch aufschnappte, und so passte das Wort «ball» beziehungweise «Ball» nicht mehr zu Mutters Träumen von Wiener Walzern und Wiener Nächten.

Es *war* ein Ereignis – meine erste Tanzveranstaltung; der Schweißgeruch, das Geplapper, die Musik; die glänzenden Nasen, die mit einer Puderquaste betupft wurden. Ich hatte Schweißblätter aus Gummi in die Armausschnitte meines Kleides genäht, und ich spürte den klebrigen Gummi an meiner Haut. Ich saß immer noch geduldig wartend da, sah den Tänzern zu und versuchte so zu tun, als sei dies der Grund dafür, weshalb ich in der Stadthalle war – um den Tänzern zuzusehen. Ah, da kam die Maxina, der Twostepp und, oh, der Destiny. Ich beherrschte sie alle. Fordert mich auf, fordert mich doch auf. Eine ältere Frau saß neben mir und sprach mich an.

«Wir könnten hinaufgehen und ihnen zusehen. Von oben hat man eine gute Aussicht.»

Ich setzte mich auf einen anderen Platz. Wie konnte sie es wagen, wie konnte sie sich erdreisten anzunehmen, dass ich genauso war wie sie, eine alte Schachtel, die nicht tanzte! Sogar die leicht übergeschnappte Laura tanzte. Und es gab noch eine ganze Reihe von Männern, die niemanden aufgefordert hatten. Mein angenehmes Gefühl begann zu schwinden und legte seine ursprüngliche Oberfläche des Schmerzes frei, eine dumpfe Enttäuschung und Kränkung. Ich nestelte an meinem neuen Abendtäschchen herum, das schwarz war und glitzerte – Pailletten –; ach, alles für ein Kleid, alles für ein Täschchen mit Pailletten! Ich knipste das Täschchen auf und warf einen Blick auf meine Max-Factor-Puderdose und mein Evening-in-Paris-Parfum. Dann machte ich das Täschchen wieder zu und versuchte, gelassen auszusehen, als ich aus der Stadthalle und ins Octagon ging und hinunter in die Princes Street und nach Hause ins *Grand*. Das wär's also gewesen, mein Versuch, in der Welt zu leben, und sein Scheitern, dachte ich, während ich meine Schallplatte mit der Siebten Symphonie spielte. Der Tanz. Ich hörte, wie die anderen spät nach Hause kamen, sich eine Tasse Kaffee oder Tee machten, lachten, redeten. Sie hatten sich amüsiert. Und als sie mich am nächsten Morgen fragten: «Wie hat es dir beim Tanzen gefallen?», antwortete ich: «Es war klasse, nicht?»

Sie waren derselben Meinung. «Es war ein klasse Tanzabend.»

17

Mr Brasch und Landfall

Manchmal stöberte ich in der Buchhandlung der Moderne herum (der ehemaligen Buchgenossenschaft), wo ich hoffte, einen Blick auf einen Literaten aus Dunedin oder einen Besucher aus dem Norden zu erhaschen. Mittlerweile konnte ich sowohl die meisten Erzählungen aus *Für uns selbst gesprochen* als auch die biographischen Anmerkungen über die Schriftsteller und das einleitende Kapitel auswendig, das, wie auch die Einleitung des Buches *Neuseeländische Versdichtung*, mein Leitfaden zur neuseeländischen Literatur wurde. Ich akzeptierte jedes Urteil, ohne es in Frage zu stellen: Wenn ein Gedicht oder eine Erzählung als das – oder die – «beste» galt, dann glaubte ich das, und wenn ich nach Beweisen suchte, fand ich diese Beweise immer. Diese beiden Bücher gehörten zu meinen wenigen Bindegliedern mit dem Jahr 1945.

Ich kaufte ein Exemplar von *Landfall* und las es voll Ehrfurcht – hier schrieb der *Avantgarde*-Dichter Maurice Duggan Sätze ohne Verben, sogar solche, die nur aus einem Substantiv bestanden; und er verwendete Kursivdruck und schilderte neuseeländische Schauplätze, die mir unbekannt waren, zumeist aus dem Norden, und die subtropische Hitze knisterte auf den Seiten, und die alten Molen verrotteten, und die Mangrovenbäume standen tief im grauen Schlamm; er schien mit Genuss über die Mangrovenbäume zu schreiben und über langhaarige Frauen in Schlafzimmern und über alles, was glänzte – Blätter und Haut und Wasser; das war der Norden.

Die Gedichte in *Landfall* waren obskur, akademisch, sehr sorgfältig verfasst in konventionellen Strophen und mit kompliziertem Reim und Rhythmus; gelegentlich hatte sich ein sechszeiliger Schlingel von freiem Vers eingeschlichen. Ich begriff, dass man sich kaum einen Schriftsteller nennen konnte, wenn man nicht in *Landfall* abgedruckt wurde.

Eines Tages dann sah ich Charles Brasch hinter dem Ladentisch stehen und Bücher verkaufen. Charles Brasch, der Dichter!, dachte ich,

Sprich für uns, großes Meer.
Sprich in der Nacht und zwinge
Das kalte Herz zu hören,
Das Denken zu vergessen.
O sprich, bis deine Stimme
Die Nacht beherrscht
Und die Einsamen, Angstvollen segnet.

Ich kaufte ein Buch mit Gedichten von Allen Curnow. Ich bemerkte Mr Braschs beifälligen Blick, während er es für mich einpackte. Dann sagte er, wie erschrocken: «Oh. Sie sind doch Janet Frame? Leben Sie jetzt in Dunedin?»

«Ich bin seit ein paar Monaten hier. Ich wohne und arbeite im Grand Hotel.»

Er sah aus, als fühle er sich unbehaglich, und sagte nochmals: «Oh.»

Dann fragte er, ob ich nachmittags einmal zu ihm nach Hause zum Tee kommen wolle. Ich blickte schüchtern.

«Ja.»

«Wie wär's mit kommendem Donnerstag? Um halb vier?»

«Ja, das geht.»

Er gab mir seine Adresse in der Royal Terrace. Er hatte die Augen eines Dichters, eine sanfte Stimme und dichtes schwarzes Haar. Ich dachte an seine Gedichte aus dem Buch *Neuseeländische Versdichtung*: Es waren geheimnisvolle Gedichte, Fragen an die Berge, das Meer und die Toten, gestellt mit der traurigen Gewissheit, dass es keine Antwort darauf gab.

«Wir sehen uns also am Donnerstag. Und denken Sie daran, wenn Sie irgendwelche Beiträge für *Landfall* haben, können Sie sie immer hier im Geschäft hinterlegen.»

«Ja», sagte ich und lächelte schüchtern.

Am Abend erzählte ich Pat und Doreen, dass ich am Donnerstag zum Tee im Haus eines Dichters eingeladen sei.

«Er ist einer unserer besten Dichter», sagte ich.

«Was ziehst du an?», fragten sie.

Ich sparte Geld für einen grünen Mantel, den ich im Schaufenster von Mademoiselle Modes gesehen hatte, aber ich hatte die zehn Pfund noch nicht beisammen.

«Ich habe keinen Mantel», sagte ich.

«Zieh deine Jacke und den Rock an. Und etwas, damit dein Hals nicht so nackt aussieht. Glasperlen? Echte Perlen wären besser. Du brauchst Perlen.»

«Wo soll ich denn Perlen herbekommen?»

«Ist der Dichter reich?», fragten sie.

«Angeblich.»

«Dann brauchst du dir keine Sorgen zu machen. Aber trag einen Büstenhalter.»

Am nächsten Tag ging ich zum Modecenter am Moray Place, wo eine grobschlächtige Frau in Schwarz mit einem schwarzen Samtband um den Hals und Ohrringen wie Tante Isy mich in die Ankleidekabine komplimentierte.

«Möchten Sie ein tiefes Dekolleté oder Spitzenkörbchen?»

Die Aufmerksamkeit der anderen und ihr Interesse an der Einladung zum Nachmittagstee waren mir peinlich. Bald wussten alle, dass ich hinging. Sogar der Fahrstuhlwärter erwähnte es. Auch er war einer der traurigen Außenseiter, dem ein Arbeits- und Wohnort wie ein Hotel Schutz bot und der im Umfeld des Hotels stark und selbstbewusst erschien, dem jedoch, wenn man ihm auf der Straße begegnete, seine Zerbrechlichkeit und Andersartigkeit ins Gesicht geschrieben standen.

Der Donnerstag kam, es sah nach Regen aus.

«Vielleicht schenkt er dir einen Mantel», sagte jemand, «wenn er erfährt, dass du keinen hast.»

Ich ging den Hügel hinauf in Richtung Royal Terrace. Ich war viel zu früh dran. Ich schlenderte umher, blickte hinaus über den Hafen und die Halbinsel und hielt Ausschau nach den bekannten Gebäuden der Universität, nach dem Museum, das durch die Bäume hindurch nur undeutlich zu erkennen war, der Lehrerbildungsanstalt und, kaum sichtbar am Fuß der Union Street, der Pädagogischen Hochschule. Ich blickte in die Richtung des Sportgeländes mit seinen Pfützen und Möwen, und ich dachte an die Garden Terrace Nummer 4 und an Tante Isy, die nicht mehr dort wohnte. Endlich getrennt von den Schokoladentrophäen ihrer Tanzkunst, hatte sie sich dem Ursprung ihres Könnens zugewandt, ihrem früheren Tanzlehrer, und ihn nach kurzer Werbezeit geheiratet; ich hatte sie mit ihm gesehen, beide lachend und glücklich, als sie mit dem Expresszug «durchfuhren», auf dem Weg nach Mangakino, wo sie in einem Haus ohne Bäume im Garten wohnen würden.

Ich blickte in Richtung Caversham. Ich dachte an das Haus in der Playfair Street; der Blick darauf war verstellt durch die düsteren Umrisse des Parkside-Altersheims. Und ich dachte an den Footballplatz in Carisbrook und an Peng McKenzie, wie er die Mannschaften auf der «Eisenbahnseite» oder der «Cargill-Road-Seite» ankündigte und – *Peng*, Tor!

Schließlich brachte ich den Mut auf, an die Tür in der Royal Terrace zu klopfen. Mr Brasch begrüßte mich und führte mich in ein großes Zimmer mit vielen Büchern an den Wänden, wo er Tee und Gewürzkuchen servierte, während eine weiße Katze namens Whizz-Bang zusah. Ich erzählte Mr Brasch, dass meine Mutter für die alte Mrs Beauchamp, Katherine Mansfields Großmutter, gearbeitet hatte, und für «den alten Mr Fels», seinen eigenen Großvater.

«Sie kann sich noch an Sie und Ihre Schwester erinnern.»

Mr Brasch blickte streng. Ich hatte das Gefühl, dass er etwas gegen persönliche Erinnerungen und Bezugnahmen hatte, aber worüber sollte ich sonst reden? Ich wusste so wenig. Er begann über die neuseeländische Literatur zu sprechen. Ich blieb stumm. Ich dachte: Er weiß sicher, wo ich während der letzten acht Jahre gewesen bin. Plötzlich war ich den Tränen nahe. Ich war ungeschickt, und auf meinem Teller und dem weißen Teppich zu meinen Füßen lagen Gewürzkuchenkrümel. Dann fiel mir die Einleitung von *Für uns selbst gesprochen* ein, und ich äußerte murmelnd ein paar Ansichten über die Erzählungen und zitierte dabei direkt aus dem Text.

«Das finde ich auch», sagte Mr Brasch.

Unser Gespräch erstarb. Mr Brasch schenkte Tee aus einer schönen Kanne mit einem Peddigrohrhenkel nach.

«Ich mag diese Teekanne sehr», sagte er, als er meinen Blick bemerkte.

«Ich glaube, ich muss jetzt gehen», sagte ich.

«Vergessen Sie nicht, wenn Sie irgendwelche Erzählungen oder Gedichte haben, dann hinterlassen Sie sie in der Buchhandlung.»

«Ja», flüsterte ich schüchtern.

Als Mr Brasch die Tür öffnete, sagte er bestürzt: «Oh, es regnet, und Sie haben keinen Mantel. Wollen Sie einen Mantel?»

«Nein danke, ich habe es nicht weit.»

Als ich ins Grand Hotel zurückgekehrt war und meine Arbeitskollegen mich über meinen Besuch ausfragten, sagte ich hinterlistig: «Er hat mir einen Mantel angeboten.»

Sie waren beeindruckt.

«Aber du hättest Perlen tragen sollen», sagten sie.

In dieser Woche tippte ich eine Erzählung und zwei Gedichte für *Landfall*. Die Erzählung «Ginster und Menschen sind zweierlei» handelte von einem Besuch meiner selbst und einer anderen Patientin in Dunedin, in Begleitung einer Krankenschwester. Nach den vielen Jahren in der Anstalt besaß ich fast keine Kleidung, vielleicht weil meine Familie sich vorstellte, dass die Leute im Krankenhaus Patienten sind, die im Bett liegen und Nachthemden anhaben; außerdem konnte es sich meine Familie nicht leisten, mir Kleider zu kaufen, und ich bat sie nur ungern darum; deshalb schickte mich die Anstaltsbehörde mit einer Schwester nach Dunedin, die mir Unterwäsche kaufen und die Angelegenheiten der anderen Patientin erledigen sollte, einer Frau, die gerade ihren einundzwanzigsten Geburtstag hatte und «mündig» wurde, wie man es nannte. Sie hieß Linda, eine kleine, verhutzelte Person, die seit ihrer frühen Kindheit in der Anstalt war und ihre zwergenhafte Größe damit erklärte, dass sie «unehelich» sei und ihre Mutter nicht gewollt habe, dass sie wachse. Nur das

Personal kannte den Grund, weshalb sie in der Anstalt war. Die Patienten, darunter auch ich, sahen sie als eine kleine Person, gewitzt, willensstark, imstande, sich gegen viele der Patienten im Tagesraum durchzusetzen, sowohl im «sauberen» Tagesraum als auch in dem, der der «schmutzige» genannt wurde. Linda hatte auch die Kontrolle über den Radioapparat und wählte das Programm aus. Seit Monaten freute sie sich auf ihren «Einundzwanzigsten», sie sah darin die Erfüllung all ihrer Träume und war überzeugt, sie würde sich dann verloben, vielleicht sogar heiraten, und «aus dieser Bruchbude abhauen». Um auf ihre Verlobung vorbereitet zu sein, hatte sie einen hübschen blauen Ring im Anstaltsladen gekauft, den wir jede Woche aufsuchten, um das staatliche Taschengeld von fünf Shilling auszugeben. Linda war überzeugt, dass ihr Tag in Dunedin mit ihrer nahenden Verlobung und Freiheit in Zusammenhang stand.

Ihre Aufregung war ansteckend. Es würde ein wunderbarer Tag werden. Kuchen, Eis, vielleicht ein Kinobesuch, wo wir in einem «richtigen» Publikum sitzen würden. Und Linda, die auch niemanden hatte, der sie mit Kleidung versorgte, sollte einen Rock und Unterwäsche bekommen.

Meine Erzählung versuchte die tatsächlichen Umstände des Besuches zu vermitteln. Die Schwester hatte mir erklärt, dass Linda den wahren Grund für den Besuch in Dunedin nicht kannte – sie sollte einen Beamten aufsuchen, der sie nun, da sie einundzwanzig und erwachsen war, offiziell «lebenslänglich» ins Krankenhaus einweisen sollte.

Auch nach unserer Rückkehr aus der Stadt redete Linda noch von dem «netten Mann», der «speziell» mit ihr gesprochen habe und ihr «zukünftiger Ehemann» hätte sein können, «nur war er zu alt. Er hat aber gewusst, dass ich erwachsen bin, dass ich schon meinen Einundzwanzigsten gehabt habe. Ich hab ihm meinen Verlobungsring gezeigt, *Safiere*».

Die beiden Gedichte, die ich *Landfall* anbot, vergisst man am besten, so unbeholfen waren sie geschrieben. «Das Schlachthaus» begann folgendermaßen:

Der Geist, der das Schlachthaus betritt,
muss ruhig sein, ganz ruhig,
muss reingewaschen, begossen werden, wo das körnige Fell
sich festhält an Spuren von Bakteriengedanken,
muss den betäubenden Hammer
schweigend erwarten,
nichts wissend von künftiger Last.

Die Behandlung mit Elektroschocks mag vielleicht viele düstere Erinnerungen zu Tür und Tor hinausjagen; sicher ist jedoch, dass sie die düsteren Erinnerungen an sie selbst, nämlich an diese Schockbehandlung, hereinbittet als ständige Bewohner.

Ich hinterlegte die Erzählung und die Gedichte in der Buchhandlung der Moderne, in einem an Charles Brasch adressierten Umschlag, dann ging ich wieder ins Grand Hotel, um die Antwort abzuwarten. Ich saß in meinem Zimmer und dachte mir alle möglichen Beurteilungen aus, stellte mir vor, wie Charles Brasch in seinem Zimmer mit den vielen Büchern den Umschlag öffnete, die Blätter herausnahm, sie entfaltete, las und dachte: «Endlich! Hier ist eine neue Erzählerin. Das ist wirklich Für *uns selbst gesprochen*. Was für eine Sensibilität! Was für subtile Andeutungen, niemals unverblümte Feststellungen. Die Anspielung auf den Ginster ist gut – diese beiläufige Bemerkung der Krankenschwester, als das Auto die *Kilmog-*

Strecke verlässt … Was für Erfahrungen diese Frau gemacht haben muss (was für tragische Erfahrungen!), dass sie so schreibt. Eine geborene Schriftstellerin.»

Aber – angenommen, er hielt die Arbeit nicht für gut? Vielleicht würde er, wie in einem Schulzeugnis, feststellen: «Könnte besser sein. Entspricht nicht den Anforderungen.»

Ich hatte keine Kopie von meiner Erzählung gemacht und konnte sie nicht noch einmal lesen. Was hatte ich getan?

Noch vor dem Wochenende erhielt ich im Grand Hotel einen langen, dicken Umschlag, der meine Erzählung und die beiden Gedichte enthielt. Mr Brasch merkte an, die Arbeit sei interessant, jedoch seien die Gedichte nicht ganz geeignet, wohingegen die Erzählung «Ginster und Menschen sind zweierlei» «zu schmerzlich für eine Veröffentlichung» sei.

Als ich den Brief auf dem offiziellen Briefpapier von *Landfall* gelesen hatte, wurde mir allmählich klar, wie viel Hoffnung ich in meine Beiträge für *Landfall* und ihre Annahme zur Veröffentlichung gesetzt hatte. Ich schien mein ganzes Leben und meine ganze Zukunft mit in diesen Umschlag gesteckt zu haben. Ich spürte, wie ich in bodenlose Verzweiflung versank. Was blieb mir denn, wenn ich nicht schreiben konnte? Das Schreiben sollte doch meine Rettung sein. Ich hatte das Gefühl, als lösten sich meine Hände vom Rand des Rettungsbootes, an den sie sich geklammert hatten. Mein Kummer wurde jedoch dadurch gelindert, dass zumindest der *Listener* meine Gedichte und Erzählungen abgedruckt hatte. Ich vernichtete meine Erzählung und die beiden Gedichte. Ich tröstete mich mit dem Gedanken, dass ich während meiner Jahre in der Anstalt, als ich mich an mein Exemplar von Shakespeares Dramen geklammert, es unter Strohmatratzen versteckt und es mir, nachdem es mir weggenommen worden war, durch List zurückerobert hatte, aber gar nicht oft darin las, nur die hauchdünnen Seiten umblätterte, die mir irgendwie die Bedeutung der Wörter vermittelten – dass ich damals den Geist des *Sturms* in mich aufgenommen hatte. Selbst Prospero in seiner Zelle voller Bücher hatte echten Schiffbruch und den Schiffbruch seines Ichs erlitten; seine Insel war unerreichbar, außer durch den Sturm hindurch.

In diesem Jahr wurde ich offiziell für «geistig gesund» erklärt, und in einem Ausbruch von Freiheit, der auf die Wiedergewinnung meiner geistigen Gesundheit folgte, nahm ich die Einladung an, bei meiner Schwester und ihrem Mann in Northcote, Auckland, zu wohnen. Ich verließ das Grand Hotel («stets freundlich zu den Gästen») und fuhr zurück nach Willowglen, um mich auf meine Reise nach Auckland vorzubereiten.

18

Das Foto und die Heizdecke

Bisher mutete mein Erwachsenenleben an wie eine Reihe von Reisen, ein Tanz nach Norden und Süden, hin und zurück quer durch das Land. Warum ging ich nun von Dunedin weg?

Amtliche Gesichtspunkte spielten eine Rolle: Ich war nun offiziell, vor dem Gesetz, eine Staatsbürgerin, durfte wählen und ein Testament verfassen. Auch hatte ich beschlossen, dass Kellnern nicht das Richtige für mich war. Oben im Norden (jenem magischen «oben im Norden») würde ich bestimmt ausschließlich als Zimmermädchen arbeiten können, und dabei konnte ich Zeit mit mir selbst verbringen, allein mit meinen Gedanken, mich von einem Zimmer zum anderen bewegen, die Betten machen, abstauben, polieren, ohne den täglichen Streit mit den Köchinnen in der Küche. Auch hatte ich trotz immer wiederkehrender Hoffnungen das Gefühl, dass mein vergeblicher Versuch, in *Landfall* abgedruckt zu werden, eine klare Einschätzung meines Schreibens von mir verlangte, damit ich herausfinden konnte, ob mein Ehrgeiz nicht bloß ein Ausdruck «grandioser Fantasien» war. Bis Dr. Blake Palmer Interesse an meinem Schreiben gezeigt hatte, war man allgemein der Ansicht gewesen, es sei «das Letzte», was ich machen sollte, ich solle «hinausgehen und mich unter die Leute mischen und das Schreiben vergessen». Die Zweifel stiegen leicht auf, und weil ich nicht darüber nachdenken wollte, plante ich meine Reise nach Auckland.

Ich brachte genügend Geld mit nach Willowglen, um eine

Heizdecke für Mutter und Dad zu kaufen, damit sie besser über den grässlichen Winter kamen, genug für die Fahrkarte und ein paar Wochen Lebensunterhalt in Auckland und genug, um mich im Clark-Fotostudio in der Thames Street fotografieren zu lassen. Das Foto war unbedingt erforderlich, eine Art Wiederherstellung meiner selbst als Person, ein Beweis, dass ich existierte. In meiner Unkenntnis der Veröffentlichung von Büchern hatte ich angenommen, alle Bücher enthielten Fotos ihrer Autoren, und ich erinnerte mich an das Gefühl, als mir Exemplare der *Lagune* ins Krankenhaus gebracht wurden: dass ich keinen Anspruch auf das Buch hatte, dass es nicht einmal ein Foto gab, das mir hätte helfen können, einen solchen Anspruch zu erheben.

Dies, verbunden mit meiner Auslöschung im Krankenhaus, schien mich allzu schnell unter die Toten zu versetzen, die nicht mehr fotografiert werden; von meinen Lebensjahren zwischen zwanzig und knapp dreißig war nichts dokumentiert, so als hätte es mich nie gegeben.

Ich erinnerte mich daran, wie ich als Kind immer vor dem Clark-Studio stehengeblieben war, um die Fotos hinter ihrer Säule aus Glas zu betrachten: Sie stellten feierliche Ereignisse im Leben von Leuten aus Oamaru dar, die sich Studiofotos leisten konnten – es gab neugeborene Babys, kleine Kinder, die ihre ersten Schritte taten, Konfirmationen, Reihen von Debütantinnen in Abendkleidern, Vereinstreffen, Familientreffen, Fotos vom einundzwanzigsten Geburtstag, Verlobungs- und Hochzeitsfotos: der ganze Kreislauf, außer den Toten. Es gab auch keine Fotos von Auferstehungen.

In der ersten Woche nach meiner Rückkehr nach Willowglen ließ ich mir die Haare «waschen und legen», wobei mir die Friseuse versicherte, mein Haar würde niemals gut aussehen, wenn man es nicht *fachmännisch glattziehen* ließ. Ich suchte in der obersten Lade der Kommode, wo die Familien-«Schätze» aufbewahrt wurden, nach der Bernsteinkette, die Großmutter mir geschenkt hatte, aber sie war fort, als wäre ich gestorben. Dads Medaille aus dem Krieg war da, und seine Erkennungsmarke und sein Soldbuch und Isabels hauchdünne Eihaut, ihre *Glückshaube*, die, so hatten wir gemeint, verhindern würde, dass sie je ertrank.

Ich trug mein altes Kostüm, eine Bluse und keine Halskette. Das fertige Foto zeigte eine gesunde junge Frau mit offenkundig falschen Zähnen, einem selbstgefälligen Lächeln und einem Godfrey-Kinn. Es war ein erfrischendes, handfestes Foto. Ich lebte also wieder.

Ich wusste, dass die Heizdecke ein Versuch war, meinen Eltern mehr als nur körperliche Wärme zu schenken. Ich wusste, sie wollten, dass ich zu Hause blieb, und ich hatte Schuldgefühle, weil ich wegging, da es für eine alleinstehende Frau Sitte war, bei ihren älter werdenden Eltern zu bleiben. Sie hegten auch Zweifel an meiner Fähigkeit, mich in der Welt zu «behaupten», und weil sie die fachmännische Ansicht der Ärzte respektierten, fürchteten sie, ich könnte durch das Schreiben «mein Hirn strapazieren». Die Heizdecke war auch ein Versuch, die sonnige, andere Welt des «Wiesengrundes» in ein Haus zu bringen, das den Großteil des Tages von Frost umschlossen war. Es verfolgte mich geradezu, wie Mutter mit solcher Sehnsucht zum «Wiesengrund» hinunterblickte und wie es ihr gelang, aus dem Sonnenlicht dort auf dem Gras zwischen den Bäumen einen fast biblischen Traum zu spinnen, der Erfüllung verhieß: eines Tages, eines Tages. Der Gedanke, dass sie krank war, dass ihr Tod vielleicht nicht mehr fernlag, verlieh für mich den Worten und Gesten der

Menschen, die sie umgaben – mein Vater, mein Bruder und ich – eine durchdringende Klarheit; wir hatten stets das Gefühl gehabt, sie sei ein Geschenk, das man für immer in Ehren halten musste, und konnten uns ihren Tod nicht vorstellen. Unsere übermäßige Sorge wich manchmal einem Ärger darüber, dass sie so «jenseitsgerichtet» war. Ich empfand eine Feindseligkeit ihr gegenüber, weil sie sich bereit machte, uns zu verlassen, sie war eindeutig müde, und ihr tiefer Glaube an Christi Wiederkunft und an die Auferstehung der Toten erfüllte sie mit einem Gefühl der Vorfreude, das ihr «Hinuntergehen zum Wiesengrund in der Kühle des Abends» fast zu einer unnötigen Übung machte. Es machte sie schon glücklich, wenn sie davon träumte; ich war es, die wollte, dass es Wirklichkeit wurde, wollte einfach sehen, wie sie sich unter den Kiefern in der Abendsonne ausruhte. Auch konnte ich die Angst im Gesicht meines Vaters nur zu deutlich sehen, wenn er Mutter anschaute: Er konnte es nicht ertragen, dass sie ihn verließ.

Ich besorgte mir die Platzkarte für den Zug nach Auckland. Meine Familie verstand nicht, warum ich Willowglen verlassen wollte, und ich versuchte es auch nicht zu erklären. In der Hoffnung, Krankengeld zu erhalten, um mich meinem Schreiben widmen zu können, schrieb ich an Dr. Blake Palmer, der diese Hoffnung zunichtemachte mit seiner Behauptung, ich könnte womöglich «die Gewohnheit zu arbeiten aufgeben», wenn ich eine finanzielle Unterstützung bekäme. Die Seichtheit der behördlichen Ansichten deprimierte mich. Noch deprimierender war die Erinnerung, dass man mir schreckliche Behandlungen aufgezwungen und Entscheidungen über mich gefällt hatte, ohne dass irgendjemand mich persönlich näher kennengelernt hatte; und nun wurde wieder eine solche Entscheidung getroffen. Als Antwort sandte ich ihm zwei Gedichte, «Der Papierdrache» und «Im gläsernen Berg», für die ich absichtlich Bilder gewählt hatte, die als «schizophren» galten – Glas, Spiegel, Spiegelbilder, das Gefühl, durch Glasscheiben von der Welt getrennt zu sein –, in der Hoffnung, dass meine Botschaft bei ihm ankam. Ich fand, die Anstalt hätte zumindest den Versuch machen können, den Patienten bei ihrer Wiedereingliederung ins Leben behilflich zu sein.

Ich brach nach Auckland auf, Bruddie fuhr mich mit seinem Lastauto zum Bahnhof. Wir verabschiedeten uns voneinander. Ich würde bald auf Besuch nach Hause kommen, sagte ich. Und achte darauf, dass Mutter ihre Pillen nimmt.

In meinem Gepäck befanden sich zwei Exemplare meines neuen Studiofotos in seinem hellbraun marmorierten Rahmen.

19

Oben im Norden

Und wieder eine Reise. Durch die Canterbury Plains und über die Flüsse, Waitaki, ein Blick hinaus zu den Eukalyptusbäumen in der Ferne in Rakaia, dann der Rangitata; weiter nach Lyttleton und auf die Fähre; eine windstille Nacht; dann Petone und Tante Polly und Onkel Vere.

Tante Pollys froschgrünes neues Auto; sie fuhr mit mir in der Umgebung herum, zeigte mir General Motors, wo Onkel Vere arbeitete, auch den Hutt-Fluss; und ganz stolz das Haus, in dem Bob Scott, der berühmte Rugbyspieler, wohnte.

«Er wohnt nicht weit von uns. Ein Ansässiger.»

Tante Polly war die weibliche, etwas schmächtigere Ausgabe von Dad – putzmunter, schnell im Denken und Sprechen, mit einem Blick für Details und einer Liebe zur Perfektion. Tante Polly war als «penibel» bekannt – bezüglich ihrer und anderer Leute Kleidung, Benehmen, Ideen. Sie war in unserer Familie als die Tante bekannt, die «Schliff» hatte, und bei ihren seltenen Besuchen bei uns in Oamaru lautete ihr häufigster Satz: «Man muss *Schliff* haben.» Dann zählte sie diejenigen Familienmitglieder, Freunde und Bekannten auf, die keinen Schliff hatten, wobei sie Gypsy, der Zwillingsschwester ihres Mannes, das höchste Lob zollte. Wenn Tante Pollys Besuch bei uns vorüber war, verbrachten wir Kinder den Rest der Woche damit, sie beim Spielen nachzuahmen: «Haben Sie *Schliff*, gnädige Frau? … Oh, Sie müssen *Schliff* haben. Ich habe *Schliff!*»

Mutter sprach großzügig und leicht ironisch von Tante Polly: «Natürlich, Poll hat Schliff.»

An jenem Abend bestieg ich den Zug nach Auckland, und am nächsten Morgen, völlig durchgerüttelt, merkte ich, wie der Zug in den Bahnhof von Auckland einfuhr, und plötzlich war «der Norden» wieder da, wo Luft und Licht blau und paradiesisch waren.

Und da waren auch schon June, Wilson und ihre drei Kinder, um mich abzuholen und mit mir zu ihrem neuen Haus in Northcote zu fahren.

Ein paar Tage nach meiner Ankunft in Auckland fand ich eine Stelle mit Kost und Logis als Zimmermädchen im Trans-Tasman-Hotel, wo es im Gegensatz zum Grand Hotel in Dunedin mit seiner Familienatmosphäre viele Zimmer, viele Stockwerke und zahlreiche Angestellte gab und wo man bei jeder Tätigkeit ein Gefühl von Zeitdruck hatte. Das Speisezimmer des Personals war immer voll. Die Leute lächelten nie und sprachen in energischem, schroffem Ton. Mir wurde ein ganzes Stockwerk zugeteilt, mit den üblichen Pflichten, die Betten zu beziehen, in den Zimmern Staub zu wischen und sauber zu machen und den Flur und die Badezimmer zu putzen; meine eigene Unterkunft war ein winziges Zimmer auf der obersten Etage, die *Olymp* genannt wurde, und alles hätte problemlos verlaufen können. Bald fand ich heraus, dass viele der Gäste auf meiner Etage Piloten und Fluggäste waren (von den Morgenmaschinen der Pan-American), die bis zum späten Nachmittag im Bett blieben, und es war an einem dieser Nachmittage, während ich mich noch mit ungemachten Betten und unaufgeräumten Zimmern herumschlug, wo ich längst schon hätte fertig sein sollen, als die Etagenleiterin mich entdeckte und drohte, mich zu entlassen, wenn ich nicht schneller arbeitete. Ich brach in Tränen aus, und noch am selben Abend verließ ich das TransTasman. Ich hatte nur eine Woche durchgehalten. Auckland war eine echte Großstadt, eine harte Stadt, so wie die Städte, von denen ich gelesen hatte. Ich flüchtete mit der Fähre über den Hafen ins vornehme, grüne Northcote, um wieder einmal bei den Gordons zu wohnen.

Die nächste Woche verbrachte ich damit, meine Schwester und ihren Mann und die drei Kinder kennenzulernen. June sagte mir, Frank Sargeson, der Schriftsteller, habe sie eines Tages aufgesucht, da er gehört hatte, dass ich ihre Schwester sei. Er hatte gesagt, er würde mich gern kennenlernen, falls ich je nach Auckland käme.

«Willst du ihn besuchen?», fragten sie.

«O nein. Ich kenne ihn ja gar nicht.»

«Wir können dich hinbringen. Er wohnt in einem alten Strandhaus in Takapuna.»

Warum sollte ich Frank Sargeson besuchen? Ich kannte *Für uns selbst gesprochen*, und ich hatte ein paar von seinen Erzählungen in der neuseeländischen und englischen Ausgabe von *Neue Literatur* gelesen. Ich war unschlüssig, ob ich mich mit ihm treffen sollte.

Eines Nachmittags dann, als sie mir die Sehenswürdigkeiten des North Shore zeigten, sagte Wilson plötzlich: «Frank Sargeson wohnt hier irgendwo. Besuchen wir ihn.»

Unser Besuch war kurz. Was sollte ich sagen? Ich war befangen, die «komische» Schwester, mit der man eine Ausfahrt macht. Mr Sargeson, ein bärtiger alter Mann in einem abgetragenen grauen Hemd und einer grauen Hose, die mit einer Schnur zugebunden war, lächelte freundlich und fragte mich, wie es mir ginge, und ich sagte nichts. In seinem Garten stehe eine Militärbaracke leer, meinte er. Ich könne gern darin wohnen und arbeiten. Ich nahm das Angebot nicht an, lehnte es aber auch nicht ab. Ich war so überwältigt von meinem «psychischen» Status und vom Anblick des berühmten Schriftstellers, dessen Anthologie neuseeländischer Literatur, *Für uns selbst gesprochen*, ich sehr schätzte; des berühmten Schriftstellers, zu dessen fünfzigstem Geburtstag ich ein Glückwunschschreiben unterzeichnet hatte, obwohl ich ihn nicht kannte und nichts über die anderen Unterzeichnenden wusste. Frank Sargeson. Mr Sargeson.

Er schlug vor, ich solle ihn doch einmal allein besuchen.

«Wie wär's mit kommendem Freitag?»

«Ja», sagte ich schüchtern.

Und so machte ich mich am Freitag von Northcote zu Fuß auf den Weg zu Mr Sargesons Haus in Takapuna, auf der großteils unbefestigten Straße, die auf beiden Seiten von Wiesen mit Gestrüpp und Toi-Toi-Gras begrenzt war, vorüber an Mangrovesümpfen – Mangrove! – und einheimischem Buschbestand. Es war im Spätfrühling 1954, und ich war gerade dreißig geworden, ein Anlass für ein Foto und, nach Dichtertradition, für ein Gedicht. Mir fiel Dylan Thomas' Gedicht «Es war mein dreißigstes Jahr in den Himmel» ein, und ich dachte über seinen Tod nach und versuchte mir meine Jahre zwischen zwanzig und dreißig vorzustellen, als hätte ich in der Welt gelebt. Die Leute redeten über den Streik der Hafenarbeiter, über entflohene Mörder, über McCarthy; ich wusste wenig darüber. Ich kannte nur Prospero, Caliban, König Lear und Rilke in der Übersetzung – sie waren für mich die Ereignisse des vergangenen Jahrzehnts gewesen.

Ich umging den Busch und gelangte auf die Straße zu Mr Sargesons Haus, nach den Straßen mit Namen englischer Dichter – Tennyson Street –, und war das die Milton Avenue?

Ich kam zur Esmonde Road Nummer 14, ging durch die Öffnung in der hohen Hecke und um das Haus herum zur Hintertür, wobei ich an der Wäsche vorübereilte, die zwischen dem Zitronenbaum und dem Haus zum Trocknen aufgehängt war. Ich klopfte an die Tür.

Mr Sargeson war zu Hause. Er öffnete die Tür und sagte mit einem unsicheren Lächeln, so als spreche er mit einem Kind: «Nur herein, nur herein.»

Ich betrat das Wohnzimmer, während Mr Sargeson hinter die hölzerne Esstheke trat und sich darauf stützte.

«Hatten Sie einen langen Weg?»

«Etwa fünf Kilometer.»

«Möchten Sie sich ein wenig hinlegen?»

Ohnehin schon ängstlich, bewegte ich mich in Richtung Tür und sagte spröde, bereit zur Flucht: «Nein, danke.»

«Robin Hyde hat sich immer hingelegt. Sie humpelte herein und warf sich gleich aufs Bett.»

«Ach wirklich?»

«Haben Sie ihre Bücher gelesen?»

«Ich habe davon gehört», sagte ich. «Ich kenne ein paar ihrer Gedichte.»

Ich sagte nicht, dass ich einen Essay gelesen hatte, in welchem ihr letzter Roman als ‹Fantasie ohne Ballast› bezeichnet wurde; der Satz hatte sich mir eingeprägt als ein Beispiel, was von Kritikern zu erwarten war, wenn man einen Roman schrieb. Was sollte das heißen? Brauchte die Fantasie Ballast? Ich interessierte mich für dieses Territorium, denn obgleich ich keine persönliche Erfahrung mit dem Reich ungebändigter Fantasie hatte, so hatte ich doch Menschen gekannt, für die die Fantasie an sich ein Ballast war. Sie waren dann frei, aber nirgendwo.

Dann begann Mr Sargeson über mein Buch *Die Lagune und andere Erzählungen* zu sprechen, während ich voll Unbehagen zuhörte. Ich hatte seine Entscheidung, «Der Tag des Schafes» für die Oxford-Anthologie auszuwählen, nicht gut gefunden.

«Haben Sie ein Exemplar der Oxford-Anthologie?», fragte er. Ich hatte keines. Unverzüglich holte er sein eigenes Exemplar, signierte es und schenkte es mir.

Dann fragte er mich, wie es mit meiner zukünftigen Arbeit stehe.

«Ich weiß nicht», sagte ich vorsichtig.

«Haben Sie sich überlegt, ob Sie hierherkommen und in der Hütte arbeiten wollen? Sie könnten ungehindert schreiben. Es bringt nichts, wenn Sie in der Vorstadt wohnen, zwischen den Windeln bei den Bourgeois.»

Seit dem Geschichtsunterricht über die Französische Revolution hatte ich das Wort «Bourgeois» nicht mehr gehört, und ich war nicht sicher, ob ich seine moderne Bedeutung verstand.

«Aber ich muss mir Arbeit suchen», sagte ich.

«Warum denn? Sie sind Schriftstellerin.»

Ich lächelte erstaunt: «Bin ich das? Sie haben es abgelehnt, mir Krankengeld zu zahlen.»

Mr Sargeson sah wütend aus. «Nach all den Jahren im Krankenhaus? Hören Sie, ich habe einen guten Freund, einen Arzt, der Verständnis hat und Ihnen wahrscheinlich eine Beihilfe verschaffen kann, während Sie an Ihren Texten arbeiten.»

«Wirklich?»

Ich fühlte mich überwältigt und schüchtern und beschützt. Ich nahm sein Angebot an, in der Baracke zu wohnen und zu arbeiten, unter der Bedingung, dass er mir gestattete, wöchentlich für meine Unterkunft und Verpflegung zu bezahlen. Obwohl er zunächst protestierte, war er schließlich mit einem Pfund pro Woche einverstanden. Sein eigenes Einkommen war niedrig. Die erste Welle des Interesses, das seine Arbeit nach der Publikation hervorgerufen hatte, war abgeebbt, und er hatte das Stadium erreicht, wo er Geld dringend benötigte, denn seine Bücher waren vergriffen.

An diesem Nachmittag waren wir beide nervös. Bevor ich ging, sagte ich, June und Wilson würden mich am Wochenende mit meinen «Sachen» herbringen – zwei Koffern mit Kleidung und Büchern und meiner Remington-Schreibmaschine aus der Zeit im Grand Hotel. Ich hatte das Gefühl, Mr Sargesons Angebot würde mir vielleicht das Leben retten. Meine Zukunft sah bereits düster aus, da ich in einer Familie lebte und mich dennoch fehl am Platz fühlte, überzählig – meine Schwester und ihr Mann und ihre Familie erschienen mir wie Fremde. Meine Empfindlichkeit, was meinen «Platz» oder das Fehlen dieses Platzes und die behördlichen Entscheidungen über mich betraf, war damals extrem groß, und meine Selbstsicherheit wurde täglich durch die neugierigen Fragen der Kinder erschüttert – Wer ich sei? Warum ich nicht in meinem eigenen Haus wohnte? Wo meine Kinder waren? Und warum ich nicht mit ihnen gemeinsam aß? Die Erfahrungen in der Anstalt, als ich einmal an den Haaren zum Tisch gezerrt worden war, obwohl ich große Angst davor hatte, in dem riesigen, überfüllten Saal zu essen, wo man von der Oberschwester und ihrer Belegschaft überwacht wurde, sich nur auf ausdrücklichen Befehl rühren durfte und die Spannung spürte, wenn die Messer eingesammelt wurden und das lange Zählen begann – all das hatte dazu geführt, dass ich nur ungern in Gesellschaft aß. Normalerweise aß ich allein und machte mich so zu dem, was ich am allerwenigsten sein wollte – zu einer Außenseiterin. Außerdem hatten meine Schwester und ihr Mann viele Freunde, die manchmal ins Haus kamen. Ich stand abseits wie ein Steinpfahl, während sie höflich fragten: «Geht es ihr jetzt besser? Macht sie Fortschritte?»

Ich traf mit meinen «Sachen» bei Mr Sargeson ein, darunter mein rostfarbener Rock, mein dunkelgrünes Twinset und der dunkelgrüne Mantel, den ich schließlich bei Mademoiselle Modes in Dunedin gekauft hatte. Ich fühlte mich durch die Regeln eingeschränkt, die vom Farbrad und von den Vorlesungen über bildende Kunst an der Pädagogischen Hochschule und von meiner Haarfarbe diktiert wurden und mir dunkle Grün- und Braun- und Gelbtöne aufzwangen. Primärfarben, kräftige, leuchtende Farben seien «schlecht», hatte man mir beigebracht, während die, die ich wählte, angeblich «gut» waren. Zu lange schon gab es zu viele moralische Urteile über Kleidungsstücke, Farben, Formen, wobei die «guten» mit «Geschmack» in Zusammenhang gebracht und mit Vorstellungen von Überlegenheit verbunden wurden.

Ich war mir damals sicher, dass meine Kleidung «geschmackvoll» war. In meinem Zustand der extremen Willfährigkeit einer Jasagerin, einer Simon-Says-Frau – geh dorthin, komm sofort hierher –, hatte ich mir schließlich und endlich sogar ein Korsett oder Mieder gekauft, weil die Frauen im Grand Hotel und meine Schwester in Auckland mir gesagt hatten, mein Hinterteil zeichne sich unter meinem Rock ab, und damals war es einem Hinterteil nicht gestattet, sich abzuzeichnen. Die einzige Freiheit, die ich besaß, war in meinem Inneren, in meinen Gedanken und in meiner Sprache, die ich zum Großteil sorgfältig verbarg, außer in meinem Schreiben. Für Konversationszwecke behielt ich mir ein harmloses Geplauder vor, das wirklich niemand als «sonderbar» oder «verrückt» bezeichnen konnte.

Doch sobald ich bei Mr Sargeson eingezogen war, mit der Aussicht, als Schriftstellerin zu leben, mit einem Platz für die Arbeit und für das Alleinsein, ohne Geldsorgen, in der Gesellschaft eines Menschen, der wirklich *glaubte*, dass ich eine Schriftstellerin war, verloren die Probleme mit den Farben, den «guten» Farben und den «schlechten» Farben, die ständigen Ratschläge wegen meiner gekrausten Haare und das Gemecker, dass mein Hinterteil sich unter meinem Rock abzeichne, ihre Bedeutung und schienen weit weg. Ich hatte eine Militärbaracke mit einem Bett, einem eingebauten Schreibtisch mit einer Petroleumlampe, einer Schilfmatte auf dem Fußboden, einem kleinen Schrank mit einem alten Vorhang davor und einem kleinen Fenster am Kopfende des Bettes. Mr Sargeson (ich war noch nicht kühn genug, ihn Frank zu nennen) hatte mir bereits ein ärztliches Gutachten und eine Beihilfe von drei Pfund pro Woche besorgt, was der Höhe seines eigenen Einkommens entsprach. So hatte ich alles, was ich mir wünschte und was ich brauchte – und fragte mich bekümmert, warum es so viele Jahre gedauert hatte, es zu finden.

20
Mr Sargeson und die Militärbaracke

Mr Sargeson lebte und arbeitete nach einem streng geregelten Tagesablauf, den ich übernahm, obwohl ich meine Gewohnheit, sehr früh aufzustehen und mich sofort anzuziehen, nicht ändern konnte. Die Zimmer im Backsteingebäude von Seacliff waren nicht geheizt gewesen, und am frühen Morgen wurde unser Kleiderbündel, das sich während der Nacht vor der Tür befunden hatte, hereingeworfen, und die Luft und der Fußboden und das rostige Drahtgeflecht des kleinen, hohen, vergitterten Fensters waren eiskalt, und die Lampe in ihrem Metallkäfig an der Decke hatte sich beschlagen.

Er stand erst um halb acht auf und frühstückte um acht, und es schienen Stunden zu vergehen, bis ich den Mut aufbrachte, um mit meinem Nachttopf und meinem Waschzeug zum Haus hinaufzugehen und zu warten, bis er aufgestanden und angezogen war. Normalerweise nahm ich mir mein Frühstück selbst – ein Hefegetränk, über Nacht vergoren, selbstgemachter Quark mit Honig, und Brot und Honig und Tee. Wenn Mr Sargeson mit mir frühstückte, wobei er mir an der Theke gegenübersaß, war ich meist zum Plaudern aufgelegt. Schon in der ersten Woche meines Aufenthalts machte er mich darauf aufmerksam. «Sie plappern beim Frühstück», sagte er.

Ich merkte mir, was er gesagt hatte, und unterließ in Zukunft das «Plappern», doch erst als ich regelmäßig jeden Tag schrieb, verstand ich, wie wichtig es für uns beide war, unsere innere Welt zu gestalten, aufrechtzuerhalten und zu bewahren, wie sie sich jeden Tag beim Aufwachen erneuerte, wie sie selbst während des Schlafes bestehen blieb, so wie ein Tier vor der Tür, das darauf wartet, eingelassen zu werden; und wie ihre Form und Kraft am besten durch Stille geschützt wurden. Sobald ich mehr über das Leben eines Schriftstellers wusste, kränkte es mich nicht mehr, dass er mich «Plappermaul» genannt hatte.

«Woran arbeiten Sie im Augenblick?», fragte er mich eines Tages beim Essen.

Ich war erstaunt und dankbar, dass er mich als eine Schriftstellerin akzeptierte, die jeden Tag arbeitete, insbesondere als ich mit dem Roman, den ich zu schreiben beabsichtigte, noch nicht angefangen hatte, und an manchen Vormittagen war ich so ängstlich darauf bedacht, den Eindruck zu arbeiten zu erwecken, dass ich tippte: Der schnelle braune Fuchs springt über den faulen Hund; und: Es ist an der Zeit, dass alle guten Männer der Partei zu Hilfe eilen; und meinen alten Lieblingssatz für unproduktive Augenblicke: «Das ist der Urwald, die Kiefern murmeln, die Tannen sprechen und geben in traurigem Ton Antwort dem Klagen des Waldes.»

«Ach», sagte ich geheimnisvoll. «Ich plane einen Roman, aber im Augenblick schreibe ich andere Sachen.»

Diese «anderen Sachen» waren Gedichte und Erzählungen, von denen ich einige an den *Listener* sandte, doch als eine, eine Erinnerung an Rakaia, zurückgeschickt wurde, zögerte ich, weitere zu senden. Da ich gehört hatte, dass das Unterrichtsministerium Arbeiten für die Schulzeitschriften «gut bezahlte», schrieb ich zwei Erzählungen und veröffentlichte sie dort. Ich hatte eine Kurzgeschichte mit dem Titel «Kohle» geschrieben, über die männlichen Patienten, die, Seite an Seite wie Zugpferde zwischen den Deichseln, den Kohlenkarren von einer Station zur anderen zogen; und darüber, wie nach dem Beschluss, das Transportsystem zu «modernisieren», ein Lastwagen zur Beförderung der Kohle verwendet wurde und die Männer, die bei der Arbeit zwischen den Deichseln ein weiteres jener traurigen Bilder wie aus einem Roman von Dickens geboten hatten, wie man sie überall in den Anstalten vorfindet, nun trübsinnig im Aufenthaltsraum saßen, eingesperrt und ohne Beschäftigung.

Ich schrieb auch eine Erzählung mit dem Titel «Eine Heizdecke», in der ich Möglichkeiten erforschte, Wärme zu spenden.

«Geben Sie mir etwas davon zu lesen?»

Ich war verblüfft. Ich war es nicht gewohnt, anderen meine Arbeiten zu zeigen, außer ich bot sie einer Zeitschrift zur Publikation an. Insgeheim war ich stolz auf meine neueste Erzählung «Eine Heizdecke», und so gab ich sie Mr Sargeson unbedachterweise zu lesen.

Statt Mr Sargesons Beispiel zu folgen und mich auszuruhen und in der Baracke zu lesen, spazierte ich an jenem Nachmittag durch die Straßen von Takapuna. Ich saß am Strand und blickte hinaus auf Rangitoto, die Insel, die alle in Auckland als ihren Besitz ansahen und über deren Form, die aus jedem Blickwinkel vollkommen erschien, sie redeten, als hätten sie dabei geholfen, sie zu entwerfen und zu gestalten. «Schau, da ist Rangitoto», sagten sie. Ich dachte: Das ist also die Insel aus Charles Braschs Gedicht –

Rauheit des Ginsters verdunkelt den gelben Felsgrat,
Bäume mit Scharlachblüten neigen sich vor
Und lassen ihre Schatten auf die Bucht weit unten fallen …

Ich hatte nur wenig Erfahrung mit einer Vielzahl von Menschen; ich kannte sie nur in meinem Herzen; ich fand diesen Eifer der Bewohner von Auckland, Rangitoto für sich zu beanspruchen, liebenswert.

Ich fragte mich, ob Mr Sargeson eben dabei war, meine Erzählung zu lesen. Dachte er gerade: «Ach, das ist gut, ein guter Schluss»? Ich war vorsichtig, was meine Hoffnungen betraf. Als ich die Geschichte gelesen hatte, war sie durch mich hindurchgerauscht bis zu ihrem unwiderruflichen Ende, wie ein richtig gespielter Akkord. Ich wusste aber, dass sie nicht dicht genug geknüpft war; es ließ sich sogar sagen, dass sie in der Mitte durchhing. Ach, hätte ich sie doch mit Bolzen aus Feuer am Himmel anklammern können!

Ich kehrte zum Strandhaus zurück. Er war einkaufen gewesen und bereitete das Essen zu, ein spanisches Gericht, Paella, damals sehr beliebt, da viele seiner Freunde erst kürzlich in Spanien gewesen waren und er gern Gerichte aus dem Mittelmeerraum kochte. Meine Erzählung lag auf der Esstheke neben dem Bund roter Pfefferschoten vom Vorjahr. Ich bemühte mich, nicht ständig hinzusehen. Hatte er sie gelesen? Trotz meiner Vorbehalte war ich mir sicher gewesen, sobald ich das Zimmer betrat, würde er sagen: «Ich habe Ihre Geschichte gelesen. Sie ist gut. Meinen Glückwunsch.»

Mr Sargeson schenkte seinen Lieblingswein, Lemora, in zwei Gläser ein, und ich saß ihm gegenüber auf dem hohen Holzstuhl, während wir unseren Wein tranken.

«Ich habe Ihre Geschichte gelesen», sagte er. Er nahm die Blätter, überflog sie und las laut: «‹Jeden Morgen erhob sie sich …›» Er blickte mich streng an. «Erhob? Und stieg zum Himmel empor, nehme ich an? Warum nicht einfach sagen: Sie stand auf. Verwenden Sie *nie erhob*.»

Ich hörte zerknirscht zu und verstand, dass «erhob» unentschuldbar war.

«Die Erzählung ist auf ihre Art recht gut», sagte Mr Sargeson. Enttäuschung stieg in mir auf. Ich beschloss, ihm keine Erzählungen mehr zu zeigen, und ich blieb bei diesem Beschluss und zeigte ihm später nur den Anfang meines Romans.

«Wenn Sie an einem Roman arbeiten», sagte Mr Sargeson, «dann müssen Sie einen Plan haben.»

Dann sagte er, er mache immer eine Personenliste. Er entsann sich, dass er als Kind, in der Vorstellung, er würde ein Buch schreiben, den Anfang von *Ivanhoe* abgeschrieben und in seiner Unschuld geglaubt hatte, er schreibe jetzt ein Buch; seine Mutter ertappte ihn dabei und hielt ihm eine Strafpredigt über die Sünde, die Werke anderer zu kopieren. Er hatte geglaubt, dass Bücher allen gehörten, dass sie in den Köpfen aller aus und ein gingen und dass jeder jedes Buch niederschreiben und ein Schriftsteller sein konnte.

Diese ersten Monate meines Aufenthalts in der Baracke waren ein unvergessliches Erlebnis: Frank Sargeson (ich lernte, ihn Frank zu nennen) und ich teilten miteinander Einzelheiten unseres Lebens, unserer Gedanken und Gefühle, die Lektüre von Büchern, die Abende beim Schachspielen (das er mir beibrachte), oder ich hörte den Gesprächen zwischen Frank und seinen vielen Freunden zu, die zum Abendessen kamen. Vor allem aber teilten wir unser Arbeitsleben, und mit seiner Ermutigung lernte ich, meinen Tag zu strukturieren. Noch immer verfolgten mich die Angst vor der Anstalt und Albträume über meine dortigen Erfahrungen. Ich war furchtbar scheu und erholte mich nur langsam von einem Zustand der Verschüchterung. Frank war beschützend und gütig. Erst viel später, als ich meine Bücher schrieb, begriff ich, wie groß, aber auch bereitwillig das unvermeidliche Opfer eines Teils seines Schriftstellerlebens gewesen war, das er mir gebracht hatte. Ich begriff auch, dass das Beschützen anderer, jeweils einer Person, eines alten oder kranken oder invaliden Freundes, während vielleicht zwei oder drei andere im Hintergrund darauf warteten, dass die Reihe an sie kam, für Frank eine in seinem Wesen verankerte Notwendigkeit war und parallel zu seinem Schreiben bestand.

Er war ein geschickter, erbarmungsloser Fragesteller, und nachdem ich ihm Näheres über meine Schulbildung erzählt hatte, sagte er leicht enttäuscht: «Also bist du doch keine Wilde!»

Er sprach mit Begeisterung von seiner Jugend, von seinem geliebten Onkel und der Farm im Waikato. Er sprach von seiner Reise durch Europa, zeigte mir die Sammlung von Ansichtskarten, und als er murmelte: «Ich werde diese Orte nie wiedersehen. Das ist alles vorbei», lag in seinen Augen und seinem Gesicht ein Blick von so leidenschaftlicher Sehnsucht, ja fast von Qual über das, was vorbei war, dass ich den Tränen nahe war.

In all seinen Gesprächen lag ein Zug von Misstrauen, manchmal sogar Hass gegenüber Frauen als einer sich vom Mann unterscheidenden Spezies, und wenn er in der Stimmung war, diesen Zug genauer zu erforschen, hörte ich unangenehm berührt und unglücklich zu, denn ich war eine Frau, und er sprach von meinem Geschlecht. Ich war sexuell naiv, unwissend und nur halb erweckt, und ich wusste nichts über Themen wie Homosexualität, aber ich fühlte mich ständig verletzt durch seine angedeutete Ablehnung des weiblichen Körpers. Mein Leben mit Frank Sargeson war für mich ein sexuell abstinentes, priesterliches, nur dem Schreiben geweihtes Leben, in dem ich mich entfaltete, doch da meine Veranlagung keine vollkommen priesterliche ist, empfand ich Trauer darüber, dass ich von der Anstalt, wo man es für nötig befunden hatte, meine geistige Eigenart zu verändern, in ein neues Heim gekommen war, wo der Wunsch bestand, mein Körper solle ein anderes Geschlecht haben. Der Preis, den ich für meinen Aufenthalt in der Militärbaracke zahlte, war das Bewusstsein der Wertlosigkeit meines Körpers. Frank sprach freundlich über Männer und lesbische Frauen, und ich war weder ein Mann noch lesbisch. Er sah mich lieber in Hosen als in Kleidern. Ich, die ich Frank Sargeson jetzt als meinen Retter betrachtete, sah mich mit einem quälenden Gefühl der Schwermut, der schicksalhaften Endgültigkeit, zu der Erkenntnis gezwungen, dass die Götter gesprochen hatten, dass da nichts zu machen war.

Im Austausch gegen diese mangelnde Selbstachtung als Frau gewann ich ein Leben, wie ich es mir gewünscht hatte. Mir wurde auch die Freude zuteil, einen großartigen Schriftsteller und großartigen Mann und seine Freunde kennenzulernen. Immer war ein Freund «auf Durchreise» von Wellington oder der Südinsel oder von Übersee, oder auch nur von der anderen Hafenseite in Auckland: junge Männer mit ihrem Bündel maschinengeschriebener Gedichte, ihrer ersten Ernte; alte Bekannte; geliebte Freunde, männliche und weibliche, junge und alte. Freunde kamen und gingen, man redete und klatschte über sie, ihre Vergangenheit, Gegenwart und Zukunft, wobei die glanzvollen Höhepunkte sorgfältig ausgewählt und in den Ablauf des Gesprächs eingebaut wurden. Es war eine Welt, in der Äußerlichkeiten keine Rolle spielten, in der ich endlich befreit war von den nie endenden Ansichten über mein Haar und meine Kleidung und das Hinterteil, das sich unter meinem Rock abzeichnete.

Die Zeit war reif. Ich kaufte ein Schulheft, Schreibpapier (grün, sagte Frank, sei am besten für die Augen), ein Farbband und begann meinen Roman zu schreiben.

21

Gerede von Schätzen

Bilder von großen Schätzen inmitten von Trauer und Verlust gingen mir nicht aus dem Kopf, und ich begann mir eine Kindheit auszudenken, ein Leben zu Hause, ein Leben in der Anstalt, wobei ich als Grundlage für die Hauptfiguren Menschen nahm, die ich kannte; die Nebenfiguren erfand ich. Für Daphne wählte ich eine sensible, poetische, zerbrechliche Person, die (so hoffte ich) den inneren Welten Tiefe verleihen und vielleicht eine klarere, zumindest eine individuelle Wahrnehmung der äußeren Welten ermöglichen würde. Die anderen Figuren, in ähnlicher Weise erdacht, wurden eingesetzt, um verschiedene Seiten meiner «Botschaft» darzustellen – die allzu materialistische Lebensauffassung von «Chicks», die Verwirrung Tobys, die erdnahe Veranlagung Francies und die schwer arbeitenden Eltern, Figuren, die meinen Eltern am nächsten kamen. Der Schauplatz war W., eine kleine Stadt, welcher der Verleger dann den Namen Waimaru gab. (Später, nach der Veröffentlichung des Buches, musste ich mit Bestürzung feststellen, dass es als autobiographisch betrachtet und die Figuren für wirkliche Mitglieder meiner Familie und ich selbst für die Figur Daphne gehalten wurde, an der eine Gehirnoperation vorgenommen worden war. Konfrontiert mit einem Arzt, der das Buch gelesen hatte, sah ich mich genötigt, ihm zu beweisen, dass ich keine Lobotomienarben an den Schläfen hatte. Nicht jede aufstrebende Schriftstellerin vermag anderen in einer so erschreckenden, doch überzeugenden Art

«Beweise» für die Fiktionalität ihrer Texte zu liefern. Die Figur Daphne war mir in vieler Hinsicht ähnlich, abgesehen von ihrer Zerbrechlichkeit und Fantasieversunkenheit bis an den Punkt der Ausklammerung der «Realität». Im Alltagsleben bin ich immer stark und praktisch, wenn nicht gar gewöhnlich, gewesen.)

Der obige Einbruch der «Zukunft» ist beim Schreiben einer Autobiographie unvermeidlich, besonders wenn man die Kindheit hinter sich gelassen hat und der Kreislauf des Seins, nun getrennt von einem selbst und deutlich sichtbar, Zeit und Raum und das Leben anderer ausfüllt. Der Schreibprozess kann so geradlinig verlaufen wie eine Eisenbahnhauptstrecke, die man vom Damals zum Heute legt, mit Abzweigungen in die abseits gelegene Wildnis, aber die tatsächliche Form, die ursprüngliche Form ist immer ein Kreis, der nur gezogen wird, um durchbrochen und neu gezogen zu werden, immer wieder.

Jeden Tag nach dem Frühstück ging ich in die Baracke, um an meinem Roman zu arbeiten. Ich hatte nicht nach Franks Vorschlag eine Personenliste erstellt, aber ich hatte ein paar Ideen und Themen in mein Heft geschrieben, auch die Überschriften der einzelnen Teile des Buches, das ich als Ganzes vor mir sah, noch bevor ich zu tippen begann. Ich zog Linien in meinem Heft und entwarf einen Zeitplan mit Tag, Datum, Anzahl der Seiten, die ich zu schreiben hoffte, Anzahl der Seiten, die ich schrieb, und einer Rubrik mit der Überschrift *Ausreden*. Jeden Tag trug ich mit Rotstift die Anzahl der geschriebenen Seiten ein.

Ich war mir der Anwesenheit Franks und seines Standortes in seinem eigenen Tagesablauf ständig bewusst. Da er den Haushalt führte und ein paar Aufgaben erledigen musste, bevor er mit seiner Arbeit anfing, begann er später als ich, und ich hörte, wie es draußen im Garten raschelte, wenn er durch die Büsche ging und seine Pflanzen versorgte, die jungen Tomaten oder Paprika. Noch vor der Erledigung dieser Aufgaben legte er sich an der Ostwand des Strandhauses eine halbe Stunde lang nackt in die Sonne. Er hatte einmal Tuberkulose gehabt, und er sprach oft von der Narbe und dass sie Öl und Sonne brauche, denn diese seien, so wie die Farbe Grün, gut für die Gesundheit.

Sobald ich das Knirschen und Rascheln seiner Schritte in gefährlicher Nähe meines Sanktuariums hörte, wenn er eine verirrte Ranke berührte oder abschnitt oder spielerisch den Blütenstaub von der männlichen Pflanze auf die weibliche übertrug, für den Fall, dass die Bienen oder der Wind ihre Arbeit nicht getan hatten, eilte ich mitten in den Träumereien über mein tägliches Schreibpensum rasch an meine Schreibmaschine und begann: Der schnelle braune Fuchs springt über den faulen Hund zu tippen, da meine Gedanken wie immer in Gegenwart eines anderen Menschen erstarrten. Erst wenn Frank hineinging und mit seiner eigenen Arbeit begann, konnte auch ich mich konzentrieren und ungestört schreiben, bis ich hörte, wie sich die Tür des Strandhauses öffnete, wie Schritte im langen Gras raschelten, wie es an meiner Tür klopfte und wie Frank dann mit seiner sanften Stimme sagte: «Hast du Lust auf eine Tasse Tee, Janet?» Er stellte den Tee auf den eingebauten Schreibtisch, blickte diskret an meinen noch fast unbeschriebenen Blättern vorbei und trat dann den Rückzug durch das lange Gras ins Strandhaus an. Ich hörte, wie sich die Haustür schloss. Dann stürzte ich mich auf den Elfuhrtee und auf die mit Honig bestrichene Roggenbrotscheibe, als wäre ich am Verhungern. Darauf setzte ich meine

Arbeit fort, bis ich Geräusche aus dem Inneren des Strandhauses hörte – Frank, der die Tür öffnete und die Post holte, schabende und klappernde Geräusche, die verrieten, dass das Mittagessen zubereitet wurde. Dann, Punkt ein Uhr, wieder das Rascheln im Gras, das Klopfen an der Tür und die sanfte Stimme: «Das Essen ist fertig, Janet.»

Voll Ungeduld, wieder so, als sei ich am Verhungern, ging ich eilig zum Essen ins Strandhaus. Meist hatte Frank ein Buch in der Hand oder auf dem Esstisch liegen, an dem wir einander gegenübersaßen mit unserer Eierspeise oder den verlorenen Eiern oder dem Käse und dem Roggenbrot, und er las Auszüge laut vor und erörterte den Text, während ich zuhörte und alles, was er sagte, akzeptierte und glaubte, voll Staunen über seine Klugheit. Ich verehrte ihn und hatte großen Respekt vor ihm, und in meiner mittlerweile tief sitzenden Angst vor Autoritäten oder denen, die «das Sagen» hatten, empfand ich das Bedürfnis nach seiner Anerkennung. Er war zwanzig Jahre älter als ich, und für mich war er ein alter Mann. Neben seiner strengen, selbstbewussten Intellektualität kamen mir mein Denken und mein Geschmack nichtssagend vor. In einem Ton, der besagte, dass die Arbeiterklasse «gut» sei, setzte er mich davon in Kenntnis, dass ich ein «Mitglied der Arbeiterklasse» sei. Und wieder bezeichnete er meine Schwester und ihren Mann, bei denen ich fast jedes Wochenende verbrachte, als *bourgeois*, und abermals staunte ich über die Verwendung von Ausdrücken, die mir altmodisch erschienen. Es gelang Frank, jeden in eine «Klasse» einzustufen.

Nach dem Essen machte er sein «Nickerchen» und lag auf dem Bett beim Fenster, während ich, ängstlich darauf bedacht, am Tagesablauf festzuhalten, mich ebenfalls ausruhte oder las oder schrieb oder eventuell in Takapuna herumspazierte. Dann, um drei, wachte Frank auf, und es gab noch eine Tasse Tee mit einer Roggenbrotscheibe und Honig. Darauf hängte er sich seine Segeltuchtasche über die Schulter und ging weg, um Lebensmittel für das Abendessen einzukaufen, das wir oft gemeinsam mit Freunden einnahmen, wobei unsere häufigsten Besucher damals Karl und Kay Stead waren, die vor kurzem geheiratet hatten; Karl studierte an der Universität von Auckland und Kay war Bibliothekarin. Beide strahlten im goldenen Glanz von Jugend und Liebe, und Karl schrieb Gedichte und Erzählungen, und beide wurden wie Frank ins Netz meiner Verehrung gezogen. Ihre Intelligenz, ihre Schönheit, ihre Liebe waren eine Freude für Frank, den die allgemeine Nichtbeachtung der Schriftsteller und die Tatsache, dass seine eigenen Bücher vergriffen waren, oft deprimierten. Fairburn war offenbar krank, R.A.K. Mason war verstummt, und wo war A.P. Gaskell? Irgendetwas stimmte ganz und gar nicht, wenn Schriftsteller ein vielgepriesenes Buch schrieben und danach ihre Stimme nie mehr erhoben. Von wegen Für *uns selbst gesprochen*! Die Botschaft dieses Schweigens war allzu deprimierend. Auch war Frank ein wenig gedrückt wegen der anscheinenden Mühelosigkeit, mit der ich schrieb: Er sollte nicht erfahren, wie oft ich gezwungen war, den schnellen braunen Fuchs über den faulen Hund springen und alle Männer der Partei zu Hilfe eilen zu lassen und angestrengt nachdenkend im «Urwald» zu sitzen, während die Kiefern murmelten und die Tannen sprachen und in traurigem Ton dem Klagen des Waldes Antwort gaben.

Die Freundschaft mit Karl und Kay erfüllte mein Leben und räumte mir endlich einen Platz unter meinen Altersgenossen ein, denn ich hatte das Gefühl, so viele Jahre verloren zu haben, dass ich mein «wahres Alter» nicht bestimmen konnte. Neben der Jugend von Karl und Kay fühlte ich mich alt, und jung neben Frank. Ich war noch nicht einunddreißig.

Mein Schreiben wurde von Lektüre begleitet: Ich hatte viele Bücher zu lesen.

«Hast du Proust gelesen?», fragte Frank.

«Nein.»

Wenn er aufgeregt oder unruhig war, hatte er die Angewohnheit, seine Arme und Beine zu bewegen, als tanze er. Nun «tanzte» er vor Aufregung, mich mit *Proust* bekanntmachen zu können. Ich hatte keine Ahnung von ihm, sprach sogar den Namen falsch aus, obwohl mir eine Bemerkung von jemandem aus Dunedin einfiel: «Es ist wie eine Szene in Proust.»

Zunächst nur aus Pflichtbewusstsein, doch schließlich von Franks Begeisterung angesteckt, begann ich Proust zu lesen, am Abend im Licht der Petroleumlampe in der Baracke, wobei der Schatten der Flamme über die Seite flackerte. Bestrickt von der Einfachheit des ersten Satzes: «Lange Zeit bin ich früh schlafen gegangen», nahm mich Prousts Welt bald gefangen, und jeden Tag sprachen Frank und ich über die Höhepunkte meiner Lektüre.

«Und natürlich hast du *Krieg und Frieden* gelesen.»

Hatte ich nicht.

«Es wird Zeit, dass ich *Krieg und Frieden* noch einmal lese», sagte Frank, und wieder einmal war ich beeindruckt von der systematischen Art und Weise, wie er sein Leben als Schriftsteller gestaltete (wenn man bedachte, dass er vielleicht der erste professionelle Schriftsteller in Neuseeland war, ein Lehrling von Geistern aus einer fernen Welt). Ein Buchhalter würde sagen: Ich muss diese alten Zahlenkolonnen studieren. Ein

Schriftsteller liest die Klassiker aufs Neue, fegt so die Banalitäten der Gegenwart beiseite, erneuert seine Inspiration und staunt über die unvergängliche Wahrheit und Schönheit; vielleicht nicht jeder Schriftsteller; aber Frank machte es so.

Da er vor kurzem von Roy Parsons ein Exemplar von *Krieg und Frieden* bekommen hatte, der ihn mit Büchern versorgte, die er sich nicht leisten konnte, oft als Gegengabe für Kritiken in *Parsons Packet*, lieh er mir diese Ausgabe, während er in seiner alten, größer gedruckten las. Frank war sich immer bewusst, dass sein Augenlicht kostbar war, und so wie nach Öl und Sonnenlicht für seine Narbe suchte er nach Substanzen, die «gut für die Augen» waren: Karotten natürlich. Grünes Schreibpapier und grüne Lampenschirme. Er trug auch einen Sonnenschild, so, wie ihn Tennisspieler aufhaben. Auf seinen Vorschlag hin kaufte ich mir auch einen Sonnenschild.

Gemeinsam durchlebten wir die Ereignisse von *Krieg und Frieden*, wobei Frank enthusiastische Freude an den Entdeckungen bekundete, die ich auf jeder Seite machte und über die wir uns unterhielten; wir analysierten die Figuren, ihre Handlungen und Gefühle, und jeden Tag beim Essen fragte er ungeduldig: «Wo bist du gerade?»

Nachdem wir mit *Krieg und Frieden* fertig waren, lasen wir *Anna Karenina*, *Auferstehung* und die Erzählungen. Tolstoi wohnte in der Esmonde Road 14, Takapuna, Auckland – sowohl im Strandhaus als auch in der baufälligen Baracke. Auch seine Figuren wohnten dort – im Zimmer mit dem Bett in der Ecke mit seiner durchhängenden Matratze und den fadenscheinigen Decken; mit den hohen Bücherregalen, den zusammengerollten und zusammengebundenen vergilbten Manuskripten auf dem obersten Brett; dem offenen Kamin mit den Manukascheiten, die schon für das Feuer am Abend aufgeschichtet waren; mit der Sammlung von Ansichtskarten, Briefen, kleinen Skulpturen auf dem Kaminsims; mit den Gemälden an der Wand – *Der Zuckerkahn in Chelsea*; mit dem zwischen den Regalen eingebauten Tisch, der früher als Schreibtisch verwendet worden war, auf dem sich jetzt jedoch vergilbte Exemplare des *Times Literary Supplement*, des *New Statesman* und andere Zeitschriften stapelten und über dem die elektrische Lampe mit ihrem Rechteck aus grünem Tuch hing, das an den Rändern weiß ausgeblichen war; in dem Zimmer mit der abgenutzten, nicht gestrichenen Esstheke, an der wir unsere Mahlzeiten einnahmen, mit dem Geschirrschrank und dem Abwaschbecken und dem Heißwasserschrank, wo der Quark bis zum Frühstück am nächsten Morgen warm gehalten wurde; mit dem kleinen Atlas-Herd in der Ecke, dem Blechgeschirr im Militärstil, den ein oder zwei oder drei weißen Tassen, zwei davon ohne Henkel; dem riesigen hölzernen Radioapparat, der, so Frank, von «Bob Gilbert» gebaut worden war und den Frank diskret einschaltete, wenn er die Toilette im kleinen, angrenzenden Badezimmer benützte (er war ein zurückhaltender Mann, heimlichtuerisch; aber seine Witze waren genial unanständig).

Alle von Tolstois Charakteren lebten – und einige starben – in jenem Zimmer, dessen Fenster sich auf die Geißblatthecke an der Vorderseite des Hauses öffneten und am Abend mit einer Reihe bemalter Leinwände abgedunkelt wurden, die an die Scheiben gelehnt wurden; aber der Nachthimmel blickte immer herein, und monatelang sangen die Zikaden den ganzen Tag und die Grillen die ganze Nacht.

Auch die Stechmücken sangen, wenn sie in Schwärmen vom Mangrovensumpf am Ende der Straße heraufzogen.

Wir sparten uns den *Tod des Iwan Iljitsch* als letzte Lektüre auf. Frank war entgeistert, als er erfuhr, dass ich es nie gelesen hatte.

«Der große Klassiker», sagte er.

Ich nahm das kleine dunkelblaue Buch mit seinem seidenen Lesebändchen in die Baracke mit, und am folgenden Abend redeten wir über Iwan Iljitsch und den Tod.

Aus der Anerkennung großer Literatur erwächst eine Freiheit, so, wie wenn jemand das herschenkt, was er gern behalten würde, und durch das Schenken wird neuer Raum für neues Wachstum gerodet – ein Ansturm einer neuen Jahreszeit unter einer verborgenen Sonne. Das Anerkennen eines jeden großen Kunstwerkes ist wie Verliebtsein; man schwebt im siebten Himmel; Verfall, Zerstörung, Tod sind im Inneren, nicht im Geliebten; es ist ein Sich-in-die-Unsterblichkeit-Verlieben, eine Freiheit, ein Flug ins Paradies.

Ich kann nicht umhin, mich voll Liebe an die Zeit in der Esmonde Road zu erinnern. Ich sehe mich, wie ich auf meinem hohen Stuhl sitze und Frank ansehe, der mir gegenübersitzt, während wir über *Krieg und Frieden* reden, und während wir reden, sind wir nicht mehr in der Esmonde Road, wir sind bei Pierre, sind in den Krieg gezogen und blicken Napoleon ins Gesicht; oder wir stehen neben der hartnäckigen, langsam knospenden Eiche, die sich als Letzte in die Jahreszeiten fügt, als Letzte ihre Blätter abwirft; oder am Totenbett des alten Prinzen, auch er hartnäckig wie eine Eiche, im Kampf mit der Jahreszeit.

Wir lasen auch Olive Schreiners *Geschichte von einer afrikanischen Farm* und versenkten uns so sehr in sie, dass wir zu Waldo und Bonaparte Blenkins wurden. Wenn Frank mich auch nicht in einen männlichen Gefährten verwandeln konnte, so konnte er mir zumindest einen Jungennamen geben: Waldo.

Unter meinen Besitztümern befanden sich meine Musiktruhe mit Plattenspieler aus meiner Zeit im Grand Hotel und meine Schallplatte mit Beethovens Siebter Symphonie. Ich spürte sofort Franks Missbilligung dieses «Luxusartikels». «Wenn du Musik brauchst, dann musst du sie im Kopf haben oder sie dir aus erster Hand anhören.» Das Radio war entschuldbar. Ich übernahm Franks Überzeugung, dass Musiktruhen, Fotoapparate und Tonbandgeräte unnötig, ja *bourgeois* sind und versteckte meine Musiktruhe mit Plattenspieler voll Scham im Schrank unter einem alten Rock. Eines Abends jedoch, als Karl und Kay zwei Schallplatten brachten, «Eine kleine Nachtmusik» und Beethovens von David Oistrach gespieltes Violinkonzert, sagte Frank: «Wir können sie uns auf Janets Plattenspieler anhören.» Er gab sein Einverständnis. Ich kann das Zimmer noch vor mir sehen, mit den kahlen Wandbauplatten und dem Holzboden, den Frank jeden Samstagmorgen mit einem in Leinsamenöl getauchten Lappen bohnerte («das fängt den Staub auf»), mit den Liegestühlen («sie sind am bequemsten») mit ihren hölzernen Armlehnen – das Zimmer, in dem sich bereits alle Figuren aus *Krieg und Frieden*, *Anna Karenina* und den Erzählungen von Tolstoi und Tschechow befanden, aus den Werken von Proust, Flaubert, Olive Schreiner, Doris Lessing, und das nun die Musik von Mozart und Beethoven aufnimmt, während wir zuhören. Wir spielen die Platte noch einmal. Karl und Frank beginnen über Yeats zu sprechen. Karl liest «Segeln nach Byzanz» und «Die Fahnenflucht der Zirkustiere» vor. Und ich, aufgewachsen mit dem «alten» Yeats, das heißt mit dem «jungen» Yeats von «Hätt' ich des Himmels bestickte Gewänder» und «Die Seeinsel Innisfree», höre zu, umspült von den Wörtern und der Musik. Ich glaube, dann trage ich das Gedicht vor, das ich auswendig konnte,

Dylan Thomas' «Nach dem Begräbnis», und wir sprechen über die Bedeutung von «der protzige Farn legte Samen auf das schwarze Sims».

An jenem Abend las ich im Bett, beim Licht der Petroleumlampe, in Franks Exemplar der *Gedichte* von Yeats:

> Mit Fantasien nährten wir
> Das Herz, verroht durch diese Speise;
> Reichhaltiger die Feindschaft als
> Die Liebe; ach, Bienen, kommt und baut
> Im leeren Haus des Stares.

Ich beendete *Gerede von Schätzen* zwei Tage vor meinem einunddreißigsten Geburtstag, und mit meinem Manuskript, frisch gebunden mit Leinenstreifen, wie Frank es mir gezeigt hatte, und einem Exemplar von William Faulkners *Eine Legende*, das ich für *Parsons Packet* besprechen wollte, fuhr ich für zwei Wochen nach Hause, nach Oamaru und Willowglen.

22

Die Kiefern in der Kühle des Abends

Die Südinsel setzte dem Erwachen des Frühlings größeren Widerstand entgegen; Reif lag auf dem Gras; es war die Rede von Schnee, und man sorgte sich um die neugeborenen Lämmer im Hochland; die Tageszeitungen brauchten mehr Platz, um den üblichen Winterzoll an geliebten Großeltern zu verzeichnen. In Willowglen trugen die alten flechtenbedeckten Bäume im Obstgarten Knospen, die sich zu Blüten verdickten, der Weißdorn war schon weiß, und die Weidenblatt-Akazie unten beim leerstehenden Hühnerstall stellte ihr Gold zur Schau.

Siggy mit den vielen Kätzchen begrüßte mich mit einem kleinen Kaninchen, das sogleich unversehrt auf die Nachbarwiese sprang. Ich fand Siggys Matilda, das Kätzchen, an dem Isabel und ich einst unsere neu erworbenen Psychologiekenntnisse erprobt hatten, indem wir ihm einen «Minderwertigkeitskomplex» bescheinigten, tot, steif und von Reif bedeckt unter dem bienenumschwärmten blühenden Johannisbeerstrauch – denn wie immer bei der Ankunft in Willowglen durchforschte ich zunächst das «Draußen», stieg mit Mühe den Abhang an der Rückseite des Hauses hinauf, zwischen Jahren von herabgefallenen, zu Kompost gewordenen Birnbaumblättern und Obst, das an meinen Schuhsohlen kleben blieb, so dass ich den nassen Pfad wieder hinunterrutschte. Ich erkundete den Bach und den Sumpf und die blühenden Narzissen unter den Obstbäumen, und ich spazierte unter den

Kiefern «unten im Wiesengrund», berührte die saftartigen Perlenkügelchen, die an den Baumstämmen der Kiefern klebten, und sog ihren Duft ein. Die Umstände unseres Umzugs aus der Eden Street 56, die ich immer für unser Zuhause gehalten hatte und aus der wir «hinausgeworfen» worden waren, und die Angst in der Zeit unserer Suche nach einem «Platz» machten Willowglen zu einem wahren Paradies, und da es kein menschliches Wesen war, konnte man es mit Liebe überhäufen, und es war imstande, sie entgegenzunehmen, weiterzubestehen und zu blühen und zu gedeihen.

Ich wusste, dass ich nur ein Schönwettergast war, dass ich es nicht ertragen konnte, daran erinnert zu werden, dass die Familienjahreszeit der Winter war, egal, wie viele Obstbäume und Blumen draußen blühten. Mutter hatte abgenommen, ihre Gesundheit hatte sich sichtlich verschlechtert, wobei sie zugleich ihren Zustand verleugnete. Wie immer war sie voller Hoffnung, und im Augenblick machte es ihr große Freude, dass sie ein dickes Büschel Schnittlauch im kleinen Kräutergarten, den sie vor dem Schuppen in der fruchtbaren, birnengedüngten Erde angelegt hatte, zum Wachsen gebracht hatte. Obgleich ihr Innenleben voller Freuden und Überraschungen war, die sie aufrechterhielten, äußerte sie so wenige persönliche Wünsche, und diese wurden so selten erfüllt, dass das Schnittlauchbüschel ein Ereignis in ihrem Leben war und sie sich nun sanft und glücklich auf die nächste Phase der Wonne zubewegen konnte, auf ein «Schnittlauchsandwich mit frischem Brot und viel Butter». Konfrontiert mit ihrem drohenden Tod und nun auch mit der für sie ungewöhnlichen Handlung, sich einen persönlichen Wunsch zu erfüllen, suchte mein Vater, mit Angst im Blick, Zuflucht in seinem Spott: «Mum und ihr Schnittlauch, sieh dir das bloß an!» Ich hatte immer gewusst, dass der «äußere» Dad nicht der «innere» Dad war, und ich empfand Mitleid angesichts seiner Unfähigkeit, Gefühle mit den richtigen Worten zu verbinden und stattdessen in Panik Worte und Handlungen aus einem Weltall außerhalb des Menschlichen an sich zu reißen. Sein fortgesetzter Spott war so sinnlos.

Mein Vater war seinen Kindern ein guter Lehrer gewesen. Auch ich war verbittert über die Unabwendbarkeit von Mutters Tod. Ich fühlte mich hilflos und hoffnungslos, und ich sprach streng mit ihr, versuchte sie dazu zu bewegen, ihre Pillen zu nehmen, sich auszuruhen, aufzuhören mit ihrem ewigen Feuermachen und Kochen und Versorgen und hinunterzukommen «in den Wiesengrund in der Kühle des Abends beim letzten Sonnenlicht», wie sie es ersehnte. Obwohl ich eine ganz passable Köchin war, die den Kochunterricht in der Mittelschule nicht vergessen hatte, und mich im Kochen übte, seit sich mir die Möglichkeit dazu bot, schwand Mutters Selbstvertrauen, sobald jemand anderer die Mahlzeiten kochte oder die Kuchen buk. (Sie litt noch immer darunter, dass man sie als «schlechte Hausfrau» bezeichnet hatte.) Wenn ich Brot oder kleine Kuchen buk oder eine meiner «Spezialitäten» kochte, buk Mutter sofort «ihr» Brot, «ihre» Kuchen und kochte «ihre» Spezialitäten, und dieser Versuch einer Küchen-Konkurrenz war in seiner Bedeutung so leicht durchschaubar, dass ich ihn rührend und deprimierend zugleich fand und meine eigene Mehl-Melodie zurücknahm.

Während dieses Aufenthalts las ich Mutter ausgewählte Seiten aus *Gerede von Schätzen* vor, wobei ich selbstverständlich jeden Bezug auf den Tod der Mutter, Amy Withers, wegließ. Ich las nur die «harmlosen, unbeschwerten» Passagen, während Mutter voll Zuversicht sagte: «Es ist wunderbar.» Sie und auch Dad waren mehr an «diesem Mr Sargeson» interessiert, aber sie schienen sich mit meiner Erklärung: «Er ist ein alter Mann, ein berühmter Schriftsteller» zufriedenzugeben. Meine Eltern hatten die Hoffnung aufgegeben, dass ihre Tochter, die jahrelang in einer Nervenklinik gewesen war, je «dem Richtigen begegnen» würde, doch Besucher fragten oft hinterhältig: «Bist du schon dem Richtigen begegnet?» Es schien mir ein altmodischer Ausdruck zu sein.

Ich verbrachte auch Zeit mit Dad, beim Angeln unten am Pier, und ich war ebenso erstaunt und dankbar wie damals, als ich ein Kind gewesen war und wir gemeinsam Kreuzworträtsel gelöst und Detektivgeschichten gelesen hatten, als er mir nun Geschichten aus seiner Kindheit zu erzählen begann, über Seefahrertypen aus Oamaru. Es war kalt unten am Pier, wo der Meereswind blies. Die grünen, milchig trüben Wellen leckten und saugten an den alten Holzbalken im Hafeninneren, wo Dad darauf wartete, dass die Dorsche anbissen, während ich nach Norden auf das offene Meer blickte, wo das klare steingraue Wasser an die Felsen schlug. Wir fingen Katzenhaie und einen Lengfisch, den wir als Köder für die blauen Dorsche benützten. Eigentlich machte ich mir nichts aus dem Angeln, aber es gab nicht viele Möglichkeiten, mit meinem Vater zusammenzusein. Er fischte schweigend; wir unterhielten uns nur, wenn wir etwas gefangen hatten.

«Iss niemals roten Dorsch», sagte er, als ich ihm den roten Dorsch an meinem Angelhaken zeigte. «Sie sind voller Würmer. Die blauen Dorsche muss man behalten.»

Ich hörte gehorsam zu, staunend, als bekäme ich Unterricht von einem großen Lehrer, und da ich mir stets eines Lebens als Schriftstellerin gewärtig war, speicherte ich seine Worte im Hinterkopf, zur späteren Verwendung.

Und während ich in Willowglen war, las ich, inmitten anderer Tätigkeiten, *Eine Legende* und andere Romane von William Faulkner aus der Bücherei. Es dreht sich, dreht sich, rasend schnell, wo bin ich? So ähnlich war mein Gefühl, als ich die erste Seite von William Faulkner las. Ich las und las, ich las das ganze Buch, und als ich fertig war, drehte ich mich noch immer in einem Strudel aus Worten und Gefühlen, die wie gewaltige Musik auf mich wirkten, bei der selten nach der Bedeutung gefragt wird. Ich bereitete eine Besprechung vor – wie konnte ich eine Besprechung über einen Romanschriftsteller schreiben, der meinen Blick mit Gefühlen trübte? Ich nahm mir das Buch nochmals vor, las es immer wieder und gelangte langsam ins klare Springbrunnenlicht, wo die Charaktere, die Schauplätze, die Bedeutung zum Vorschein kamen, scharf umrissen, kompakt, real, gut. Das war William Faulkners Welt, und ich hatte sie gefunden, für immer.

Wenige Tage bevor ich mit dem Zug nach Norden fuhr, überredete ich Mutter, mit mir «im Wiesengrund» ein Picknick zu machen, und so bereiteten wir eines späten Nachmittags Schnittlauchbrote zu und füllten eine Thermoskanne mit Tee; und mit einer Decke und Kissen machten wir uns auf den Weg zum «Wiesengrund», gingen langsam den Weg hinunter, an der alten «Geisterkiefer» und an der alten Apfelhütte vorbei, wo die Fächerschwänze durch die Tür mit den kaputten Angeln aus und ein tanzten, vorbei am Kuhstall mit seinem Dach aus Himmel und seiner zerbrochenen Schranke, am verrotteten Schweinestall vorüber, wo Siggy regelmäßig hinging, wenn sie Kätzchen bekam, und am alten Pferdestall, wo Möbel, Bilder, Schachteln mit Fotografien, der Großteil der Überreste aus der Eden Street 56, gelagert waren, unordentlich hingeworfen an jenem hektischen, unordentlichen

Tag des Umzugs; durch das Tor hinaus aus dem kühlen Schatten des Hügels und schließlich dorthin, wo die jungen Kiefern in der warmen Sonne standen, die nicht wie *unsere* Sonne schien, sondern wie eine andere Sonne an einem anderen Ort. Wir breiteten die Decke auf den Kiefernnadeln aus und lehnten uns an die Bäume, und das klebrige Harz blieb an unseren Kleidern hängen. In der Wärme der Sonne wand ich mich wie eine Eidechse, die sich sonnt. Wir aßen unsere Brote mit Butter und Schnittlauch und tranken den Tee, in den ständig kleine schwarze Fliegen vom Bach fielen. Die Purpurhühner sahen uns durch den Zaun von der Nachbarwiese aus zu.

Aber Mutter war unruhig. Was, wenn das Telefon läutete? Bestimmt würden wir es hier im Wiesengrund nicht hören? Was, wenn «dein Vater» nach Hause kam und das Essen nicht fertig war? Außerdem hatte sie telefonisch die wöchentliche Bestellung beim Lebensmittelgeschäft, bei Self Help, aufgeben wollen, und vielleicht war es für die Lieferung des Botenjungen schon zu spät. Wir waren nicht mehr Stammkunden bei Star Stores, sondern bei Self Help, seit der Sohn eines unserer Nachbarn aus der Eden Street dort Leiter geworden war. Meine Familie, die schon seit vielen Jahre in Oamaru lebte, hatte sich ein zuverlässiges Netz aus bevorzugten Ladenbesitzern, Postbeamten und Taxifahrern aufgebaut, unter denen viele der «Jungen» waren, mit denen Myrtle und ich gemeinsam vom großen Glück in Hollywood geträumt hatten. Manche von denen, die mit uns geträumt hatten, waren jetzt Gebein in der Sahara, in Kreta oder in Italien.

Unser Picknick war allzu schnell vorüber. Mutter rappelte sich mühsam auf, außer Atem vor Anstrengung, und gemeinsam gingen wir den steilen Weg zum Haus zurück; und schon war die Sonne im Wiesengrund untergegangen, die Zufahrt lag schon im Dämmerlicht, denn unter den Kiefern wurde es schneller dunkel, und wieder waren wir dort, wo der frostige Hügel sich über das Haus beugte und es umklammerte mit den Krallen eines ewigen Winters.

Als ich zwei Tage späte den Expresszug nach Norden bestieg, wusste ich, dass ich Mutter nicht wiedersehen würde, und in einem Anfall von Bitterkeit sagte ich: «Ich komme nie mehr zurück nach Willowglen.»

Meine Worte waren verletzend, und ich wusste es. Ich verabschiedete mich, der Zug fuhr auf dem gewohnten Gleis ab, und in dem Augenblick, als er mit seinem *Kaitangata, Kaitangata, Kaitangata, Winton, Winton, Winton, Kakanui, Kakanui, Kakanui* begann, wusste ich, dass es keinen Sinn hatte, von irgendwo zu fliehen, vor der Familie oder dem Frost oder dem Land, dass eine Flucht ohnehin unmöglich war, weil ich es als Tochter eines Eisenbahners akzeptieren musste, dass ich im Besitz eines jeden Zentimeters aller Bahngleise des Landes war und umgekehrt von ihnen besessen wurde: ein eisernes Band wechselseitiger Eigentümerschaft. Während wir die Canterbury Plains durchquerten, sagte der Zug immer wieder ein neues Wort: *Willowglen, Willowglen, Willowglen.*

23
Ein Tod

Willowglen war vielleicht das Paradies der Blätter, der Erde, des dunklen Wassers, der dicht mit grellgrün leuchtendem Gras bedeckten Sümpfe, doch Auckland war nach wie vor das Paradies des Lichts, voll wirbelnder rauchgrauer Wolken, als verstecke sich ein Vulkan am Himmel, der in einer anderen, unsichtbaren Welt ausbricht. Franks Garten war übervoll von dem im Frühling gepflanzten Gemüse – hohe Säulen mit Süßmais vor dem Barackenfenster, glänzende grünblättrige Paprika an der Ostseite des Hauses. Er pflanzte Russisch-Rote Tomaten, und er zeigte mir das Bild auf der leeren Samenpackung.

«Beefsteaktomaten und Russisch-Rote, die pflanze ich dieses Jahr.»

In der Nähe der Baracke stand auch ein winziger Papayabaum. Er hegte und pflegte ihn. Er hoffte, eines Tages einen Zimtapfelbaum großzuziehen. Barbara und Maurice Duggan, so sagte er, hätten einen Zimtapfelbaum gezogen. «Vielleicht der einzige im Land.»

Sein Staunen war endlos; seine Augen glitzerten, wenn er vom Zimtapfelbaum sprach. (Ich wollte schon sagen, «seine Augen *leuchteten*», aber das Licht in ihnen war nicht das gleichmäßige Leuchten eines Planeten, es war gebrochenes Licht, wie es durch Nebel oder Feuchtigkeit oder ganz gewöhnliche Tränen dringt.)

«Aber was ist mit deinem Manuskript?», fragte er. «Hast du es an Pegasus geschickt?»

Als Denis Glover von der Caxton Press wegging, überließ er offenbar eine Handvoll meiner Erzählungen und Gedichte Albion Wright von Pegasus, der sie an mich weitersandte. Ich verbrannte sie sofort. Unter den Papieren war ein Brief von John Forrest an Denis Glover, in dem er erklärte, dass keine Hoffnung auf meine Genesung bestehe («Wenn ich an Sie denke, dann denke ich an van Gogh, an Hugo Wolf …»). Frank erklärte mir, Pegasus habe ein Gutteil der Arbeit der Caxton Press übernommen.

Ich wusste, dass ich Frank nach seiner kühlen Aufnahme meiner Erzählung «Eine Heizdecke» nichts von dem Buch zeigen konnte. Der Form halber las ich ihm jedoch ein paar Zeilen des Anfangs vor, die ihm so gut gefielen, dass er vorschlug, ich solle sie als Gedicht an John Lehmann vom *London Magazine* senden. Um die Sache interessanter zu machen (wir hatten über den australischen Jux von *Zornige Pinguine und Ern Malley* gesprochen), schlug Frank vor, ich solle ein paar von meinen Gedichten zusammenstellen, und er würde sie an John Lehmann senden. Er suchte einen Namen für mich aus – *Sante Cruz* – und sagte feierlich, als wüsste ich es nicht: «Das heißt *Heiliger* und *Kreuz*.» In seinem Brief an John Lehmann erläuterte er, ich sei eine Frau von den pazifischen Inseln und neu in Auckland; mein Schreiben habe ihn beeindruckt. Die Antwort war freundlich. Die Gedichte, so sagte John Lehmann, seien erfrischend, neu; er hoffe, vielleicht mehr von meiner Arbeit zu sehen, wenn ich ein wenig mehr Englisch gelernt habe.

Inzwischen half mir Frank, das Manuskript zu verpacken, und seine Sorge war so groß, dass er darauf bestand, mit mir zum Postamt zu gehen und zuzusehen, wie der Beamte die passenden Briefmarken aufklebte und den Umschlag in die Röhre warf.

Zwei Wochen später bekam ich die Nachricht, dass Pegasus Press mein Buch angenommen hatte. Sie legten einen Vertrag bei, den ich unterschreiben sollte. Ich war verblüfft, erfreut und ängstlich, während Frank, der mit dem Ablauf des Schreibens und Veröffentlichens und mit der ganzen *Etikette* vertraut war, sagte: «Wir müssen feiern.» Er gab mehr aus, als er sich leisten konnte, und kaufte eine Flasche Vat 69, den wir an diesem Abend tranken.

Der Sommer kam allzu schnell. Die Hitze hielt Tag und Nacht an. Ich schlief bei offener Barackentür und verhängte den Türeingang und das Fenster mit Musselin, um die Stechmücken aus dem Mangrovensumpf und vom Pupuke-See fernzuhalten. Nachdem ich mein Buch beendet hatte und wieder in die normale Alltagswelt geworfen war, wurde ich unruhig, unfähig, bei der Hitze zu arbeiten. Ich schrieb Gedichte, ein paar Erzählungen. Abends spielte ich Schach oder hörte von Neuem den Anekdoten und Gesprächen Franks und seiner Freunde zu, oder er und ich redeten über die Bücher, die wir lasen, aber wir beide wussten, dass sich ein fast unmerklicher emotionaler Gangwechsel vollzogen hatte, wir befanden uns nicht mehr auf dem gleichen Weg, die Flitterwochen waren vorüber. Ich wusste, es würde bald Zeit sein wegzugehen, und ich wollte nicht weggehen. Anfang, Mitte, Ende – wie oft hatten wir über die fiktionalen Prozesse gesprochen und darüber, wie schmerzlos und diskret sie sich ausdrücken ließen.

Dann, eines Tages Anfang Dezember, kamen meine Schwester und ihr Mann unerwartet zu Besuch. Es war Vormittag, und ich arbeitete. Ich hörte, wie Frank sie zur Baracke wies.

June stand in der Tür.

«Ich muss dir etwas sagen», sagte sie. «Mutter ist heute morgen gestorben. Sie hatte gegen sechs Uhr einen Schlaganfall und ist um halb elf gestorben. Bruddie hat angerufen und es Wilson und mir gesagt.»

Ich versuchte, möglichst wenig Gefühl zu zeigen. Ich sagte: «Sie war ohnehin ausgelaugt und bereit zu sterben.»

Beim Tod von Myrtle und Isabel hatten wir einander umarmt und geweint, doch das war so lange her, und ich war so viele Jahre mit meinen Gefühlen allein gewesen.

«Ihr Leben war schrecklich», sagte ich.

June stimmte zu. Sie würden nicht zum Begräbnis fahren, sagte sie. Sie fragte, ob ich wie gewöhnlich am Wochenende zu ihnen kommen würde.

«Nein, ich glaube nicht», sagte ich.

«Wir sehen uns dann ein andermal?»

«Ja.»

«Sie haben gesagt, wir sollen dir sagen, dass sie dich mit der Nachricht nicht ängstigen wollten.»

Die Mischung aus Trauer und Erleichterung über Mutters Tod wurde verstärkt und verschärft durch das mir wohlbekannte Gefühl der Niedergeschlagenheit und des Zorns darüber, als das «zerbrechliche, verrückte» Mitglied der Familie zu gelten, das vor unangenehmen Nachrichten geschützt werden muss. Die gut gemeinte Rücksichtnahme meiner Familie machte meine Trennung von ihnen nur noch nachdrücklicher und endgültiger. Ich war eifersüchtig, dass meine Schwester als Erste vom Tod erfahren hatte, fast als wäre es ein kostbares Geschenk, das ihr überreicht worden war und dann gebraucht und schmutzig, aus zweiter Hand, an mich weitergegeben wurde. Es war teilweise ein Wiedererwachen der früheren Kindheitsrivalitäten, bei denen es darum ging, wer als Erster das wohlgehütete Geheimnis erfuhr, sah, begrüßte; genau genommen war diese Rivalität gar nicht von Neuem erwacht, denn sie hatte nie geschlafen!

Ich teilte Frank die Nachricht mit.

«Na und?», sagte er und bekundete damit seine Bitterkeit gegenüber seiner eigenen Familie. «Es ist besser, wenn die Eltern tot sind.»

Tapfer stimmte ich ihm zu.

In dieser Nacht, in der Ungestörtheit der Baracke, weinte ich, und als ich mich am nächsten Morgen mit Franks verächtlichen Vorwürfen wegen «all der Tränen» konfrontiert san, erklärte ich, dass ich wegen Mutters Leben weinte, nicht wegen ihres Todes. Ich bedauerte, dass wir wenig Zeit hatten, unsere Eltern kennenzulernen und uns mit ihnen anzufreunden, weil sie ihr Leben fast zur Gänze damit verbrachten, uns zu ernähren, zu kleiden und uns Obdach zu geben. Ich hatte mein Leben damit zugebracht, meinen Eltern zuzusehen und zuzuhören, zu versuchen, ihren Code zu entziffern, hatte ständig nach Anhaltspunkten gesucht. Sie waren die beiden Bäume zwischen uns und dem Wind, dem Meer, dem Schnee; aber das war in der Kindheit. Ich hatte das Gefühl, ihr Tod würde uns schutzlos zurücklassen, aber er würde auch von allen Seiten Licht einlassen, und wir würden die Realität kennenlernen anstelle der Gerüchte von Wind, Meer und Schnee, und imstande sein, jeden Augenblick des Seins zu erfassen.

An diesem Wochenende fuhr ich nicht zu meiner Schwester, und so war ich bei dem Sonntagsessen anwesend, das Frank immer für seinen Freund Harry kochte. Harry, zunächst stumm wie ein Fisch, verlor bald sein Misstrauen mir gegenüber und unterhielt sich mit mir, während Frank, nervöser als gewöhnlich, was sich in einem übertriebenen Gestikulieren und Herumfuchteln seiner Hände zeigte, umrührte und kostete und abwog und eintunkte und schließlich seine übliche perfekte Mahlzeit servierte. Nach dem Essen ging ich wieder in die Baracke und überließ Frank und Harry ihren Gesprächen über die alten und neuen Zeiten. Sie kannten einander schon so lange, dass sie beim Reden halbe Sätze oder einzelne Wörter gebrauchten, und als ich Harry ein wenig besser kannte, begriff ich, wie sehr Frank ihn schätzte, nicht nur als treuen Freund, sondern auch als Quelle der Information über die «andere» Welt der Pferderennbahnen und anrüchigen Großstadthotels und der traurigen, heruntergekommenen Stromer unten beim Ferry Building und am unteren Ende der Queen Street. Frank hatte sein Leben als Schriftsteller perfekt inszeniert, und er achtete darauf, sich, solange er innerhalb des Schreibaktes lebte, mit Menschen zu umgeben, die ihm Neuigkeiten aus einer Welt brachten, die er in der Realität nicht länger erforschen konnte, da die physischen Anforderungen des Schreibens einen Platz an einem Schreibtisch oder Esstisch bedeuten, den ganzen Vormittag oder den ganzen Tag lang, und Stille, Abgeschiedenheit und Schlaf.

Niemand erwartete von mir, dass ich an Mutters Begräbnis teilnahm; ich erfüllte die Erwartungen meiner Familie, indem ich mich nicht dazu imstande fühlte. Stattdessen bat ich meinen Vater, mir die Beileidsbriefe und -telegramme zu senden, die ich beantwortete. Dann feierte und betrauerte ich Mutter in einer Handvoll Gedichte. Ihre rhythmische Bewegung ist nicht gut, aber sie geben Einzelheiten von dem wieder, was ich damals dachte.

Verbrennt die schmutzigen Kleider, in denen sie starb,
die säuerlich riechenden Strümpfe, das fleckige Kleid,
das löchrige Kettenhemd, das sie trug
zum Empfang der traurigen Überraschung,
der Morgenüberraschung des Todes.

Hängt das Kostüm auf einen Kleiderbügel,
auf die Wäscheleine, sodass der Wind
die Fetzen kranken Unglücks
in die Bäume weht und in die nächste Stadt.
Legt die Leintücher des Todes
auf den Rasen, damit Tau und Sonne
sie bleichen und reinigen.

Ich sage, dass nur Feuer und Luft
mildtätige Einrichtungen sind,
also gebt ihnen den Groschen eurer Trauer
und weist die Erde und das Wasser zurück,
die ihren Leib begruben, sie ertränkten in zu vielen Tränen.

Ein anderes Gedicht –

Deren Tod nie seinen Augenblick töten wird, räuchert aus
ihrem Herzen das kleine, schreckliche Frettchen der Zeit
wird nie wieder gehen, ihr schwerer Leib in Kleidern
übergroß, Sonnenblumenhut; in Siebenmeilenstiefeln
durch Sumpf, Stallmist, Schneegras hinter ihrem entlaufenen
Kaninchen Gott, der sich tief vermehrte, sein Bau
eingegraben versteckt vor dem Habicht unter ihrer Wiese
aus Stein und Dornen, Schwertlilien und Farn.

Wenn auch mein Meißel aus Salz
ihren Stein nicht schneiden oder neu formen wird,
meine Tränen den Flug der Distelwolle
nicht beschleunigen oder ihre Flugzeit verraten,
wenn auch die Nacht ihre Lilien peitscht,
ihren blauen Sumpfsonnenaufgang,
zeugen ihre zuckenden Götter doch im Dunkeln,
lassen die irren Habichtsflüchtlinge immer noch
herabfliegen auf ihr Bett aus Farn, sanft schlafen.

Was sonst konnte ich schreiben, mit dem Beispiel von George Barkers «Nächste, Teuerste, Liebste und Fernste» und Dylan Thomas' «Nach dem Begräbnis, dem Maulesellob und -geschrei» vor Augen?

Damals beschäftigte ich mich mit verdichteter Bildsprache und der Verwendung allgemeiner Begriffe – Liebe, Tod, Barmherzigkeit, Herz –, die wie kleine Handgranaten mitten in ein Gedicht gesetzt sind; das Gefühl, das sie berührt, sprengt sich selbst in ohnmächtige Fragmente, und so ist es am Ende des Gedichts entweder zerstört oder aufgelöst, und nichts bleibt zurück. Die verdichtete Bildsprache hat auch die Wirkung einer Reise mit dem Düsenflugzeug: Man sieht nichts von der Landschaft unten und ist daher unbeeinflusst davon, und wenn man an seinem Ziel ankommt – oder am Ende des Gedichts –, ist man, abgesehen von der Eintönigkeit der Reise, so frisch wie beim Aufbruch, und das Gedicht könnte ebensogut nichts sein, ein Schatten.

Bei meinen Versuchen, Gedichte zu schreiben, gab ich mein Bestes, obwohl ich wusste, dass die Gedichte nicht «gut» waren. Ich verschwendete viel Gefühl (das besser für die Stärkung der Gedichte aufgewendet worden wäre) in der

Hoffnung, sie seien gut, obgleich ich wusste, dass sie es nicht waren – der Eiscreme-Genuss eines Traums.

Ich schrieb noch ein Gedicht über Mutters Tod, «Ihre Augen erflehen das Licht und werden getäuscht vom Licht», das ich Karl Stead vorlas, und obwohl er einige Jahre jünger war als ich und weniger Lyrik geschrieben hatte, waren sein Urteil und sein Sinn für Genauigkeit schärfer ausgeprägt als bei mir. Er hörte zu und sagte wenig, aber als er die Worte «die Dezembersonne, glühendste Todesanwältin» mit einem leichten Stirnrunzeln wiederholte, wusste ich, dass das Gedicht misslungen war, weil ich daraufhin, so wie jemand, der bei einem Vergehen erwischt worden ist, den Drang hatte zu sagen: «Oh, ich kann alles erklären.»

Das konnte ich auch. Die Metaphorik war gut ausgearbeitet, aber sie schlug nicht ein.

Ihre Augen erflehen das Licht
und werden getäuscht vom Licht,
Gekritzel, nichts, ist in ihnen und außerhalb –
das Unheil oder die Prozesspartei, flammenumzingelnd,
vom Niedergang bezahlt, ihr Leben zu belangen;
denn nun, in der Größe der Trauer, sondieren Verwandte,
Strandguträuber, den Körper meiner Mutter,
spähen wie Möwen durch Feldstecher aus Angst und Leid
über der Küste aus nach ihrer Hieroglyphe,
wo die Dezembersonne, glühendste Todesanwältin,
in diesem ihrem dreiundsechzigsten Jahr
schon früh erwacht ist zu dunkelster Arbeit, ihr
Klientenunterschriften quer über die Haut geschrieben hat
wie Nebenflüsse trocken ohne Geheimcode
auf Gebein gebettet, auf dünnes, totes Gebein,

irregeführt, zungenlos, bis hin zum schmeckenden Rand
ihres stehen gebliebenen Blutes –
wer hätte dies voraussehen können?

Ich war von der Tatsache tief berührt, dass Mutter am Morgen gestorben war, zur Zeit der Arbeit, dass sie früh aufstand (sich nie «erhob») und in die Küche ging und Feuer machte, und als Dad sie fand, ihm halb bewusstlos zugeflüstert hatte: «Ich habe gedacht, ich mache eine Tasse Tee …» Das waren ihre letzten Worte; sie kam nie wieder zu Bewusstsein. Als Aussage über ihr Leben könnte man sie ohne Zynismus als ihren besten literarischen Versuch werten.

Mein anhaltendes Gefühl des Verrats, weil Frank bei Mutters Tod keine Anteilnahme gezeigt hatte, zerfloss, als ich hörte, wie er zu Kathleen, unserer Nachbarin, sagte: «Der Tod einer Mutter ist am schwersten zu verkraften. Es ist eine traurige Zeit für Janet.» Auch Frank hatte geheime Gefühle zu verbergen!

24
Die Seidenraupen

Wenn der Sommer vorbei ist, so dachte ich, und das Wetter kühler (ein Traum: in der Kühle des Abends), werde ich noch einen Roman schreiben. Aus meiner fiktionalen Welt aufgetaucht, kann ich deutlich sehen, dass mein Aufenthalt in der Baracke mehr von Franks Zeit, Energie und Gefühl aufzehrte, als ihm lieb war, da ich nicht seine einzige *Schutzbefohlene* war und alle (Harry, Jack, der alte Jim nebenan, Franks zwei betagte Tanten, von denen eine blind war und die in Strandnähe wohnten, in einem alten Haus mit Giebeldach voll hoher, dunkler Möbel) besucht und angehört und getröstet werden mussten, und die ärmeren «Schutzbefohlenen» bekamen Gemüse aus dem Garten oder einen Zehnshilling- oder Einpfundschein. Der Besuch bei den Tanten kostete Frank am meisten Energie, denn ihre Zungen waren scharf und kritisch, während er geduldig und fügsam blieb. Wenn er von einem Besuch bei ihnen zurückkam, sagte er immer in erstauntem Tonfall: *«Meine dicken Tanten, meine gewaltigen Tanten.»* Und es waren gewaltige Tanten mit einer Art Festigkeit, die wirkte, als könnte sie niemals schmelzen. Ich glaube, sie waren die Schwestern von Franks Mutter; und ich glaube, in ihrem Unvermögen zu verschwinden waren sie wie die Vergangenheit, seine Vergangenheit: Sie waren keine Schneefrauen; sie waren zeit- und jahreszeitlos; und als die kranke blinde Tante eines Tages, als ich sie mit Frank besuchte, im Bett lag, war sie weder durch ihre Krankheit noch durch ihre Blindheit reduziert, sondern nur durch den hohen Bücherschrank aus Eichenholz, der neben dem Bett aufragte.

Die Sommerhitze hielt weiter an. Frank begann von der «goldenen Zeit» seiner Kindheit zu sprechen, als er sich Seidenraupen gehalten hatte. Es war ein unvergessener Sommer, wie «Jener Sommer» seines kurzen, perfekten Romans. Zufällig ging ich damals eines Tages in der Karangahape Road spazieren (ein «Besitz» Aucklands, so wie Rangitoto) und entdeckte im Schaufenster einer Tierhandlung Seidenraupen. Ich kaufte ein halbes Dutzend, und am Abend packte ich sie nervös aus und setzte sie auf die Esstheke. Der Grad unserer gegenseitigen Empfindlichkeit war mittlerweile so extrem, dass jeder Schritt genau geplant werden musste, aus Angst, der eine könnte den anderen kränken oder eine Andeutung machen, die der andere nicht ertragen konnte. Ich hatte gesehen, wie Frank beim Betrachten der Ansichtskarten von seiner einstigen Europareise den Tränen nahe gewesen war; ich hatte das Gefühl, dass die goldene Zeit mit seinem Onkel und den Seidenraupen nur ihm gehörte, und ich wollte ihm nicht den Eindruck vermitteln, dass ich, die ich mir seine fortgesetzten Erinnerungen an eine glückliche Kindheit anhörte, es gewagt hatte, ihm eine Kopie der Vergangenheit anzubieten. Ich tat, als wären die Seidenraupen etwas ganz Normales. Er war begeistert, und es war eine unmittelbare Begeisterung, keine sich erinnernde. Er wiederum sah in den Seidenraupen ein Mittel, um *meine* Aufmerksamkeit zu fesseln, während er und ich meinen nächsten «Schritt» planten, der Frank zufolge darin bestehen sollte, dass ich «nach Übersee» reiste, um «Erfahrungen zu sammeln» – nach unser beider Dafürhalten die passende Art und Weise auszudrücken, ich solle «lieber aus Neuseeland weggehen, bevor jemand beschloss, mich in eine

Nervenklinik zu stecken». Wir wussten beide, dass es in einer konformistischen Gesellschaft eine erstaunlich große Anzahl von «Bestimmern» über Leben und Schicksal anderer gibt. Frank schlug sogar vor, er könnte durch eine Konvenienzehe mein nächster Verwandter werden, was ich damals als beleidigend empfand, und nachdem er eine Nacht darüber geschlafen hatte, entschied er sich dagegen.

Wir konzentrierten uns auf die Seidenraupen; ich streifte in der Nachbarschaft von Takapuna umher, bis ich in einem altmodischen Garten mit Blick auf den Strand und die Pohutukawa-Bäume den Maulbeerbaum fand, mit dessen Blättern wir unsere «Schutzbefohlenen» füttern konnten, und einen freundlichen Besitzer, der bereit war, mich mit Blättern zu versorgen. Frank brachte einen Schuhkarton von Hannahs Schuhgeschäft nach Hause, legte ihn mit den Maulbeerblättern aus und setzte die Seidenraupen sacht auf die Blätter. Sofort fingen sie an zu fressen. Tagsüber stellten wir den Karton auf die Seite der Esstheke, wo der Bücherschrank stand, und nachts nahm ich ihn mit hinunter in die Baracke und stellte ihn auf meinen Schreibtisch. Wir wussten, dass die Seidenraupen *ums liebe Leben* fraßen. Wenn ich in der nächtlichen Stille im Bett lag, hörte ich ein Geräusch wie das Umblättern von winzigen Seiten in einer winzigen Bibliothek, das ich seither nur, leicht verstärkt, in der Bibliothek des British Museum gehört habe, wo die Leser langsam und gleichmäßig eine geliebte Seite nach der anderen der von ihnen ausgewählten Bücher verschlingen.

Das Schlingen der Seidenraupen war wörtlich zu nehmen, ein Geräusch ununterbrochenen Kauens und Mampfens, die ganze Nacht und den ganzen Tag (obgleich am Tag ungehört), ohne Pause, bis dieses Stadium ihres Lebens zu Ende war: ein lebenslanges Mahl. Frank erklärte, was als Nächstes passieren würde, und wir sahen zu, wie die Seidenraupen in ihr nächstes Leben eintraten, wie sie begannen, die Köpfe kreisförmig zu bewegen, wobei ein Faden wie das goldene Spinnennetz aus ihren Mäulern kam. Frank hatte jede auf einen eigenen Kartonstreifen gesetzt, den sie als Verankerung benützten, während sie sich und den Karton mit einem goldenen Kokon umhüllten, und als im Inneren alles still war, machte Frank vorsichtig einen Schnitt durch die Seide, entfernte die nackten Larven und hüllte sie in Wattenester – die übliche Zudringlichkeit, die auf dem Glauben beruht, dass die Welt, ihre Geschöpfe und ihre Erzeugnisse uns gehören. Der goldene Faden aus geflochtener Seide hing an der Wand neben dem Fenster im selben Raum, wo Iwan Iljitsch und der alte Prinz starben und Pierre Napoleon sah und die Eiche Knospen trug und ihre Blätter abwarf und wo Mozarts und Beethovens Musik gespielt wurde: ein prächtiges goldenes Zimmer.

Allmählich wurden aus den warm in ihre Watte gebetteten Larven Falter, die einander vom ersten Augenblick an suchten, Männchen und Weibchen, und die Männchen bestiegen die Weibchen zur Paarung, die, so wie das Fressen und Einspinnen, den ganzen Tag und die ganze Nacht dauerte, bis die Männchen träge wurden und eines nach dem anderen starb, während die Weibchen, erneut mit der passenden Ausstattung, säuberlich winzige Reihen weißer Eier, wie Braillepunkte oder -striche, auf den Karton legten; dann starben auch sie, worauf Frank, der bei jedem Entwicklungsstadium der Seidenraupen seine einstigen Handlungen wiederholt und jedes Stadium erklärt und im Voraus geschildert hatte, den Karton mit den in ihre eigene Vergangenheit, Gegenwart und Zukunft eingeschlossenen Seidenraupen in die Schuhschachtel legte, die er begrub, indem er sie wie einen behelfsmäßigen Sarg in die Erde hinunterließ.

«Das ist der Kreislauf», sagte er, und seine Worte und sein Blick erfassten damit auch andere Bezüge, andere Spezies. «Sie bleiben über den Winter dort unten, und wenn es warm wird, grabe ich sie aus, dann brüten sie, und der Kreislauf beginnt von Neuem.»

Die Vollständigkeit, Perfektion und praktische Unzerstörbarkeit des Kreislaufs entgingen uns nicht.

An jenem Abend feierten wir, wie Götter, mit Vat 69 dieses Leben, das dem Essen, Spinnen und der Paarung geweiht ist.

Am nächsten Tag entwarfen wir einen Brief an den Literaturfonds, in dem ich mich um ein Stipendium bewarb, damit ich «nach Übersee reisen und Erfahrungen sammeln» könne. Während wir auf den Ausgang meiner Bewerbung warteten, hatte ich nun Zeit, die Einladung einer von Franks Freundinnen, Paula Lincoln, genannt P.T. Lincoln oder Paul, in ihr Strandhaus in Mount Maunganui anzunehmen.

25

Miss Lincoln, Beatrix Potter und Dr. Donne

Ich hatte Paula Lincoln kennengelernt, als sie Frank einmal besuchte, und ich hatte in ihr eine kleine grauhaarige Frau gesehen, die mit tränenerstickter Stimme davon sprach, wie ihr Körper sich «verändert» habe und wie sie ihres Anteils an Frieden beraubt worden sei. An jenem Nachmittag war sie sehr unglücklich. Ich konnte sehen, wie Frank von ihr abrückte und, in seiner Abneigung gegen die Zurschaustellung von Gefühlen, dem Springbrunnen unerklärlichen Elends zu entrinnen suchte, dessen zentrale Figur sie zu sein schien – die Statue, die alles abbekam.

Wenn sie bloß damit aufhören würde, dachte ich.

Ich spürte, dass ihre Vergangenheit mit der Franks in ihren Gefühlen verbunden war. Ich löste nie das Rätsel dieses Nachmittags. Nachdem sie gegangen war, murmelte Frank traurig, ohne weitere Erklärung: «Arme Frau. Sie regt sich so auf. Jedes Mal, wenn sie hierherkommt, regt sie sich auf. Übrigens, sie hat dich zu sich nach Mount Maunganui eingeladen, wann immer dir nach Ferien zumute ist. Arme Frau. Ich mag sie sehr.»

Er zeigte mir ein Foto von einem jungen Frank mit drei Personen, eine davon eine kleine, hübsche dunkelhaarige Frau. «Das ist sie. Paul.»

Er erzählte von ihrem Leben – dass sie eine berühmte Privatschule für Mädchen besucht hatte, dass sie sich von ihrer «Oberschicht»-Familie losgesagt hatte und mit dreißig nach

Neuseeland gekommen war und dass sie als Physiotherapeutin und während des Krieges in der Pazifistischen Bewegung gearbeitet hatte; dass sie sich schnell für eine gute Sache begeistern konnte; wie sie sich kennengelernt hatten und wie sie sich für das Schreiben zu interessieren begann; dass eine kleine Erbschaft ihr ein privates Einkommen und die Unabhängigkeit zu schreiben ermöglichte, sie aber nur ein paar Erzählungen geschrieben hatte. Sie hatte Frank beim Bau seines Strandhauses und bei der Veröffentlichung seines ersten Buches finanziell unterstützt.

Ich sagte, ich könne mich an ihre Erzählung in *Für uns selbst gesprochen* erinnern.

«Sie ist ein wunderbarer Mensch», sagte Frank. «Sie ist eine Lesbierin, weißt du.»

Obwohl mein Wissen über die Spielarten sexueller Vorlieben im Wachsen begriffen war, waren mir die Bedeutung und die Implikationen der weiblichen Homosexualität nicht bekannt, und als Frank es mir erklärte, merkte ich, dass ich es, so wie Königin Viktoria, nicht glaubte!

Ich machte mich auf nach Mount Maunganui. Die Fahrt mit der Bahn nahm fast den ganzen Tag in Anspruch, und die Strecke gehörte damals zu einer Anzahl von Eisenbahnstrecken, auf denen die Reise so lange dauerte und so sehr ein Teil der freien Natur von Busch, Wasserfällen, Farnen und nassem Lehm war, einer glitzernden Welt der Nässe, dass das Herzstück des Landes in den Eisenbahnwaggon eindrang und das Gefühl der Einsamkeit und Fremdartigkeit einer persönlichen Erforschung hervorrief. Es waren nur wenige Reisende im Zug, manche lagen schlafend auf den Sitzen, andere, so wie ich, saßen allein auf einem Sitzplatz für zwei, alle eine Beute der wilden Welt hinter den Waggonfenstern. Einmal, als der

Zug anhalten musste, weil ein Erdrutsch die Geleise blockierte, schaufelten der Lokomotivführer und der Heizer und eine Draisine mit Streckenarbeitern die Geleise frei, während die Reisenden schweigend dasaßen, versunken in dem grünen Traum, und als der Zug sich schließlich in Bewegung setzte und langsam und quietschend von einer engen Kurve in die andere fuhr, wo das Regenwasser aus jeder Pore von Erde und Rinde und Blatt und Farn quoll, genossen wir das Vorrecht zu wissen – als habe man uns ein Geheimnis anvertraut –, dass dies nicht die übliche «Hauptstrecke» war, mit Haltestellen und Imbissständen und mit Städten, sondern eine «Nebenstrecke» mit all ihrer mysteriösen Abgeschiedenheit, einer unbestimmten Atmosphäre der Verbannung, wie es alle Nebenstrecken an sich haben, selbst in Träumen, Gedanken und in der Geschichte.

Schließlich blieb der Zug in Tauranga stehen, und obwohl er durch die Landenge weiter nach Mount Maunganui fuhr, hatten wir vereinbart, dass Paula Lincoln mich in Tauranga abholte, sodass wir die Abendfähre über den Hafen nehmen konnten. Es war schon dunkel, ein winterlicher Vollmond schien. Paula Lincoln wartete auf dem Bahnsteig, gekleidet wie am Tag ihres Besuchs bei Frank – graue Flanellhose, weiße Baumwollbluse wie eine Schulbluse, graue Jacke und Gabardine-Regenmantel. Ihre Schuhe waren schwarze, «vernünftige» Schnürschuhe für den Winter. Sie war lebhaft und nervös und sprach mit dem englischen Akzent, den wir «Oxford-Englisch» nannten, wie man ihn bei Lehrern, Ärzten und Mitgliedern der Königsfamilie vernahm und deshalb mit Autoritäten und einem Anflug von Tadel verband. P.T.L.s Stimme hatte einen defensiven Unterton, so als schwinge ständig der Satz *So ist das eben, und da lässt sich nichts ändern* mit.

Wir gingen vom Bahnhof zur Mole, Miss Lincoln mit leuchtenden Augen, diesmal nicht in einen Brunnen des Elends getaucht, sondern in die Mondgischt und das Mondlicht, denn plötzlich klarte sich der bewölkte Himmel auf, und das Licht ergoss sich über den Hafen. Sogar die Seidenraupen hatten mit ihren Maulbeerblättern Zeit aufgebraucht: Die Kälte der Nacht war Maienkälte, Winterkälte.

Wir bestiegen das Fährschiff, und während wir uns auf die weite Fläche des Hafens zubewegten, ließ Miss Lincoln die Hand über die Außenseite hängen, sodass sie das Wasser berührte, und murmelte:

«... flüssige Brocken aus Licht.»

«So hat Greville es beschrieben», sagte sie. «Hat Frank mit Ihnen über Greville Texidor gesprochen? Haben Sie ihre Erzählungen gelesen?»

Ich sagte, ich hätte *Diese dunklen Gläser*, Grevilles Erzählungen, zu Gesicht bekommen. Ihre Selbstsicherheit und Feinsinnigkeit hatten mich beeindruckt und im Stillen deprimiert. Auch Frank hatte von Greville und ihrem Leben gesprochen, die komprimierte Biographie wiedergegeben, die das Gespräch über jeden seiner Freunde und Bekannten begleitete und das ganz persönliche Wunder von besonderer Eigenart, Begabung oder Erfahrung betonte, das jedem eigen war wie ein blendender Köder: Das Grevilles bestand in der Tatsache, dass sie einmal mit einem Schlangenmenschen verheiratet gewesen war und die ganze Welt mit ihm bereist hatte. «*Ganz früh in ihrem Leben*.» Frank bewunderte ihr Schreiben ebenfalls, aber es war ihre «Lebenserfahrung», die ihn gefangen nahm: wo sie gewesen war, was sie gewesen war, was sie gesehen und was sie getan hatte – mit ihrem Ehemann, dem Schlangenmenschen!

Während das Schiff sich Mount Maunganui näherte, sprach Miss Lincoln weiter über Greville und über Frank und sein früheres Leben mit seinen Freunden. Dann schwiegen wir, freuten uns am Mondlicht, und als das Schiff anlegte, sagte Miss Lincoln: «Ich bin gern mit jemandem zusammen, ohne die ganze Zeit reden zu müssen.»

«Oh, ich auch», sagte ich mit der Begeisterung neuer Bekanntschaft. Frank hatte mir erzählt, dass Paul nicht leicht mit Menschen «warm wurde». «Sie wird dich mögen», sagte er. «Ihr werdet gut füreinander sein.»

Manchmal verordnete Frank Menschen, als seien sie ein Medikament und er der für den Fall verantwortliche Arzt. Er verschrieb sie auch sich selbst. Wenn er sonntags für Harry das Abendessen kochte und dessen Erzählungen aus der Welt des Pferdesports zuhörte und wenn er sich Jacks Nöte und Träume anhörte und sich um Jim nebenan kümmerte, dann betrachtete Frank dies, abgesehen von seinem Vergnügen daran, als «gut für ihn». Ich fragte mich, was passieren würde, wenn Franks Freundin, Miss Lincoln, nicht mit mir «warm wurde» – oder, in ihrer Sprache, die eine Reihe von Wörtern enthielt, die in Geschichten über die Schule oder bei Somerset Maugham vorkamen, wenn es zwischen uns nicht «klickte».

«Alle nennen mich Paul», sagte sie, während wir zur Strandpromenade gingen. «Seit meiner Schulzeit bin ich Paul.» (Ich hatte ab und zu «Miss Lincoln» gemurmelt.)

«Nun ja …», sagte ich.

Mount Maunganui lag wie eine Sandansiedlung mitten im Meer, mit dem Meer als einzigem Horizont, und nachdem wir die Ansammlung von Strandläden hinter uns gelassen hatten, wo Miss Lincoln Brot und Obst für uns kaufte, kamen wir ganz unvermittelt in die Ocean Beach Road.

Rund ums Kap lag plötzlich das Meer
Und der Mond blickte über den Bergrand

zitierten wir gemeinsam.

«Ich denke immer daran, jedes Mal», sagte Miss Lincoln aufgeregt, in messerscharfem Oxford-Englisch.

«Ich liebe das ‹Begräbnis eines Grammatikers›», sagte ich, herumirrend auf der Suche nach weiteren Möglichkeiten, den «Klick»-Mechanismus in Gang zu bringen.

«Das kann ich im Moment nicht platzieren», sagte Miss Lincoln.

Der Strand war öde, einsam, eine weite Ausdehnung der ewig heranrollenden Brandung, und obwohl der Mond über Tauranga auf der anderen Hafenseite stand, folgte er uns, blickte herab mit seinen undeutlich sichtbaren Gipfeln und ließ einen Weg entstehen übers offene Meer, her zur Ocean Beach Road. Miss Lincoln zeigte auf einen massigen dunklen Umriss, der nun gemeinsam mit dem Meer den Horizont bildete.

«Das ist Matakana Island, es ist mit Kiefern bepflanzt; und daneben ist Rabbit Island.»

Sie zeigte nach links hinten.

«Das ist der Berg.»

Ich hatte mich daran gewöhnt, dass die Leute von der Nordinsel Hügel als Berge bezeichneten.

«Und hinter dem Ende der Ocean Beach Road, gleich um die Ecke, kann man White Island sehen und das Feuer der Vulkanausbrüche.»

Gelehrig blickte ich in die Richtung, in der White Island zu sehen sein musste.

Wir kamen zu einem kleinen weißgetünchten Strandhaus,

in dem ich sofort eine Ähnlichkeit mit dem Pfarrhaus von Haworth sah. Nur die Schotterstraße und die Dünen lagen zwischen dem Haus und dem winterlichen Meer. Vor dem Grundstück erstreckte sich eine ausgedehnte Sandfläche, auf der sich ein paar graublättrige, verkümmerte Pflanzen weg vom Wind und zum Haus hin neigten.

Wir gingen hinein, und Miss Lincoln führte mich in ein Zimmer voller Bücher mit einem großen, durchhängenden Bett in der Mitte und einem sandbedeckten Holzboden. Es war kalt, nüchtern. Der rostige Fenstergriff ließ sich nicht bewegen. Das Flügelfenster wirkte wie zugefroren durch die Finsternis, die sich dahinter zusammenballte, denn der Mond, der uns bis nach Hause gefolgt war, hatte sich zurückgezogen, und es war pechschwarze Nacht, bis auf die Lichtblitze in der anstürmenden Brandung.

«Ich habe schon Pipi-Muscheln gesammelt», sagte Miss Lincoln. «Für das Festessen.»

Alle Zutaten waren vorhanden, so, wie sie einst von Frank Sargeson in seinem Buch *Hinauf aufs Dach und wieder herunter* eingehend beschrieben worden waren, in dem er und die Frau, die er K. nannte (Miss Lincoln), die Mahlzeit hier in Mount Maunganui eingenommen hatten. Und während Miss Lincoln unser Essen kochte, zitierte sie wortwörtlich aus Franks Beschreibung: «O Gott, hoffentlich nicht zu viel», indem sie dem Reis Flüssigkeit hinzufügte. Dieser Abschnitt aus Franks Beschreibung gehörte unbestreitbar ihr, und sie brüstete sich mit Wonne der Szene, in der sie und Frank sich die Bühne geteilt hatten.

Sie öffnete eine Flasche Wein. «Der Lieblingswein von Keats», sagte sie. «Sie werden doch sein Haus in London besuchen, nicht wahr, falls Sie das Stipendium bekommen?»

Ich hatte das Gefühl, von den Wünschen anderer mitgetragen zu werden, aber das war in meinem Leben nichts Ungewöhnliches. Diese Eigendynamik machte mir Angst: Ich hatte kein Bedürfnis, irgendwohin zu reisen ... Aber wo sollte ich wohnen? Ich wusste, es war Zeit, die Esmonde Road zu verlassen, und es bestand keinerlei Hoffnung auf ein eigenes kleines Haus, mit genügend Geld für alles Notwendige, denn wenn ich beim Literaturfonds um Geld dafür angesucht hätte, würde man es mir sicher verweigern. Die magische Formel war «Erfahrungen sammeln in Übersee».

«Ich nehme an, Sie haben alle möglichen Pläne für England?»

«Na ja ...» Ich schämte mich für meine schlichten Wünsche – denn das Gedicht von Wordsworth ging mir nicht aus dem Kopf:

> Werft nicht dem heil'gen König eitlen Aufwand vor,
> Dem Architekten falsche Ziele (wenn er auch
> Nur für ein Grüppchen weißgekleideter Gelehrter
> Schuf), der dieses herrliche und ungeheure Werk
> Mit feinster Klugheit des Verstandes plante!

Ich träumte davon, King's College Chapel in Cambridge zu sehen. Ich wollte in der Landschaft des gelehrten Zigeuners herumstreifen und in der von Hardys Romanen; wollte das «Ufer, wo der wilde Thymian wächst» in der Landschaft Shakespeares sehen; und einfach in Kew Gardens inmitten von Flieder spazierengehen! – lauter altmodische Träume im neuen Zeitalter von *Für uns selbst gesprochen*. Ich sehnte mich auch danach, in den Euganäischen Hügeln herumzuwandern,

Manch grüne Insel ist vonnöten
Im Meer des Elends, uns zu retten,
Sonst kann der müde Seemann nicht
Die Fahrt besteh'n auf lange Sicht.
Tag und Nacht und Nacht und Tag …

und es zu sehen,

… das Mittelmeer aus Sommerträumen,
Das, von kristallner Woge eingewiegt,
Schlief, wo die Wellen Bajas Ufer säumen …

Das Gegengewicht zu diesen romantischen Vorstellungen von Landschaft und akademischer Abgeschiedenheit bildeten die «dunklen satanischen Mühlen» und der Schmutz und das Elend der Großstädte, denn ich hatte immer wieder gehört, wir in Neuseeland könnten uns das Elend in Städten wie London, Paris oder Glasgow gar nicht vorstellen, und wenn ich mich zum Beispiel nach London zu versetzen versuchte, stattete ich meine Fantasiebilder mit Düsternis und Armut und wild blickenden mittelalterlichen Figuren vor dem Hintergrund hoher grauer Steingebäude aus.

«Ich habe mir noch nicht genau überlegt, wohin ich will», sagte ich.

An diesem Abend aßen wir zum Nachtisch sandige, nach Erdbeeren schmeckende Guaven von dem Strauch, der vor der Hintertür neben dem Klo wuchs, und da ich zum ersten Mal Guaven aß, sah mir Miss Lincoln bange zu, während ich die neue Frucht kostete – sie mir schmecken ließ –, und als ich meinen Beifall bekundete, blickte sie erfreut, so als hätte ich sie persönlich beurteilt. Sie war auch empfindlich, was ihr

Haus und ihre Besitztümer betraf. Ich sagte ihr, wie sehr mir ihr Haus am Meer gefalle; man fühle sich wie mitten im Meer, und das Zimmer mit den vielen Büchern sei ideal.

«Ich werde ununterbrochen lesen.»

Ich hatte jedoch ein wenig Angst vor Miss Lincoln – Paul –, denn schon bald nach unserer Begegnung hatte sie verkündet, sie «sage immer ehrlich, was sie denke». Obgleich ich Ehrlichkeit schätze, fürchte ich mich manchmal vor der Schärfe, dem Anflug von Aggression, mit der sie häufig ausgedrückt wird.

«Ich sage, was ich denke», wiederholte Miss Lincoln. Ihr englischer Tonfall hatte eine vernichtende Wirkung. Ich beschloss, darauf zu achten, dass ich nicht zur Zielscheibe von Missbilligung oder Tadel wurde, denn für gewöhnlich verkünden Leute nur in einem solchen Gesprächsklima, dass sie «absolut ehrlich» sind.

«Haben Sie *Der Brunnen der Einsamkeit* von Radcliffe Hall gelesen?», fragte sie, als ich in mein Zimmer ging. Ich hatte es weder gelesen noch je davon gehört. Sie sagte, falls ich es lesen wolle, fände ich es im Bücherregal; es sei eines der ersten Bücher über lesbische Liebe und habe bei seiner Veröffentlichung einen Skandal verursacht.

«Sie wissen doch, dass ich Lesbierin bin», sagte sie.

«Ja. Frank hat es erwähnt, glaube ich.» Ich sagte es leichthin, ahnungslos.

An jenem Abend las ich das Buch, in einem eigenartigen Gefühlsaufruhr, einer Mischung aus Abscheu und Verwunderung, während ich versuchte, mir körperliche Liebe zwischen Frauen vorzustellen – ich, die überhaupt nie mit jemandem geschlafen hatte! Am nächsten Tag glaubte ich Miss Lincoln und empfand Mitleid für sie, als sie erklärte, sie hätte eine lebenslange Leidenschaft für eine Schülerin aus ihrer ehemaligen Privatschule empfunden. Sie sprach von Lily, als stünde Lily vor ihr und als sei diese Leidenschaft noch lebendig. Tränen traten ihr in die Augen.

«Lily war so wunderschön.»

Lily war ihre immerwährende, einzige Liebe gewesen. Obwohl sie seither Freundinnen gehabt habe, bei denen es »geklickt» hätte, sei es nicht zu einer Liebe wie zwischen Mann und Frau gekommen.

Ich entschied, dass ich Paul mochte, dass sie auch nur eine der missverstandenen Außenseiter dieser Welt war. Mich stieß die Vorstellung von weiblicher wie auch von männlicher Homosexualität ab, doch lernte ich allmählich, die geheiligten Unterschiede zwischen den Menschen zu akzeptieren, obwohl ich damals noch nichts über biologische und hormonelle Gegebenheiten wusste. Ich wusste nur, dass solche sexuellen Unterschiede für diejenigen bedrohlich und schmerzhaft waren, die das andere Geschlecht liebten.

Ich verstand Pauls Kummer, wenn sie von vergangenen Erfahrungen erzählte, ihre Sehnsucht nach dem, was gewesen und was nicht gewesen war, und ich wusste, wie alle Ausgestoßenen würde sie sich doppelt anstrengen müssen, um die täglichen Angriffe auf ihre Sensibilität zu überstehen. Mir fiel auf, dass sie fast so alt war wie meine Mutter bei ihrem Tod – Paul war zwei oder drei Jahre jünger, und hier saßen wir und redeten miteinander von Mensch zu Mensch. Dies beschäftigte mich während meines Aufenthalts mehr als sexuelle Geständnisse, und jedes Mal, wenn wir ein neues Gesprächsthema fanden – die Literatur, Frank und sein früheres Leben und seine Freunde, Mount Maunganui, die Eindrücke einer Engländerin von Neuseeland –, fragte ich mich: Worüber hätte Mutter geredet, wenn sie und ich uns jemals von Mensch zu Mensch unterhalten hätten? Mutter, deren Gedanken sich so sehr auf ihre Familie konzentrierten, dass sie bei dem Versuch, als Individuum zu sprechen, in ihrem Denken ständig auf Faserfragmente wie «dein Vater», «die Kinder», «die Kühe», «die Lebensmittelbestellungen bei Self Help», «die Rechnung von Calder MacKays für die Decken» gestoßen wäre ... Ich konnte nicht glauben, dass Miss Lincoln und Mutter historische Erinnerungen und die Gedanken dazu miteinander geteilt hätten. Wann hatte Mutter Zeit gehabt, ein Buch zu lesen?

Während meines Aufenthalts könne ich machen, was ich wolle, sagte Paul. Es gäbe ein Fahrrad, mit dem ich fahren könne, und das sandige, ebene Gelände sei ausgezeichnet zum Radfahren geeignet. Auch habe sie sich gefragt, ob ich einige von ihren Freunden kennenlernen wolle – zum Beispiel Michael Hodgkins (den Neffen von Frances Hodgkins), der in einem kleinen Haus auf der anderen Hafenseite wohne, aber zum Spazierengehen und Muschelsuchen an den Strand komme. Oder die Gilberts, Mr Gilbert, ein bekannter Muschelkenner, und seine Frau Sarah, die viele interessante Leuten kenne. Sie seien eine gescheite Familie, «eine der alten Familien», und ihre Tochter in London sei mit mehreren Dichtern bekannt.

Ich war beeindruckt.

«Es ist nur so», sagte Paul in leicht beleidigtem Tonfall, «wenn ich meine interessanten Freunde nach Mount Maunganui mitnehme, dann will Sarah Gilbert sie immer stehlen, und am Ende sind sie *ihre* Freunde und nicht meine.» In dieser Phase meines Lebens konnte ich mir die Bedeutung mancher der territorialen Dringlichkeiten und Abgrenzungen menschlicher Freundschaft nicht so recht vorstellen. Wie hatte ich all die Tricks der Verzweiflung so schnell vergessen können, die die Menschen anwenden, um sich ihres Platzes, ihres Palastes zu versichern? Die Verzweiflung von Menschen in «normaler» Umgebung war zwar weniger sichtbar, doch nicht weniger tief als bei den Menschen, die als abnormal eingestuft werden; und in beiden Fällen kann sich diese Verzweiflung durch die Umgebung noch steigern!

Das hier war der sandige, öde Mount Maunganui, wo nur Wenige im Winter hinkamen, wo selbst die Pflanzen in Sackleinen gehüllt werden mussten, um zu überleben; die einsamen, sandverwehten Straßen; die wenigen Häuser, wo die Bewohner so wie auf allen Inseln und Halbinseln auf Nachrichten vom Festland warteten, auf interessante Besucher, die sie daran erinnern sollten, dass sie selbst und ihre dreiseitige Welt, gepachtet, solange es dem Meer gefiel, noch existierten. Ich begriff jetzt, dass das Abspenstigmachen von Freunden von einem Haushalt zum anderen vielleicht wirklich zu fürchten und dass der mögliche Verlust des Freundes dann ein bitterer Verlust war.

Glücklicherweise konnten alle über den erklärten Exzentriker von Mount Maunganui verfügen, der um seiner selbst willen und als Neffe der berühmten Malerin begehrt war. Eines Tages kam er zu unserem Strandhaus und wartete draußen darauf, dass wir mit ihm am Strand spazierengingen. Er war vielleicht Mitte vierzig; groß, dunkel, mager, höchst ungewaschen, mit durchdringenden blauen Augen, die immer woanders hinschauten. Wir spazierten den Strand entlang, sammelten Muscheln und kehrten auf eine Tasse Tee zum Haus zurück, und obwohl er das Wohnzimmer betrat, war ihm anzusehen, wie unbehaglich er sich innerhalb von vier Wänden fühlte, und schnell ging er wieder hinaus, wo er die Brandung sehen konnte, und sobald er wieder an seinem vertrauten Strand war, entspannte er sich, teils mit uns, teils mit Meer und Himmel. Er wirkte fast wie ein Relikt, das seine Tante, die berühmte Malerin, zu hinterlassen beschlossen hatte, so wie manche Maler eine rätselhafte Gestalt auf ihre Leinwand malen oder eine unerklärte Bemerkung über Farbe und Licht zurücklassen, die für immer ein Rätsel bleibt.

Ich lernte auch Miss Lincolns Freunde, die Gilberts, kennen. Mr Gilbert saß in einer Ecke des Zimmers am Kamin und strickte eine Jacke aus von ihm selbst gesammelten Schafwollbüscheln, die an Gestrüpp und Büschen hängengeblieben waren und die er auch selber gesponnen und gekrempelt hatte. Sarah, seine Frau, servierte den Nachmittagstee mit kleinen Teekuchen auf einem dekorativen Gebäckständer, und während Mr Gilbert nur wenig redete, obwohl er ab und zu einen belustigten Blick mit Miss Lincoln wechselte («wir verstehen uns», sagte Miss Lincoln später), erzählte Mrs Gilbert, die von meiner Bewerbung um ein Stipendium nach Übersee zu dem Zweck, «Erfahrungen zu sammeln», gehört hatte, von ihrer Tochter in London, die mehrere namhafte Dichter kannte und mit einem davon besonders gut befreundet war. Sie erwähnte einen Namen. Ob ich seine Arbeiten gelesen hätte? Ja, ich hatte ein Gedicht in einer Penguin-Anthologie gelesen.

Ich hörte ehrfurchtsvoll mit einem Gefühl des Versagens und einem Stich der Eifersucht zu, während sie ausführte, wie sehr ihre Tochter Teil des literarischen Lebens von London war.

(Und ich versuchte insgeheim, meine Panik allein bei dem Gedanken an die Gebäude, an die Stadt zu bezwingen!)

Sie sprach noch immer über ihre Tochter und den Dichter

und sagte selbstsicher, zufrieden: «Sie stehen einander sehr nahe.»

Sarah Gilbert war eine starke Frau. Ich konnte mir vorstellen, dass sie einige von Miss Lincolns Freunden «geködert» hatte (in seiner ursprünglichen Bedeutung von «Fischköder»). Selbst Miss Lincoln hatte sich ködern lassen.

«Sie gehört einer der *ältesten* Familien an», erinnerte sie mich. «Beide, sie und ihr Mann – sie sind *die* Gilberts.»

Mein Aufenthalt bei Miss Lincoln (ich tat mich schwer damit, sie «Paul» zu nennen) hat sich mir auch wegen der Bücher eingeprägt, die ich las – *Alice im Wunderland*, *Alice hinter den Spiegeln*, die Borrower-Geschichten, die Bücher von Beatrix Potter –, welche mir vorher alle nicht bekannt gewesen waren; und wegen der *Gesammelten Predigten* von Dr. John Donne. Nachts lag ich im Bett und las, während die tosende Brandung gleich hinter dem Haus ans Ufer schlug und der Wind den Sand über die Dünen zwischen uns und dem Strand trieb und in den Vorgärten der Ocean Beach Road eine Sandschicht hinterließ, in der Dachrinne, in den Ritzen der Wände, im offenen Kamin, und immer lag ein Häufchen am Fuß der Tür im Hausinneren, als Verheißung einer Invasion und als Mahnung.

Und jeden Tag kniete Miss Lincoln in ihrer schlichten weißen Bluse und ihrer grauen Flanellhose, wie ein Flüchtling aus einer altmodischen Mädchenschule, vor ihren arg mitgenommenen Heckenpflanzen und band sie mit Streifen aus Sackleinen an Manukapfähle – die richtige Kleidung, dachte ich, für Pflanzen, die hier am Meer lebten; denn wie Frank Sargeson hegte Miss Lincoln eine tiefe Abneigung gegen jeglichen «Firlefanz», und so waren selbst die Pflanzen nach ihrem Geschmack gekleidet. Da ich meine lebenslange Begeisterung für Kleider, die ich mir sehnlichst wünschte, doch nie besaß, aber vielleicht eines Tages besitzen würde, selbst wenn sie wie durch Zauberhand Seidenschicht um Seidenschicht aus einer kleinen braunen Haselnuss gezogen werden mussten, nicht aufgeben konnte, empfand ich meist leise Scham, wenn Frank und Miss Lincoln mit ihrer Schimpfkanonade gegen das anfingen, was sie «weiblichen Flitterkram» nannten. Sie erinnerten mich an meinen Vater und sein «Wozu brauchst du Kleider? Deine Schuluniform genügt doch völlig».

Trotz ihrer schlichten Kleidung jedoch trugen die Mount-Maunganui-Heckenpflanzen, die Pfarrhaus-von-Haworth Heckenpflanzen, stolz ein ganz besonderes, glitzerndes Band aus Salz und Regenbogenlicht, vom Meer geborgt.

Wenige Tage vor meiner geplanten Rückkehr nach Auckland kam das Telegramm von Frank.

«Vertrauliche Information erhalten. Dreihundert Pfund bewilligt. Herzlichen Glückwunsch.»

Meine Reise weg von Neuseeland würde also Wirklichkeit werden. Ich hatte so wenig Ahnung vom Wert des Geldes, dass ich nicht beurteilen konnte, ob dreihundert Pfund, die mir wie ein Vermögen vorkamen, viel oder wenig waren oder ob sie für die Fahrtkosten und für die Lebenskosten ausreichen würden, und wie lange.

Miss Lincoln freute sich mit mir über die Neuigkeit. Am Abend vor meiner Abreise feierten wir, so wie am ersten Abend, mit Pipi-Muscheln und Reis («O mein Gott, hoffentlich nicht zu viel!») und mit dem Rotwein von Keats. Und als ich dabei war, meinen kleinen Koffer zu packen, brachte mir Miss Lincoln eine säuberlich gefaltete Flanellhose.

«Sie wird dir passen», sagte sie. «Nimm sie, für deine Reise.»

Ich probierte sie an. Sie passte. Ich konnte ihr nicht sagen, dass ich nicht gern Hosen trug, dass ich diese hässlich und viel zu weit fand und dass grauer Flanell mich zu sehr an unsere alte Uniform aus der Mittelschule erinnerte.

Tags darauf fuhr ich wieder durch die Wildnis der vom Busch gesäumten Eisenbahnstrecke in die nasse, winterliche Welt von Auckland mit ihrem hohen, lichten Himmel, und da meine «Zukunft» nun beinahe zu erkennen war, trat eine neue Erregung in mein Leben, während Frank und ich auf die offizielle Bekanntgabe des Stipendiums und auf den Scheck über dreihundert Pfund warteten.

26

Ratschläge für die Reisende

Ich erhielt die offizielle Bestätigung meines Stipendiums, doch bevor mir der Scheck zugeschickt wurde, ersuchte mich der beratende Ausschuss um ein Gespräch mit einem seiner Mitglieder, Miss Louden, einer ehemaligen Schuldirektorin, die in Auckland wohnte. Nachdem die Länge meiner Anstaltsaufenthalte bekannt war, sollte dies der Beginn einer Reihe von Erkundungen über meine geistige Gesundheit sein, von Leuten, die für sich selbst herausfinden wollten, ob ich unheilbar krank sei, wie die ärztliche Diagnose besagte, oder ob (wie es sich später während meiner Zeit in London erwies) schon bei meiner ersten Aufnahme ins Krankenhaus ein schrecklicher Irrtum passiert war und von dort an die fortgesetzte Fehleinschätzung meiner Zwangslage ihren Lauf genommen hatte. Die in der damaligen literarischen Welt verbreitete Meinung wird bestätigt durch den Hinweis in der *Enzyklopädie von Neuseeland* auf meine «tragische, geistesgestörte kreative Energie» und «labile Persönlichkeit», eine Ansicht, die oftmals von mir unbekannten Menschen wiederholt wurde.

Wie üblich versuchte Frank mich aufzumuntern, als ich von dem Interview erfuhr.

«Das wird ein Kinderspiel», sagte er. «Markier einfach das Schulmädchen, das sich vor der Direktorin liebenswürdig und höflich benimmt.»

Er versicherte mir, Miss Loudon sei eine angenehme, vernünftige, intelligente Person, die begreifen würde – was immer sie von meiner «Geschichte» hielt –, dass es das Beste für mich war, von Neuseeland wegzukommen.

Ein paar Tage später fuhr ich mit dem Bus nach Remuera zu meinem Interview mit Miss Louden, die ich, während ich Tee trank und kleine Teekuchen von einem dekorativen Gebäckständer aß, mit meiner «Normalität» zu beeindrucken suchte, indem ich mich als glückliche, gesunde Frau darstellte. Wie die meisten pensionierten Lehrerinnen, von denen ich gehört hatte, wohnte sie in einem mit Möbeln und Büchern vollgestopften Haus in Zimmern mit rosa und dunkelrot gemusterten Teppichen, wie Kinoteppiche; sie selbst hingegen wirkte, als sei sie mit *Kultur* vollgestopft. Ich sprach, wie ich hoffte, unerschrocken über meine Reise nach Übersee, worauf sie von meiner Schulzeit zu reden begann, und als Antwort auf ihre Fragen zu Themen, die seit Jahrhunderten abgehakt waren – Sport, Aufsichtsschüler, die Abschlussklasse –, zählte ich meine längst vergangenen Aktivitäten auf: Kapitän des B-Basketballteams, ein Schild in Leibeserziehung, Haussprecherin, zweitbeste Absolventin der Schule ... und so weiter, und ging so auf das von ihr ausgewählte Vergangenheitsspiel ein.

Es war ein angenehmer, wenn auch schweißtreibender Nachmittag; und ich wusste, dass ich mein Ziel erreicht hatte, als Frank über die stets bestens funktionierende literarische Gerüchtebörse, deren Aktionär er in Auckland zu sein schien, hörte, dass Miss Louden mich als «normales, glückliches, gesundes *Mädchen*» beurteilt hatte.

Der Scheck traf ein. Ich starrte ihn ungläubig an. Ich zeigte ihn Frank.

«Was soll ich damit machen?», fragte ich. Ich hatte nie

ein Bankkonto besessen, denn wie so viele andere Einrichtungen waren auch Bankkonten «für andere Leute» gedacht. In unserer Familie hatte lediglich Myrtle jemals über ein Bankkonto verfügt, ein Postsparbuch, auf das sie in einer Woche drei Shilling und sechs Pence einzahlte und in der nächsten zwei Shilling und sechs Pence abhob und so den magischen Shilling übrigließ, der angeblich das Konto «offen» hielt. Als Myrtle starb, bekamen wir den Shilling und ein paar Pence zurück, und auf die Vorderseite kam der Stempelvermerk *Gelöscht, eingezogen*.

Anstatt sich wie üblich auszuruhen, ging Frank an jenem Nachmittag mit mir und dem Scheck zur Bank von New South Wales, wo er mich mit dem Direktor bekanntmachte. Er könne mich als Kundin nachdrücklich empfehlen, sagte er und rühmte mich als Schriftstellerin.

Mein nächster Schritt bestand darin, achtundsiebzig Pfund für einen Liegeplatz in einer Sechserkabine auf der *Ruahine* zu bezahlen, die Ende Juli von Wellington nach Southampton fuhr. Dann beantragte ich einen Reisepass und vereinbarte einen Termin für die erste Pockenimpfung. Ich war auf dem Weg nach Übersee!

Eine Unmenge von Ratschlägen traf ein, davon der erste und wertvollste von Jess Whitworth, die mit den Ersparnissen ihrer Pension zweimal nach Europa gereist war und in London ein Haus kannte, wo ich vielleicht wohnen konnte. Ich besuchte sie und ihren Mann Ernest in Northcote und verbrachte den Nachmittag damit, mir ihre einnehmenden Reiseberichte anzuhören. Sie hatte ihre erste Reise gemacht, als sie siebzig war, und war allein mit dem Schiff gefahren, während Ernest, der an realen Reisen nicht interessiert war, zu Hause die Stereoanlage hütete, die er selbst gebastelt hatte, und sich seine Sammlung von Schubert und Mozart anhörte. Jeder, der Jess gekannt hat, wird sagen, dass sie eine bemerkenswerte Frau war. Aus ihrer ersten Ehe mit Oliver Duff hatte sie begabte Kinder. In ihrem Buch *Zwischenspiel in Otago*, das schon damals vergriffen und daher vielen unbekannt war, hatte sie ihre Kindheit als Tochter eines Kneipenbesitzers in Central Otago und ihre Mädchenzeit in Dunedin lebendig geschildert. Jess war Musiklehrerin gewesen und teilte ihre Liebe zur Musik mit ihrem zweiten Ehemann. Sie war lebhaft, klug, belesen, abenteuerlustig und warmherzig, und Ernest, einige Jahre jünger als sie, war ihr treu ergeben.

Es war ein eigenartiger Zufall, dass ich sechs Monate nach Mutters Tod mit zwei Frauen ihrer Generation befreundet war, die sich vielleicht in ihrer späten Kindheit in ihrer Liebe zu den Künsten und darin, dass sie über einen besonders großen Vorrat an Fantasie verfügten, ähnlich gewesen waren, deren Lebenswege jedoch bemerkenswert waren im Hinblick auf ihre Unterschiede und auf das, was in jeder von ihnen im langen Überlebenskampf erhalten blieb. Auch Jess hatte eine Zeit mit vielen Kindern und vielen Windeln erlebt, in einem Haushalt ohne sehr viel Geld. Paula oder Paul Lincoln hatte sich von ihrer Familie losgesagt; die Ehe meiner Mutter hatte sie ihrer Familie entfremdet, welche diese missbilligte. Während ich Jess und ihren Reisegeschichten zuhörte, musste ich an die ganze Lebenszeit von Wörtern denken, die Mutter nie ausgesprochen hatte: Ich sah, wie sie im Gänsemarsch oder in Zweierreihen (wie das bei Wörtern so ist) zu ihrer Zungenspitze marschierten und dann zur Seite geschoben wurden, weil es nicht der richtige Zeitpunkt war oder niemand da war, der sie hörte, und selbst ihre hastig verfassten Gedichte und Leserbriefe und Gebete an Gott konnten nicht all die wütenden Gefangenen befreit haben, die sich im Wartezimmer ihrer Gedanken drängten. Wäre sie doch nur imstande gewesen, für *sich selbst zu sprechen!*

Jess war voll guter Ratschläge: Ich solle ein oder zwei Metallgefäße zum Kochen kaufen und einen kleinen Spirituskocher aus Metall, sodass ich, falls ich in einem Hotel wohnen musste, Geld sparen konnte, indem ich selbst Tee machte und Eier kochte und so weiter. Es gab eine Frau, die in Clapham Common eine Pension führte, mit einer Reihe von Gartenzimmern an der Rückseite des Hauses, erklärte Jess, und es seien immer Zimmer für siebzehn Shilling die Woche frei. Sie schlug mir vor, während meiner ersten paar Nächte in London in der Herberge der *Gesellschaft der Freunde*, der Quäker, am Euston Square zu wohnen und ihnen sofort zu schreiben und ein Zimmer zu buchen. Da sie nur im europäischen Sommer reiste, mit ihren Kochgeräten, zwei oder drei Hosen, zwei Kleidern und einem Unterrock, den sie auch als Nachthemd verwendete, das heißt mit möglichst wenig Gepäck, konnte sie mir keinen Rat geben, was Winterkleidung betraf. Sie empfahl mir einen Geldgürtel.

«Ein Geldgürtel?»

«Du steckst dein Geld hinein und befestigst ihn um deine Taille; oder du machst eine kleine Tasche, bindest sie dir um den Hals und lässt sie in den Ausschnitt hängen.»

«Aha.»

Jess fuhr immer nach Salzburg und wohnte in einer Pension «gleich um die Ecke von Mozarts Geburtshaus». Bevor ich an diesem Nachmittag ihr Haus verließ, setzte sie sich an ihr altes walnussgoldenes Klavier und spielte zwei frühe Stücke von Mozart.

Sie lachte. «Früh! Er komponierte sie mit sechs Jahren!»

Als Nächstes gaben mir Franks Freunde, die aus Spanien zurückgekehrt waren, ebenfalls Ratschläge.

«Wenn du willst, dass das Geld länger reicht», sagten sie, «dann ist Ibiza der richtige Ort.»

«Ibiza?»

«Man schreibt es mit einem ‹z›, aber man spricht es auf die spanische Art und Weise aus, ähnlich wie unser englisches ‹th›.»

«Aha.»

«Auf der Insel Ibiza kann man mit drei oder vier Pfund im Monat leben.»

Frank erinnerte mich daran, dass Greville jetzt in Tossa lebte, mit einer Wohnung in Barcelona, er würde ihr schreiben, und sie würden mich in Barcelona abholen und zum Schiff nach Ibiza bringen.

«Dann wäre Ibiza wohl der richtige Ort für mich, da ich nicht viel Geld haben werde.»

«Schau, hier auf der Karte ist es, direkt unter Mallorca und Menorca. Mallorca, wo *Robert Graves* lebt.»

«Robert Graves!»

Wir hatten seine Lyrik und Prosa gelesen. Franks Freunde erzählten, dass Freunde von ihnen auf Mallorca gewesen waren und Robert Graves besucht hatten! Sie lernten auch Freya Stark kennen.

«Freya Stark?»

«Die Reiseschriftstellerin.»

«Aha.»

Jeder hatte seine Reisegeschichten! Und jeder sagte mir, was ich tun und wohin ich fahren müsse und was ich zu erwarten hätte, während ich stolz, erfreut und ängstlich zuhörte. Eines Abends fand sich Una Platts mit höchst amüsanten

Anekdoten über ihre Fahrt durch den Suezkanal nach London ein. Der Suezkanal. Der weiße Sklavenhandel! Una trug einen Faltenrock aus einem Material, das sie «Terylen» nannte.

«Es ist neu», sagte sie. «Man braucht es nicht zu bügeln. Es sind *Dauerfalten.*»

(Ein Königreich für einen Rock mit Dauerfalten!)

Das Problem der Kleidung für die Reise hatte mich zu beschäftigen begonnen. In meiner Vorstellung waren sämtliche Gegebenheiten auf der Nordhalbkugel, einschließlich des Wetters (die Beschreibungen hatte ich dem angelsächsischen «Wanderer» und «Seefahrer» entnommen), extrem, rau und erschreckend, und ich verstand meine Kleidung zumindest als anfänglichen Schutz gegen die Gefahren des Nordens.

«Alles, was du brauchst», sagte Frank (und leitete seinen Rat genauso ein, wie mein Vater es getan hätte), «ist Pauls Hose und eine Bluse. Und die Jacke, die du gestrickt hast.» Während der vergangenen Wochen des Wartens hatte ich, wie eine Frau, die ein Kind erwartet, zu stricken begonnen und einen übergroßen grauen Pullover für Frank und für mich selbst eine weite hellbraune Jacke mit einer Kapuze gemacht, wobei ich Braun wählte, weil ich nicht den Mut hatte, eine *richtige* Farbe auszusuchen. Neuerdings sah ich mir die Broschüren der Schifffahrtsgesellschaft mit den eindrucksvollen Fotos von Frauen, die glitzernde Abendkleider und modische Strandanzüge trugen, genau an, besonders ein Foto von einer Frau in einem hautengen Kleid mit tiefem Rückenausschnitt, die sich zum Dinner umzog, während ein attraktiver Mann in einem taillierten Jackett ihren Reißverschluss hochzog; sie lachten, und sie sah ihn mit romantischem Blick an, über die Schulter. Das Leben an Bord wurde als ein Wirbelsturm sexueller Ekstase geschildert, mit Augen und Händen, die einander begegneten, und der Verheißung, dass auch die Körper einander begegnen würden; und alle Passagiere sahen wunderschön aus und waren nach der neuesten Mode gekleidet und den ganzen Tag so beschäftigt mit Spielen, Spazierengehen und Essen an den Tischen, die sich unter dem Gewicht von gebratenem Truthahn, Hummer, üppigen Desserts und Champagner bogen, und mit Tanzen im Mondlicht, dass man sich fragte, ob noch genug Energie für die Aktivitäten der restlichen Nacht übrigblieb. Ich konnte kaum glauben, dass ich mich unter diesen Passagieren befinden und vielleicht sogar selbst ein rückenfreies Abendkleid tragen würde, während jemand lachend meinen Reißverschluss hochzog.

Meine Fantasievorstellungen schwanden dahin, noch bevor sie entstanden. Ich würde spartanisch leben müssen. Kleider spielten keine Rolle.

Doch als ich sah, wie schnell meine dreihundert Pfund dahinschmolzen, packte ich einen Koffer voll ziemlich neuer Kleidung, nahm die Fähre in die Stadt und saß mitten unter all den vormittäglichen Einkaufenden mit ihren weißen Handschuhen und Hüten, denn damals zog sich jeder «schön» an, wenn er in die Stadt fuhr. Ich verhökerte meine Kleider in den Gebrauchtwarenläden, wo ich schnell herausfand, dass mein flehentlicher Satz «aber sie sind ja fast nagelneu» immer auf dieselbe Antwort stieß: «Sie sind fast nichts wert.» Ich empfand wachsende Qual und Panik davor, der «wirklichen» Welt gegenüberzustehen, wo keiner sich etwas scherte, wo die Menschen harte Gesichter hatten und geldgierig waren – Stadtmenschen; und ich konnte mich nicht einmal mit dem Gedanken trösten, dass es nichts ausmachte, denn es machte durchaus etwas aus, ich musste meine Finanzen aufbessern.

Meine Musiktruhe mit Plattenspieler wollte ich Frank schenken, doch er bestand darauf, dass ich sie verkaufte; doch ein weiterer hartgesichtiger Ladenbesitzer gab mir nur zehn Pfund dafür, und ich schenkte die Schallplatten meiner Schwester. Dann, wunderbarerweise, sandte ein «anonymer Spender», hinter dem ich richtigerweise Charles Brasch vermutete, fünfzig Pfund an Frank, «damit Janet sich Kleidung für die Reise kaufen kann». Überraschenderweise war nun ich die Spartanerin, die beharrlich behauptete, fünfzig Pfund seien zu kostbar, um sie für «bloße Kleidung» zu verschwenden. Dennoch nahm ich wieder die Fähre nach Auckland, wo ich hoffte, meinen neuen olivgrünen Mantel von *Mademoiselle Modes* zu verkaufen. Bestimmt, dachte ich und erinnerte mich dabei an die Mühe, die es gekostet hatte, die zehn Pfund zu sparen, und an das Vergnügen, den Mantel zu kaufen, bestimmt ist er etwas wert.

«Zwei Shilling und nicht mehr», sagte die Verkäuferin.

Ich beschloss, ihn lieber zu behalten, als zu sehen, wie er auf einen Haufen abgewetzter und ausgebeulter ausrangierter Kleidung in dem schmuddeligen, nach Schweiß und Mottenkugeln riechenden Laden geworfen wurde.

Dann wollte ich meine eigenen Pläne für meine Reise machen und kaufte einen alten *Fodor-Europaführer*, den ich in die Baracke mitnahm, ohne ihn Frank zu zeigen, weil er mich vielleicht für verschwenderisch gehalten hätte. Während ich den Führer las, wurde ich noch verstörter, verwirrter, aufgeregter und bestürzter. War es wirklich so, wenn man nach Übersee reiste? Der Führer war zum Bersten voll mit Informationen, die alle als wichtig dargestellt wurden, der Großteil davon eine Aufzählung von allem, was man wo kaufen sollte, Details über die preisgünstigsten Leder-, Seiden- und Wollwaren, über vorteilhafte Angebote an Pelzen, Porzellan und Schmuck, mit den Namen der Geschäfte, der Städte, der Länder, wo die Waren zu haben waren, in der offensichtlichen Annahme, alle Reisenden seien Händler auf der Suche nach Gelegenheitskäufen. Der Führer enthielt auch Rubriken mit Sehenswürdigkeiten, die man sich ansehen sollte – Museen, Galerien, Kathedralen; Rundreisen; Kleidung, die man für die Rundreisen benötigte; und schließlich noch *Nützliche Wörter und Redewendungen in vielen Sprachen* (was ich rasch erledigte, indem ich die Seiten herausriss und sie auf einen Karton klebte, den ich auf meiner Reise zu Rate ziehen wollte).

Ich befasste mich eingehend mit den Empfehlungen für Kleidung. Wenn man ins winterliche Europa reiste, so betonten die Bücher, dann sollte man einen dicken Mantel mit warmem, abknöpfbarem Futter tragen, das auch als Hausmantel verwendbar war.

Umgehend kaufte ich vier Meter billigen Flanell, blaugrau gestreift, und versuchte erfolglos, ein Mantelfutter einzunähen; das Ergebnis bauschte sich und «fiel» nicht richtig und kam teilweise unter meinem Mantel zum Vorschein. Im Army Shop kaufte ich einen Rucksack aus grünem Segeltuch, eine Armeepfanne mit zusammenklappbarem Stiel und drei kleine Leinensäckchen, ähnlich den Säckchen für Kindermurmeln, zur Verwendung als Geldsäckchen. Frank hatte gemeint, ein Rucksack sei besser als ein Koffer. Seine Freunde hatten mich daran erinnert, dass man immer einen *Seemannskoffer* mitnahm, wenn man zu Schiff reiste. Wie unterprivilegiert war ich, fragte ich mich, dass ich nicht einmal einen Seemannskoffer besaß?

Meine Besuche bei meiner Schwester in Northcote brachten mir gleichfalls gute Ratschläge ein. Als die englische

Freundin meiner Schwester hörte, dass ich in Clapham Common wohnen wollte, starrte sie mich voll Entsetzen an.

«Clapham? Auf keinen Fall! Ich würde es nicht empfehlen. Es ist schrecklich *urban*, so *urban*», sagte sie, wobei sich ihre Gefühle auf das Wort *urban* konzentrierten. Ich fragte mich, ob ich die Bedeutung von urban vielleicht missverstand, ob es heutzutage mehr bedeutete als «städtisch».

«Was meinen Sie mit urban?»

«Verstehen Sie, *urban*. Fabriken und so weiter.»

Von diesem Augenblick an hatte ich meine Vorstellung von der Gegend, wo ich in London wohnen würde. Ich sah eine menschenleere Straße mit aneinandergereihten Fabriken, riesigen Gebäuden wie Flughäfen, jedes mit einer kleinen grauen Tür, die sich zur Straße hin öffnete. Mein Gartenzimmer würde sich zwischen zwei Fabriken befinden, in einer engen Gasse, mit einer zweiten kleinen Tür, die auf ein Betonquadrat hinausging, ohne Anzeichen eines echten Gartens, denn der Name war ihm nur in einem Anfall von Wunschdenken gegeben worden. Ich war völlig allein in der Straße mit den Fabriken, wo die Maschinen Tag und Nacht geräuschvoll arbeiteten, ohne von Menschen bedient zu werden. Ich dachte an Jess Whitworths Schilderung, wie sie eine Großstadt «in Angriff nahm», wie sie zuerst ihre Bleibe fand, dann ihr Gepäck dort ließ und sich aufmachte, um sich «zu orientieren», sich die Namen und Straßen und die verschiedenen Geschäfte merkte, wo sie ihre Lebensmittel einkaufen würde, und wie sie dann nach ihren ersten Erkundigungen nach Hause zurückkehrte, damit sie wieder «auf Touren» kam, um sich weiter vorzuwagen. Ich versuchte mir vorzustellen, wie ich kilometerweit ging, ohne die geringste Spur von Menschen oder Geschäften zu sehen, und wie ich dann wieder durch die enge Gasse zu meinem «Gartenzimmer» zurückkehrte. Während der Wochen vor meiner Reise wimmelte es in meinem Kopf von so vielen unheildrohenden Bildern aus der nördlichen Hemisphäre, dass ich mich rückblickend frage, ob ich wirklich so klar im Kopf war, wie ich glaubte, und ich kann es mir teilweise erklären, wenn ich daran denke, dass ich wieder einmal von Menschen umgeben war, die meine Zukunft planten.

Schon wieder spielte ich die gehorsame, passive Rolle, die mir in der Anstalt aufgezwungen worden war und die sich meine schüchterne Natur mühelos zu Eigen gemacht hatte: Bestenfalls ist es die Rolle der Bienenkönigin, umringt von ihren Dienern; schlimmstenfalls ist es die des Opfers ohne Macht oder Besitz; und in beiden Fällen gehört man sich nicht selbst, denn alle haben Anteil an der geplanten Zukunft.

Mein Reisepass traf ein. Ich hatte meine Fahrkarte (mit garantierter Rückreise, dank dem anonymen Spender der fünfzig Pfund für Kleidung), und ich hatte meinen Bettplatz für den Nachtexpress nach Wellington gebucht.

Dann wurde ich krank, sehr krank aufgrund der Wirkung der Pockenimpfung. Ich hatte das Gefühl zu sterben. Ich lag halb bewusstlos in der Baracke, während Frank mich löffelweise mit *Farex*-Kinderbrei fütterte, mit Milch angerührt, eine Nahrung, wie sie Babys und Kätzchen gegeben wird, die früh von ihrer Mutter getrennt werden. Und gerade als ich mich von der Impfung erholte, bekam ich die Grippe, genannt die «1918-Grippe», die in jenem Jahr in Auckland grassierte. Ich erholte mich nur langsam, da mir nun vor der Aussicht graute, auch nur irgendwohin zu reisen. Frank, gütig und geduldig wie immer, versuchte mich aufzuheitern, wie man ein krankes Kind aufheitert, brachte Dinge, die mich ablenken und mir Freude bereiten sollten – eine Glaskugel mit einem Schneesturm in ihrem Inneren, eine japanische Papierblume, die sich im Wasser öffnete. Er hängte ein chinesisches Windglockenspiel in die offene Tür der Hütte, wo die Glöckchen bimmelten, während ein Lüftchen durchs Fenster und hinaus in den Garten zum Papayabaum wehte.

Weder Frank noch ich konnten unsere gedrückte Stimmung verbergen, so als sei das Ende eines Jahrhunderts gekommen oder der Untergang einer Spezies, die Millionen Jahre überdauert hatte; das Zeitgefühl war übertrieben, so als wäre die Zeit ein Lebewesen, das seiner Muschel beraubt ist und zittert, wenn man es berührt oder auch nur flüchtig anblickt; sie war wie die Seidenraupe, herausgeschält aus ihrer Fülle von Seide.

Unsere Freunde Karl und Kay hatten Auckland verlassen. Wir vermissten sie sehr und warteten gespannt auf ihre Briefe aus Armidale. Maurice Duggan war mutlos und arbeitete nicht. Eines Tages nahm mich Frank zu einem Besuch bei Maurice und Barbara und dem Zimtapfelbaum mit, und wir saßen in einem großen, luftigen Zimmer und hörten uns Victoria Los Angeles an; und Exemplare der *Paris Review* lagen auf einem kleinen Tisch. Die *Paris Review*. Ich sah Barbara und Maurice an (der von Frank «der leidende Romantiker» genannt wurde) und dachte mir, wie klug und literarisch gebildet sie waren und dass ihre subtilen Farben den Zeichenlehrer in der Pädagogischen Hochschule begeistert hätten. Ich war noch immer über Gebühr ausgestattet mit der Fähigkeit, mit offenem Mund zu staunen, mich über alles und jeden und über die Welt zu wundern.

Ein paar Kleinigkeiten blieben noch zu erledigen: Albion

Wright von der Pegasus Press gefiel mein Titel *Gerede von Schätzen* nicht, er legte mir nahe, einen anderen zu wählen. Mir fiel *In Hörweite des Meeres* ein, aber er sagte nein, vor kurzem sei ein Buch mit dem Titel *In Hörweite der Glocke* erschienen (von einem Lehrer). Wie wäre es mit *Die Eulen schreien?*, sagte ich. Nein, *Wenn Eulen schreien*, sagte er.

Abends saß ich da und hörte dem neuesten Gesprächsthema zu. «Janet fährt nach Ibiza und wird dort leben, bis ihr das Geld ausgeht ...», «Janet hat vor, zuerst nach London zu gehen und dann den Zug nach Süden zu nehmen ... wahrscheinlich bleibt sie über Nacht in Paris ... dann nach Barcelona ... dann nimmt sie das Schiff zu den Balearischen Inseln ... Janet ist ... Janet wird ... Janet hat ...»

Unter meiner düsteren Laune rührte sich meine Abenteuerlust. Ich wusste, dass sich in Franks gedrückter Stimmung ein Gefühl der Erleichterung darüber verbarg, dass er sich nun mit mehr Ruhe seinem Schreiben würde widmen können. Ich konnte mich gar nicht mehr entsinnen, wie es zu der Entscheidung gekommen war, dass ich das Land verlassen würde; ich wusste nur, dass es keinen Weg zurück gab und dass es, falls mich mein Weg tatsächlich zurückführen sollte, keine zweite Überlebenschance für mich geben würde; dass es das Beste war, aus einem Land zu fliehen, in dem die Andersartigkeit, die in meinem Wesen lag, und selbst mein Wunsch zu schreiben seit meinen Studententagen als Anzeichen von Abnormalität betrachtet wurden.

Doch ach – ich war verzagt beim Gedanken an den langen und unbekannten Weg, der vor mir lag, an die Seereise über den ungeheuer großen Pazifik, über den Ärmelkanal, an die Nacht in Paris, die Reise durch Frankreich, Spanien, über das Mittelmeer! Warum? Damals – so wie immer – hielt mich der

Gedanke an die Aussicht aufrecht, durch «Shelleys Augen» die Landschaft zu sehen und

> … das Mittelmeer aus Sommerträumen,
> Das, von kristallner Woge eingewiegt,
> Schlief, wo die Wellen Bajas Ufer säumen.

27
Die Reisende

Wie eine mythische Figur, die im Begriff ist, sich auf eine lange Reise zu begeben, musste ich mich zuerst einer Prüfung unterziehen, einem Läuterungsprozess, der von meiner Familie überwacht wurde und vier Tage lang dauerte, bis mein Schiff auslief. Ich sollte bei Tante Polly und Onkel Vere in Petone wohnen, und mein Vater, der zu dieser Jahreszeit üblicherweise in den Norden zu den Rugbyspielen fuhr, würde auch nach Wellington zu Tante Polly kommen. Mutters zwei Schwestern, Elsie und Joy, hofften, mich in Wellington zu sehen. Nach der langen Bahnfahrt von Auckland, bei der mir übel war, graute mir vor dem Abschleifvorgang, der ein Ergebnis der natürlichen Reibung in Familien ist.

In Petone führte Tante Polly mich zu meinem Bett, einem niedrigen Feldbett aus Segeltuch, das neben der Tür im Wohnzimmer an der Wand lehnte – niedrig genug, um den eisigen Wind, der unter der Hintertür hereinblies, abzubekommen.

«Dein Vater schläft natürlich im Bett im Gästezimmer.»

«Ja, natürlich.»

Sie blickte mich streng an. «Ich verstehe nicht, wie du deinen Vater allein lassen kannst, um so weit nach Übersee zu fahren. Deine Mutter ist gerade erst gestorben, und dein Platz ist zu Hause bei deinem Vater.»

Darauf hatte ich keine Antwort. Wir wollten Dad am nächsten Morgen am Fährenanlegeplatz abholen.

Dann wandte Tante Polly ihre Aufmerksamkeit meiner Kleidung zu. (Tante Polly, die geschickte Schneiderin, in deren kleinem Arbeitszimmer auch jetzt noch «schwierige» Näharbeiten lagen – Männermäntel, Hosen, Anzüge und Frauenkleider mit ausgefallenen Ärmeln und enganliegenden Oberteilen.)

«Warum in Gottes Namen ziehst du diese grässliche Jacke an? Sie ist viel zu groß und hat eine scheußliche Farbe, es ist überhaupt keine Farbe. Du schaust aus wie ein Erdklumpen oder so was, wenn du sie anhast. Und man kann deine Figur durch den Rock hindurch sehen!»

«Ich habe diese Weste gestrickt», sagte ich stolz. «Und die Farbe passt zu allem.»

«Sie ist langweilig.»

Sobald Tante Polly ihre Kritik angebracht hatte, wurde sie freundlicher. «Du hast also die Grippe gehabt. Pass nur auf, dass du keinen Schnupfen kriegst.»

Als Onkel Vere, groß, sanft, mit kuhartigen braunen Augen, am Abend vom Motorenwerk nach Hause kam, unterzog Tante Polly sein Äußeres ebenfalls ihrer Beurteilung. «Sieh bloß deinen Schal an, wie sieht der denn aus? Und was hast du mit deinem Mantel gemacht, so, wie er an dir hängt?»

Schneiderin für die ganze Welt! Wie ein Künstler, der ständig einrahmt, was er sieht, und Gegenstände isoliert und zu Standbildern macht, um sie mit seiner Fantasie zu verwandeln.

Nachdem Onkel Vere so weit verwandelt war, dass er Tante Pollys Geschmack entsprach, gab es wieder normale Konversation, sogar Freundlichkeit und Gelächter.

Ich ging früh zu Bett und kauerte mich unter die eine und einzige Decke, während der bitterkalte Wellington-Wind unter der Tür herein und durch den Zwischenraum zwischen dem Sackleinen und den Rahmen meines durchhängenden Bettes blies.

Am nächsten Morgen fuhr mich Tante Polly in ihrem froschgrünen Auto zur Fähre, wo wir Dad abholen wollten, und als ich ihn die Gangway herunterkommen sah, mit seinem ergrauenden Haar, das im Winterlicht von Himmel und Meer noch grauer aussah, und mit seinem verlorenen Blick, der auf eine innere Verwirrung durch seinen Kummer zurückzuführen war (obgleich er nach außen hin elegant aussah mit seinen geputzten Schuhen und dem tadellosen Ausgehanzug), brach ich in Tränen aus und ging ihm entgegen. Ich hatte ihn seit Mutters Tod nicht gesehen. Seine Lippe schob sich vor wie die eines schmollenden kleinen Kindes und zitterte, und wir umarmten einander und weinten. Anders als Tante Polly war Dad stolz auf mein Stipendium und meine Überseereise, und sein Stolz, einmal erwacht, konnte schon immer andere, schmerzlichere Gefühle bezwingen.

«Du fährst also nach Hause», sagte er.

Ich war verblüfft. Ich hatte ihn die Nordhalbkugel noch nie als *zu Hause* bezeichnen hören; normalerweise hatte er sich über die Leute lustig gemacht, die das Vereinigte Königreich noch immer ihr *Zuhause* nannten; ich hatte ihn verächtlich sagen hören: «Zu Hause, so ein Quatsch. Hier ist zu Hause, hier. Oder ich hüpfe seitwärts nach Puketeraki.»

Während meines Aufenthalts hörte ich ihn mehrmals sagen: «Janet fährt nach Hause, wisst ihr.» Ich stellte fest, wie ich ein Ansehen gewann, das meine Identität als «verrückte Nichte» fast überdeckte. Ich war nun die «Nichte, die nach Übersee fährt, *nach Hause*».

Plötzlich begriff ich, dass mein Vater das Wort «Zuhause»

aus Achtung vor Tante Polly und Onkel Vere und den anderen Verwandten verwendete, denn es war *ihre* Ausdrucksweise, die er mit intuitiver Höflichkeit oder aus Abneigung, anders zu wirken, übernommen hatte. Er gebrauchte auch sein Messer und seine Gabel anders, so wie Tante Polly. Und er furzte kein einziges Mal. Wie ich schon sagte, wurden Tante Polly und Onkel Vere für Mitglieder der «feinen Gesellschaft», gehalten – ein nebulöser, fluktuierender Bereich, an dessen Rand ein paar Bürgermeister und Gemeinderäte und andere anerkannte, «wichtige» Leute angesiedelt waren. «Er ist jemand, weißt du», pflegte Tante Polly zu sagen. Ich hörte sie nie von jemandem sagen: «Er ist niemand», aber sie deutete durchaus an, dass nicht jeder jemand war.

Mutters Schwestern Elsie und Joy luden mich zum Frühstückstee in Kircaldies ein. Auch sie betrachteten meine Kleidung mit kritischem Blick und fanden die Tatsache bedenklich, dass ich «dem Richtigen noch nicht begegnet», das heißt verheiratet war, aber ihre Art der Kritik war ohne Schärfe oder Bitterkeit. Es waren schöne Frauen, die herzlich lachten, während sie in Erinnerungen über Kircaldies in ihrer Jugendzeit schwelgten. Sie waren sanft, gütig, besorgt, und Tante Joys braune Augen blitzten ängstlich und erschrocken auf wie die Augen eines wilden Tieres, und weil ich sie nicht gut kannte, konnte ich den Ursprung dieses Blicks nicht erraten.

Beide betonten beharrlich, ich würde einen wärmeren Mantel für den nördlichen Winter brauchen, und kauften mir «halbe-halbe» einen warmen braunen Mantel.

«Jetzt siehst du schicker aus», sagten sie.

Und selbst Tante Polly war mit meinem neuen Mantel einverstanden.

«Zumindest bedeckt er diese scheußliche Jacke.»

Ich verzieh ihr; Schneiderin für die ganze Welt zu sein bringt schwere Verantwortung mit sich.

Die *Ruahine* fuhr in den Hafen ein. Es war der Abend vor meiner Abreise. Tante Polly, Onkel Vere und Dad begleiteten mich auf das Schiff, halfen mir, die Kabine mit den sechs Kojen zu finden, die mehrere Geschosse vom Hauptdeck entfernt war, und gingen dann, fast als hätten sie Angst, gefangen genommen zu werden, als wäre das Schiff ein Gefängnis, wieder an Land und auf den Kai.

«Wir bleiben nicht, bis sie abfährt.»

Dad sprach voll Stolz über das Schiff, so, wie er von der Lokomotive gesprochen und «sie» zu ihr gesagt hatte. Auch für Flüsse verwendete er das weibliche Geschlecht, blickte sie mit wetterkundigem Auge an und warnte: «Sie schwemmt ziemlich viel Dreck mit ...»

Ich stand an Deck, im Gewühl der Passagiere, und alle warfen Papierschlangen, die von den Zuschauern auf dem Kai gefangen wurden, denn damals war eine Reise zu Schiff ein bedeutsames Ereignis. Eine Blaskapelle spielte alte Melodien, Maorilieder und ein paar Militärmärsche. Ich blieb an Deck, um noch einen Blick auf Tante Polly zu erhaschen, die in ihrem blauen Mantel zerbrechlich und adrett aussah, auf Onkel Vere, der hochgewachsen neben ihr stand, und auf Dad, zusammengekauert gegen den Wind, halb geschützt vom Werftschuppen, und dann ging ich mit einem letzten Winken, die Fünfpfundnote umklammernd, die mir Tante Polly in die Hand gedrückt hatte – mit einem geflüsterten «Etwas von Onkel Vere und mir» –, in Richtung Treppe, in dem Augenblick, als die Kapelle «Die Stunde ist gekommen» spielte, und die Musik reichte in mich hinunter wie ein langer Löffel und rührte und rührte.

Ich kam zu meiner Kabine mit den sechs Kojen; mein Liegeplatz war unten, neben der Tür. Ich war dem Rat derer gefolgt, die es besser wussten als ich, und hatte eine kleine ovale Flasche Lavendel-Riechsalz, eine kleine Dose Kekse und eine Tube *Kwells* gegen die Seekrankheit mitgebracht. Ich legte alles in eine verschließbare Lade, recht herablassend, da ich wusste, ich würde sie nicht brauchen. Ich spürte das Vibrieren der Motoren und die langsame Bewegung des Schiffes, als es aus dem Hafen von Wellington ausfuhr.

«Es ist in Ordnung», dachte ich, und all meine Angst vor der Seekrankheit verschwand. «Meine erste Ozeanreise, und der Seegang ist ruhig.»

Ich ging hinauf an Deck. Es war noch zu früh für den Auftritt von Passagieren, die tanzten und Abendkleidung trugen, aber irgendwo spielte Musik, und man hörte Reden und Lachen.

Die Lichter von Wellington glänzten in der Ferne. Ich lehnte mich über das Geländer, und mir war nach Weinen zumute, vor Angst und vor Freude. Plötzlich änderte sich die Bewegung des Schiffes und wurde zu einem jäheren Steigen und Fallen und zu einem Schlingern: Wir waren auf dem offenen Meer. Meine Reise hatte begonnen.

Nachwort

Ich besitze einen Brief von Janet Frame, geschrieben am 27. Oktober 1985, zum Teil von Hand, offenbar mit einem Füllhalter, zum Teil mit der Schreibmaschine. Die Handschrift ist groß, breit, nimmt sich Platz. Zu dem Zeitpunkt war die Autorin einundsechzig Jahre alt. Es ist ein mit roten und blauen schrägen Streifen umrahmter Luftpostbrief, leicht, frankiert mit drei relativ großen identischen Briefmarken, auf denen jeweils drei Engel abgebildet sind. Der Text darauf lautet: *Silent night, holy night. Christmas* 1985. Weihnachtsbriefmarken im Oktober? habe ich mich gefragt. Übrig geblieben von den letzten Weihnachten? Oder schon herausgegeben für die nächsten?

In diesem Brief geht Janet Frame auf Fragen ein, die ich ihr als relativ junge Übersetzerin per Brief zu stellen wagte und die ihren Roman *Living In the Maniototo* betrafen, an dessen Übersetzung ich gerade arbeitete. Es war eine ganze Liste. Schließlich ist es eine lebende Autorin, sagte ich mir, weshalb sie also nicht um Rat fragen, vielleicht schreibt sie ja zurück? Das tat sie auch, und sie beantwortete jede meiner Fragen präzise und so ausführlich wie eben nötig. Ähnlich wie später bei der Arbeit an *An Angel At My Table* hatte ich gewisse Schwierigkeiten mit den Bezeichnungen aus der Natur, der Flora und Fauna Neuseelands, die sich von der Tier- und Pflanzenwelt hierzulande erheblich unterscheiden. Man darf nicht vergessen, dass man damals noch ohne das Internet übersetzte, also keinen so einfachen Zugang zum universellen enzyklopädischen Wissen hatte wie heute. Ich erinnere mich, dass ich die Absicht hatte, mich um ein staatliches Reisestipendium zu bewerben, das mir einen Aufenthalt in Neuseeland ermöglichen sollte, damit ich die Gegebenheiten sozusagen vor Ort studieren konnte. Weshalb ich es doch nicht getan habe, weiß ich nicht mehr.

Einige Jahre später machte man mir den Vorschlag, Frames Autobiographie zu übersetzen. Ich las die drei Bände, herausgegeben vom Flamingo Verlag in London, und hatte sogleich das Gefühl, wie das bei Übersetzungsangeboten manchmal der Fall ist, dass dieses Buch nicht zufällig auf meinem Schreibtisch gelandet war. Ich fand nicht wenige Parallelen zu meiner eigenen Familiengeschichte: Mein Vater war Eisenbahnangestellter, so wie der Vater von Janet Frame, weshalb ich, ähnlich wie diese, einen besonderen Bezug zu Eisenbahnen und zu allem, was dazu gehört, habe; die soziale Schicht, der meine Familie angehörte, war in ihrer relativen Armut vergleichbar mit der der Familie Frame; meine Großmutter, an der ich hing, wurde, so wie Janet Frame, in einer Nervenklinik mit Elektroschocks behandelt und erzählte mir, die ich ein Kind war und die Tragweite dieser Berichte nicht ganz verstand, aber ahnte und fühlte, von der Angst und Qual, die für sie damit verbunden waren; und so wie Frame konnte auch ich mich vom Konformitätsdruck, dem vor allem Frauen unterworfen waren – und sind –, durch das zeitweilige Verlassen meines Landes befreien und mich als Schriftstellerin entfernt vom Ort der Herkunft entfalten.

Jedenfalls nahm ich das Angebot, die Autobiographie zu übersetzen, ohne Zögern an.

Es gab bestimmte, ganz spezielle Probleme, die für mich

mit dieser Übersetzung verbunden waren: zunächst, wie schon erwähnt, die unterschiedlichen botanischen, zoologischen, geologischen sowie generell geographischen, historischen und sozialen Gegebenheiten auf der Südhalbkugel. Diese anders gearteten Umstände haben natürlich auch eine sprachliche Ausdrucksweise mit sich gebracht, die in Vielem vom geläufigen britischen oder amerikanischen Englisch abweicht, ganz abgesehen von Frames individueller und typischer literarischer Diktion. Was ihren Stil betrifft, so waren die langen, oftmals durch Beistriche, Strichpunkte und Doppelpunkte gebrochenen Satzperioden manchmal schwierig zu übersetzen, denn es war nicht leicht zu entscheiden, wie weit man diese Schreibweise als Frames ganz persönliche beibehalten und wie weit man ihre häufig mittels der *Progressive Form* aneinandergereihten Satzteile im Deutschen in Nebensätze auflösen sollte.

Eine weitere Herausforderung waren die zahlreichen zwischen Anführungszeichen gesetzten Wörter, Satzteile oder Sätze – eine Methode, mit der Frame die Sprache hinterfragt, das heißt, versucht, auf die ursprüngliche, verborgene oder manchmal auch doppelte bzw. mehrfache Bedeutung geläufiger Ausdrücke hinzuweisen. Es war nicht immer einfach, entsprechende deutsche Ausdrücke zu finden, in denen all diese unterschiedlichen Bedeutungen enthalten sind.

Auch die vielen literarischen und weniger literarischen Zitate, vor allem die, Lyrik betreffend, stellten gewisse Anforderungen an mich als Übersetzerin. Die gelegentlich vorkommenden Zitate aus Shakespeares Werken waren mühelos nachzuprüfen, auch die großen Lyriker wie T. S. Eliot, Shelley, Yeats sind natürlich ins Deutsche übersetzt, allerdings in unterschiedlichen, in ihrer Qualität differierenden Versionen.

Abgesehen davon aber zitiert Frame auch eigene Gedichte, die nie übersetzt worden sind; neuseeländische Lyriker, von denen es teilweise keine oder eher schlechte deutsche Übersetzungen gibt; Lieder, die hier nicht bekannt sind und die sie z. B. mit ihren Schwestern sang; Kinderreime; populäre Schlager aus der Zeit; Studentenlieder. In vielen Fällen waren Nachdichtungen zu verfassen.

In jedem Fall war die Arbeit an der Übersetzung von *An Angel At My Table* für mich eine Entdeckungsreise, ein interessante Erkenntnisse eröffnendes Vordringen, mit Janet Frame als Begleiterin, in unbekannte, manchmal beängstigende äußere und vor allem innere Räume.

Lilian Faschinger

Inhalt

Lilian Faschinger im dtv

»Diese Autorin ist eine leidenschaftliche Erzählerin, eine, die sich auf die Kraft ihrer Sprache verläßt.«
Meike Fessmann in der ›Süddeutschen Zeitung‹

Die neue Scheherazade
Roman
ISBN 978-3-423-**13148**-3
Die »neue Scheherazade« heißt Hedwig Moser, ist Austro-Perserin und macht ihrem Namen alle Ehre: Vom Sofa aus erfindet sie ein neues Leben und hält dabei der Welt einen Spiegel vor.

Magdalena Sünderin
Roman
ISBN 978-3-423-**13468**-2
Sieben Morde, sieben Liebesaffären, eine Tour de force durch halb Europa sowie durch alte und neue literarische Mythen: die Geschichte einer Mörderin aus Leidenschaft. »Kapriziös und anmutig. Ein Schelminnen-Roman: eine ebenso rare wie erfrischende Spezies.« (Sigrid Löffler in der ›Süddeutschen Zeitung‹)

Wiener Passion
Roman
ISBN 978-3-423-**13662**-4
In Wien stößt die amerikanische Sängerin Magnolia Brown auf ein fast hundert Jahre altes Schriftstück: die Lebensbeichte der Mörderin Rosa Havelka. »Ein hinreißender Roman – bunt, spannend, skurril. Und voll Sympathie für den verführerischen Geist der Stadt.« (Berliner Morgenpost)

Stadt der Verlierer
Roman
ISBN 978-3-423-**13825**-3
Matthias Karner hat das Gefühl, im Leben zu kurz gekommen zu sein. Nun rächt er sich an der Welt, indem er seinen Status als Frauenheld schamlos ausnutzt. Bis er auf Vera trifft: Eine gefährliche Liebschaft nimmt ihren Lauf.

Die Unzertrennlichen
Roman
ISBN 978-3-423-**14369**-1
Als Sissi von Stefan erfährt, dass ihre frühere Freundin Regina, Stefans Frau, im Golf von Neapel ertrunken ist und ihre Leiche nie gefunden wurde, fährt sie selbst nach Italien auf Spurensuche …

Brigitte Kronauer im dtv

»Brigitte Kronauer ist die beste
Prosa schreibende Frau der Republik.«
Marcel Reich-Ranicki

Die gemusterte Nacht
Erzählungen

ISBN 978-3-423-11037-2

38 frühe Erzählungen, Alltagsgeschichten, scharfzüngig und mit Ironie erzählt.

Berittener Bogenschütze
Roman

ISBN 978-3-423-11291-8

Ein Junggeselle, Literaturwissenschaftler, auf der Suche nach dem »schönen Quentchen Verheißung«.

Rita Münster
Roman

ISBN 978-3-423-11430-1

Rita führt nach Jahren der Berufstätigkeit ein ruhiges Leben, wohnt mit ihrem Vater in einem behaglichen Vorstadthaus und hilft in einer Buchhandlung aus ... Der Entwicklungsroman einer Frau.

Die Frau in den Kissen
Roman

ISBN 978-3-423-12206-1

Eine Frau flaniert durch die Großstadt, auf der Suche nach Momenten klarster Gegenwärtigkeit. Eine andere sitzt in ihrer Wohnung, hat sich im Alltag eingerichtet. Was beide verbindet, ist ihr gemeinsames Interesse am Zoo ...

Das Taschentuch
Roman

ISBN 978-3-423-12888-9

Es beginnt in einer Nachtbar und endet auf dem Straßenpflaster mit einem Todesfall.

Schnurrer
Geschichten

ISBN 978-3-423-12976-3

25 skurrile, lustige und alltägliche Geschichten.

Teufelsbrück
Roman

ISBN 978-3-423-13037-0

»Ein großer poetischer Roman über die Elbe, die Liebe und die Romantik in unromantischer Zeit.« (Die Zeit)

Errötende Mörder
Roman

ISBN 978-3-423-13898-7

Ein paar Tage in der Schweiz können das Leben verändern – brillante Gegenwartskritik und fesselnde Lektüre.

Bitte besuchen Sie uns im Internet: www.dtv.de

Brigitte Kronauer im dtv

»Ein Fest, wie Kronauer ihren Figuren mit großer Leichtigkeit ganz genau auf den Grund geht.«
KulturSpiegel

Verlangen nach Musik und Gebirge
Roman
ISBN 978-3-423-**13511**-5
Ein Wochenende im Hotel Malibu, an der Seepromenade von Ostende. Ein großer Roman von der Sehnsucht in allen und in allem.

Zwei schwarze Jäger
Roman
ISBN 978-3-423-**14016**-4
»Brigitte Kronauer hat mit klugem Witz eine Satire auf die versnobte Künstlerwelt geschrieben; und sie erzählt mit großer Empathie von Menschen, die mit ihren Imaginationen an der Mauer der Wirklichkeit zerschellen.« (Neue Zürcher Zeitung)

Gewäsch und Gewimmel
Roman
ISBN 978-3-423-**14462**-9
Im Wartezimmer der mitfühlenden Psychotherapeutin Elsa hinterlassen alle ihre unsichtbaren Spuren: Ob jung oder alt, reich oder arm, deprimiert oder verliebt, hier kreuzen sich Lebensgeschichten, Sehnsüchte und Zeitungslektüren.

Frau Mühlenbeck im Gehäus
Roman
dtv AutorenBibliothek
ISBN 978-3-423-**19113**-5
Die Lebensgeschichten zweier Frauen, kunstvoll und spannend erzählt.

Ruth Klüger im dtv

»Jeder Tag ist wie ein Tor, das sich hinter mir schließt und mich ausstößt.«
Ruth Klüger

weiter leben
Eine Jugend
ISBN 978-3-423-**11950**-4

Mit sieben durfte sie in ihrer Heimatstadt Wien auf keiner Parkbank mehr sitzen. Mit elf kam sie ins Konzentrationslager. Ruth Klüger erzählt ihre Kindheit und Jugend.

Frauen lesen anders
Essays
ISBN 978-3-423-**12276**-4

Frauen lesen anders als Männer, weil sie anders leben. Daher kann der weibliche Blick, in der Literatur wie im Leben, manches entdecken, woran der männliche vorübersieht. Ruth Klüger beweist dies in elf ebenso ungewöhnlichen wie klugen Essays.

unterwegs verloren
Erinnerungen
ISBN 978-3-423-**13913**-7

Aus den Konzentrationslagern Hitlers nur durch einen glücklichen Zufall errettet, wurde Ruth Klüger in den USA zur angesehenen Literaturwissenschaftlerin und international ausgezeichneten Schriftstellerin. Die Beziehung zur Mutter, den beiden Söhnen, die unglückliche Ehe, die Ressentiments, mit denen sie als Frau und als Jüdin an amerikanischen Universitäten zu kämpfen hatte, sind Themen dieser Autobiographie.

Gemalte Fensterscheiben
Über Lyrik
ISBN 978-3-423-**13953**-3

Vom Leuchten der Wörter. »Man braucht keine Germanistin zu sein, um Ruth Klügers Literatur-Essays mit Faszination zu lesen. Ihre Argumentation ist scharfsinnig, ihr Stil lakonisch und pointiert, ihr Urteil unerbittlich, aber immer nachvollziehbar.« (Sigrid Löffler)

Was Frauen schreiben
ISBN 978-3-423-**14045**-4

Nach ihrem Bestseller ›Frauen lesen anders‹ geht Ruth Klüger jetzt der Frage nach, ob Frauen auch anders schreiben. Nein, lautet ihr Resümee, doch sie werfen einen »Blick aufs Leben durch anders geschliffene Gläser.«